Thieme

Pareto-Reihe Radiologie

Pareto-Reihe Radiologie

Bewegungsapparat

Maximilian Reiser
Andrea Baur-Melnyk
Christian Glaser

355 Abbildungen

Georg Thieme Verlag
Stuttgart · New York

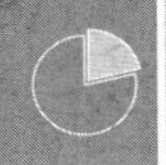

Bibliografische Information der Deutschen Nationalbibliothek

Die Deutsche Nationalbibliothek verzeichnet diese Publikation in der Deutschen Nationalbibliografie; detaillierte bibliografische Daten sind im Internet über http://dnb.d-nb.de abrufbar.

Wichtiger Hinweis: Wie jede Wissenschaft ist die Medizin ständigen Entwicklungen unterworfen. Forschung und klinische Erfahrung erweitern unsere Erkenntnisse, insbesondere was Behandlung und medikamentöse Therapie anbelangt. Soweit in diesem Werk eine Dosierung oder eine Applikation erwähnt wird, darf der Leser zwar darauf vertrauen, dass Autoren, Herausgeber und Verlag große Sorgfalt darauf verwandt haben, dass diese Angabe dem **Wissensstand bei Fertigstellung des Werkes** entspricht.

Für Angaben über Dosierungsanweisungen und Applikationsformen kann vom Verlag jedoch keine Gewähr übernommen werden. **Jeder Benutzer ist angehalten,** durch sorgfältige Prüfung der Beipackzettel der verwendeten Präparate und gegebenenfalls nach Konsultation eines Spezialisten festzustellen, ob die dort gegebene Empfehlung für Dosierungen oder die Beachtung von Kontraindikationen gegenüber der Angabe in diesem Buch abweicht. Eine solche Prüfung ist besonders wichtig bei selten verwendeten Präparaten oder solchen, die neu auf den Markt gebracht worden sind. **Jede Dosierung oder Applikation erfolgt auf eigene Gefahr des Benutzers.** Autoren und Verlag appellieren an jeden Benutzer, ihm etwa auffallende Ungenauigkeiten dem Verlag mitzuteilen.

Rüdigerstraße 14
D-70469 Stuttgart
Telefon: + 49/07 11/89 31-0
Homepage: www.thieme.de

Printed in Germany

Zeichnungen: Markus Voll, München
Umschlaggestaltung:
Thieme Verlagsgruppe
Satz: Ziegler + Müller, Kirchentellinsfurt
Druck: Druckhaus Götz, Ludwigsburg

ISBN 978-3-13-137131-7 1 2 3 4 5 6

Warum „Pareto"?

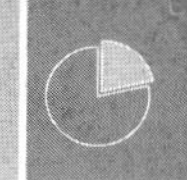

Der Name der Pareto-Reihe leitet sich ab von Vilfredo Pareto (geb. 1848 in Paris, gest. 1923 am Genfer See), der u. a. als Professor für politische Ökonomie an der Universität Lausanne tätig war.

Ihm fiel bei der Betrachtung der Verhältnisse in der Wirtschaft auf, dass viele Fälle vorkommen, in denen keine statistische Normalverteilung herrscht, sondern besonders häufig eine 80 : 20-Quote zu finden ist.

Dieses „80/20-Pareto-Prinzip" kann man auch in anderen Bereichen des Lebens wiedererkennen. Mit 20% des Aufwands erreicht man in der Regel 80% eines Ergebnisses. Dabei ist es aber relevant, die wichtigsten 20% aller möglichen Aktivitäten oder Mittel korrekt zu identifizieren und sich dann konsequent auf diese zu konzentrieren.

Wir übertragen das Pareto-Prinzip auf die Klinik: 20% aller denkbaren Diagnosen machen 80% Ihres radiologischen Alltags aus. Die Pareto-Reihe ist eine Sammlung der wichtigsten Diagnosen aus jedem Spezialgebiet und soll Ihnen bei der Routinearbeit die nötige Sicherheit geben, damit Sie sich entspannt den ungewöhnlichen Fällen widmen können.

In den Pareto-Bänden finden Sie das Maximum an erforderlichem Wissen in kürzester Zeit und mit minimalem Aufwand. Setzen Sie Ihre persönlichen Ressourcen zum Nutzen Ihrer Patienten sinnvoll ein.

Wir wünschen Ihnen viel Erfolg bei der täglichen Arbeit.

Ihr Georg Thieme Verlag

PS: Für Vorschläge, Tipps und Anregungen zu unserer Pareto-Reihe wären wir Ihnen sehr verbunden. Bitte schreiben Sie an pareto@thieme.de. Vielen Dank.

Anschriften

Reiser, Maximilian, Prof. Dr. med. Dr. h. c.
Institut für Klinische Radiologie
Klinikum der Universität
München-Großhadern
Marchioninistraße 15
81377 München

Baur-Melnyk, Andrea, PD Dr. med.
Institut für Klinische Radiologie
Klinikum der Universität
München-Großhadern
Marchioninistraße 15
81377 München

Glaser, Christian, Dr. med.
Institut für Klinische Radiologie
Klinikum der Universität
München-Großhadern
Marchioninistraße 15
81377 München

Besonderer Dank gilt Frau Maria Triantafyllou und Julia Dinges,
die an der Vorbereitung zur Erstellung des Manuskripts mitgewirkt haben.
Für die wertvollen Hinweise zu den klinischen Hintergründen
der Pathologien möchten wir Herrn Dr. med. Christof Birkenmaier
und Herrn PD Dr. med. Stefan Piltz danken.

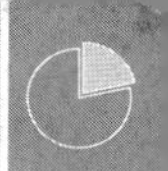

1 Tumoren 1

2 Entzündliche Erkrankungen 84

3 Degeneration 117

4 Metabolische Erkrankungen 145

5 Entwicklungsstörungen 157

6 Osteonekrosen 191

7 Gelenkbinnenschäden 214

8 Band-/Sehnenverletzungen 233

9 Frakturen/Luxationen 247

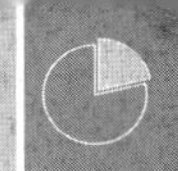

Glossar

3D	dreidimensional
ACG	Akromioklavikulargelenk
ACR	American College of Radiology
ACT	autologe Chondrozytentransplantation
AKZ	aneurysmatische Knochenzyste
ALPSA	anterior labroligamentous periosteal sleeve avulsion
AOT	autologe osteochondrale Transplantation
AP	alkalische Phosphatase
ARCO	Association for Research of Circulation Osseous
ASS	Acetylsalicylsäure
AV	arteriovenös
AVK	arterielle Verschlusskrankheit
BMES	bone marrow edema syndrome
BSG	Blutkörperchensenkungsgeschwindigkeit
BÜS	Beckenübersicht
BWK	Brustwirbelkörper
BWS	Brustwirbelsäule
CISS	constructive interference in steady-state
CPPD	calcium pyrophosphate disease
CRMO	chronisch rezidivierende multifokale Osteomyelitis
CRP	C-reaktives Protein
CRPS	complexe regional pain syndrome (Morbus Sudeck)
DD	Differenzialdiagnose
DEXA	dual-energy x-ray absorptiometry
DIP	distales Interphalangealgelenk
DISH	diffuse idiopathische skeletale Hyperostose
DISI	dorsal intercalated segment instability
DTPA	Diethylentriaminpentaessigsäure
DXA	dual-energy-x-ray-absorptiometry
ECF	Epiphyseolysis capitis femoris
EU	Europäische Union
GE	Gradienten-Echo
GLAD	glenolabral articular disruption
HE	Hounsfield-Einheiten
HLA	human leucocyte antigen
HR	high resolution
HTEP	Hüfttotalendoprothese
HWS	Halswirbelsäule
IPG	Interphalangealgelenk
ISG	Iliosakralgelenk
KM	Kontrastmittel
LWK	Lendenwirbelkörper
LWS	Lendenwirbelsäule
MCP	Metakarpophalangealgelenk
MEN	multiple endokrine Neoplasie
MFH	malignes fibröses Histiozytom
MIP	maximum intensity projection
MRA	Magnetresonanzangiographie
MRT	Magnetresonanztomographie, -tomogramm
MSCT	Mehrschicht-Spiralcomputertomographie
MTP	Metatarsophalangeal
NOF	nicht ossifizierendes Fibrom
NSAR	nicht-steroidale Antirheumatika
OATS	osteochondrale autologe Transplantation
OP	Operation
OSG	oberes Sprunggelenk
OTA	Orthopedic Trauma Association
PDS	Polydioxanone S
PET	Positronenemissionstomographie
PIP	proximales Interphalangealgelenk
PO_4	Phosphat

POEMS	polyneuropathy, organomegaly, endocrinopathy, M-protein band, skin
PTH	Parathormon
PUVA	Psoralen + UVA-Behandlung
PVNS	pigmentierte villonoduläre Synovitis
QCT	quantitative Computertomographie
SCG	Sternoklavikulargelenk
SD	standard deviation
SHT	Schädel-Hirn-Trauma
SLAP	superior labrum anterior to posterior
SLE	systemischer Lupus erythematodes
STIR	short tau inversion recovery
SWK	Sakralwirbelkörper
TNF	Tumornekrosefaktor
TSE	turbo spin echo
WHO	World Health Organisation

Kurzdefinition

► **Epidemiologie**
Inzidenz unklar, da häufig asymptomatisch (v. a. medulläre Osteome) • Schätzungsweise bei 10% aller Patienten Osteom als Zufallsbefund in Becken, Wirbelkörper, proximalem Femur (intertrochantär/Schenkelhals) oder den Rippen, bei 1% in den Nasennebenhöhlen • Parossale Osteome sind sehr selten • Altersgipfel 30.–50. Lebensjahr • Keine Geschlechtsbevorzugung.

► **Ätiologie/Pathophysiologie/Pathogenese**
Benigne Läsion • Besteht aus gut differenziertem, reifem Knochengewebe • Überwiegend lamelläre Struktur • Sehr langsames Wachstum.
Einteilung:
- klassisches Osteom (Elfenbeinexostose, eburnisiertes Osteom): Tabula externa der Kalotte, Stirnhöhle, Siebbeinzellen
- juxtakortikales (parossales) Osteom: lange Röhrenknochen (v. a. Femur), wächst an der Knochenaußenfläche
- medulläres Osteom (Enostom, Kompaktainsel, „bone island"): nur im spongiösen Knochen, erscheint als kompaktadichte Insel

Zeichen der Bildgebung

► **Methode der Wahl**
Röntgen • CT bei unklarer Diagnose (parossaler Sitz) zur Abgrenzung von einem gut ausgereiften Myositis-ossificans-Herd.

► **Röntgenbefund**
Elfenbeinartige Raumforderung • Liegt auf der Knochenoberfläche (bzw. medullär) • Rundlich oder ovalär • Glatt begrenzter Rand • Scharf umschriebenes und homogen sklerosiertes Bild • Kein Spalt zwischen Läsion und Kortikalis.

► **CT-Befund**
Abgrenzung des parossalen Osteoms von der Myositis ossificans • Leitzeichen der Myositis ossificans ist das Zonenphänomen: strahlentransparenter Bezirk im Zentrum der Läsion, der die Bildung von unreifem Knochen anzeigt, sowie eine dichte (schalenartige) Zone reifer Ossifikation in der Peripherie.

► **MRT-Befund**
Meist Zufallsbefund • T1w und T2w hypointens • Evtl. geringes perifokales Ödem (bei sonst typischem Aspekt und Größe unter 3 cm nicht als Malignitätskriterium zu werten).

► **Szintigraphie**
Typisch: bei Wachstumsstillstand negativ • Atypisch: positiv bei Wachstum.

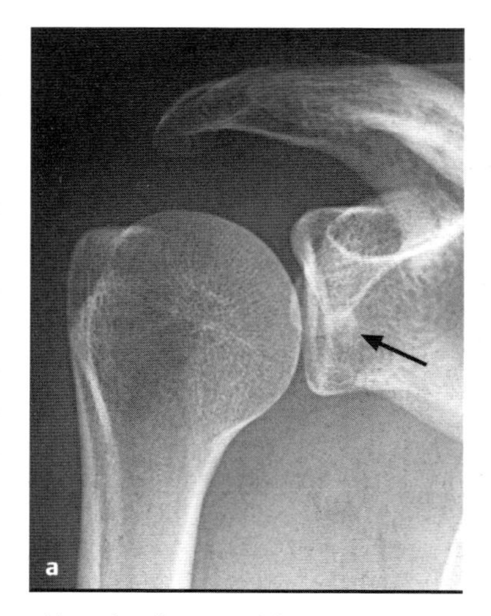

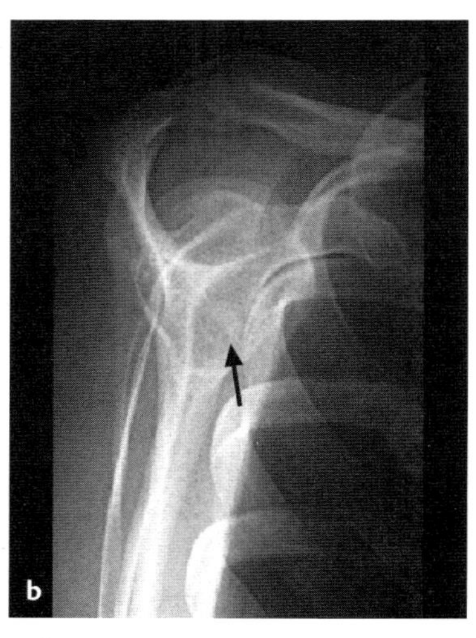

Abb. 1 a, b Kleines medulläres Osteom im Glenoid. Üblicherweise ist ein Osteom auf Röntgenbildern gut zu diagnostizieren.
a a. p. Projektion. Die scharf begrenzte Skleroseinsel (Pfeil) ist teilweise überlagert.
b Outlet-view-Aufnahme. Die Skleroseinsel ist gut erkennbar. Anguläres Akromion.

Klinik

- **Typische Präsentation**
  Meist asymptomatisch • Zufallsbefund in der Bildgebung • Osteome der Nasennebenhöhlen können die Ostien verlegen und dadurch zu Sekretstau und Kopfschmerzen führen.
- **Therapeutische Optionen**
  Bei Beschwerden operative Entfernung.
- **Verlauf und Prognose**
  Nach operativer Entfernung keine Rezidivgefahr.
- **Was will der Kliniker von mir wissen?**
  Abgrenzung zu therapierelevanten Differenzialdiagnosen (s. u.).

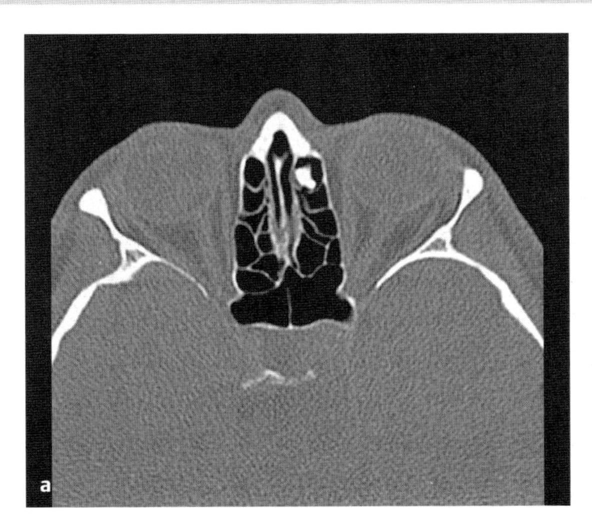

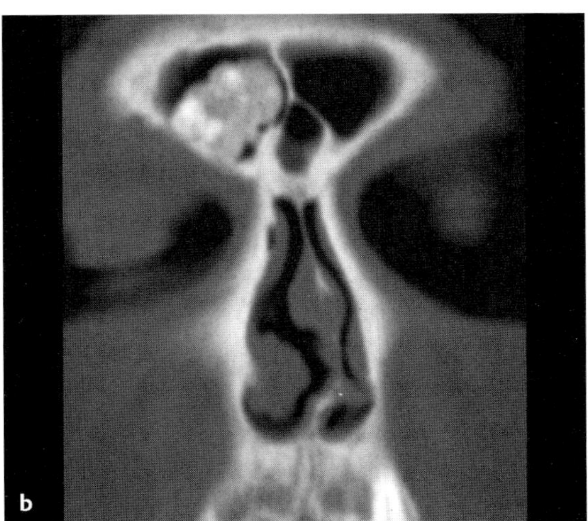

Abb. 2a, b Osteome am Schädel. CT.
a Kleines, exophytisch wachsendes Osteom der vorderen Siebbeinzellen.
b Größeres Osteom des Sinus frontalis mit typischem breitbasigen Aufsitzen der scharf begrenzten, homogen sklerosierten Läsion auf der Sinuswand.

Differenzialdiagnose

Osteochondrom	– Kortikalis des Wirtsknochens geht ohne Unterbrechung in die Läsion über
juxtakortikale Myositis ossificans	– Zonenphänomen: periphere Schale reifer Ossifikation
parossales Osteosarkom	– im Röntgen weniger dicht und homogen
periostales Osteoblastom	– runde oder ovale, der Kortikalis aufsitzende Raumforderung – unterschiedliche Röntgendichte
ossifiziertes parossales Lipom	– lobulierte Raumforderung – enthält unregelmäßige Verknöcherungen und strahlentransparentes Fett
Melorheostose	– Kortexverbreiterung ähnlich Wachs, das an Kerze herabläuft – längere Ausdehnung
Meningeom	– „dural tail" in der MRT
sklerosierende Metastase	– rascheres Wachstum – evtl. unschärfere Begrenzung – negative Szintigraphie und PET sprechen sehr stark für ein Osteom und gegen eine (aktive) Metastase

Typische Fehler

Fehldeutung als Metastase.

Literatur

Freyschmidt J, Ostertag H, Jundt G. Knochentumoren. Berlin, Heidelberg, New York: Springer, 2003: 91 – 104

Greenspan A. Bone island (enostosis): current concept – a review. Skeletal Radiol 1995; 24(2): 111 – 115

Leone A, Costantini A, Guglielmi G, Settecasi C, Priolo F. Primary bone tumors and pseudotumors of the lumbosacral spine. Rays 2000; 25(1): 89 – 103

White LM, Kandel R. Osteoid-producing tumors of bone. Semin Musculoskelet Radiol 2000; 4(1): 25 – 43

Kurzdefinition

- **Epidemiologie**
  4–11% aller benignen Knochentumoren • Diagnosestellung vor allem in der Adoleszenz • Männer sind doppelt so häufig betroffen wie Frauen • Meist an den langen Röhrenknochen diaphysär oder meta-/diaphysär (65%), an den Phalangen (20%) oder der Wirbelsäule (10%) • Kortikaler, medullärer oder periostaler Sitz, an der Hüfte auch intrakapsulär • Sehr selten multizentrische oder multifokale Osteoidosteome.
- **Ätiologie/Pathophysiologie/Pathogenese**
  Kleiner (< 1 cm) osteoblastärer, schmerzhafter Tumor • Starke Osteoidbildung • Zentral stark vaskularisierter Nidus (bei Verkalkung: „reifes" Osteoidosteom) • Umgeben von reaktiver Knochenneubildung • Histologie des Nidus: lockeres, stark vaskularisiertes Bindegewebe mit unregelmäßigen Faserknochenbälkchen und stark proliferierenden, aktiven Osteoblasten ohne Atypien • Klassifikation nach der Lage in:
  - kortikal (80%)
  - intra- oder juxtraartikulär (v. a. Schenkelhals, Hände, Füße und Wirbelsäule)
  - subperiostal (v. a. Schenkelhals, Hände, Füße, besonders Talushals)

Zeichen der Bildgebung

- **Methode der Wahl**
  Röntgenaufnahmen • Szintigraphie • CT • MRT
- **Röntgenbefund**
  Reiskorngroße osteolytische Zone (Nidus) im Zentrum eines kortikalen Skleroseareals • Oft auch erhebliche Verdickung der Kortikalis • Bei intraartikulären Osteoidosteomen kann die Sklerose auch fehlen • Gelenkerguss • Alignmentstörung bei Lage in der Wirbelsäule.
- **CT-Befund**
  Nidus wird genauer dargestellt mit der unterschiedlich ausgeprägten Mineralisierung (fehlend, punktförmig, ringförmig oder selten gleichmäßig) • Frühe KM-Aufnahme im Nidus • Umgebende Sklerose.
- **MRT-Befund**
  Nidus T1w isointens zu Muskel, T2w leicht hyperintens • KM-Aufnahme v. a. in fettgesättigten T1w Sequenzen gut nachweisbar • Charakteristisch ist in fettgesättigten T2w TSE- bzw. STIR-Sequenzen ein oft ausgedehntes Knochenmarködem • Dieses kann bei entsprechender klinischer Konstellation (z. B. jüngerer Patient, spontaner, nachts betonter Schmerz, kein Trauma) auf ein Osteoidosteom hinweisen • Es muss also gezielt nach dem Nidus (ggf. mit CT) gesucht werden • Bei intraartikulärem Osteoidosteom oft begleitende Synovitis und Gelenkerguss.
- **Szintigraphie**
  Charakteristisches „Double-density"-Zeichen: Um einen sehr aktiven zentralen Bezirk ist eine weitere, jedoch geringer speichernde aktive Zone erkennbar.

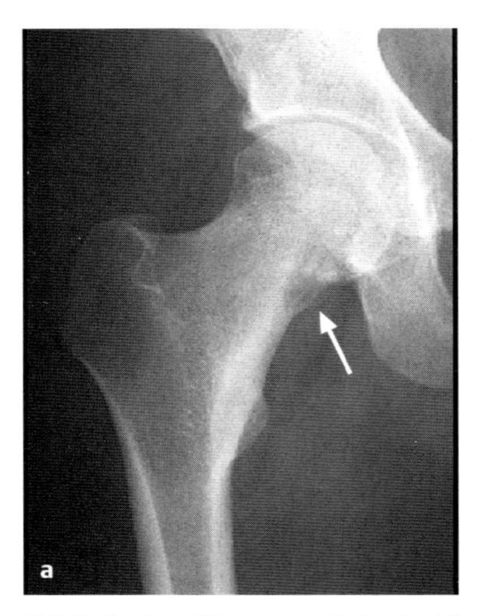

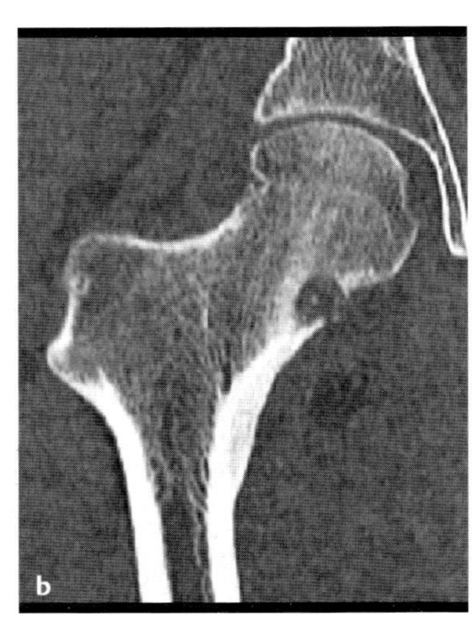

Abb. 3 a, b Osteoidosteom an der Konkavität des Schenkelhalses, Basis auf der Kortikalis. Klinisch typische Anamnese mit Nachtschmerz und Besserung auf ASS.
a Röntgen. 8 mm große lytische Läsion mit Arrosion der Kortikalis (Pfeil).
b CT, koronare Rekonstruktion. Diskrete Verkalkungen im Nidus.

Klinik

- **Typische Präsentation**
  Diffuser, nicht genau lokalisierbarer Nachtschmerz • Schmerzen sprechen gut auf Salizylate an • Bei Lage in der Wirbelsäule schmerzhafte Alignmentstörung (Skoliose, Kyphoskoliose, Lordose, Torticollis) • Osteoidosteom liegt bei Alignmentstörung auf der konkaven Seite • Bei intraartikulärem Osteoidosteom Symptome ähnlich wie Arthritis oder erosive Arthrose.
- **Therapeutische Optionen**
  Kürettage des Nidus • CT-gesteuerte Radiofrequenzablation • Alternativ Ausbohren oder Verödung mit Ethanol.
- **Verlauf und Prognose**
  Spontane Regression der Läsion möglich • Im Wachstumsalter aufgrund einer Stimulation der Wachstumsfuge Hypertrophie der betroffenen Extremität bzw. Skoliose, die bei frühzeitiger Therapie reversibel sein kann.
- **Was will der Kliniker von mir wissen?**
  Ausdehnung • Lage • Abgrenzung von Stressfraktur oder Entzündung.

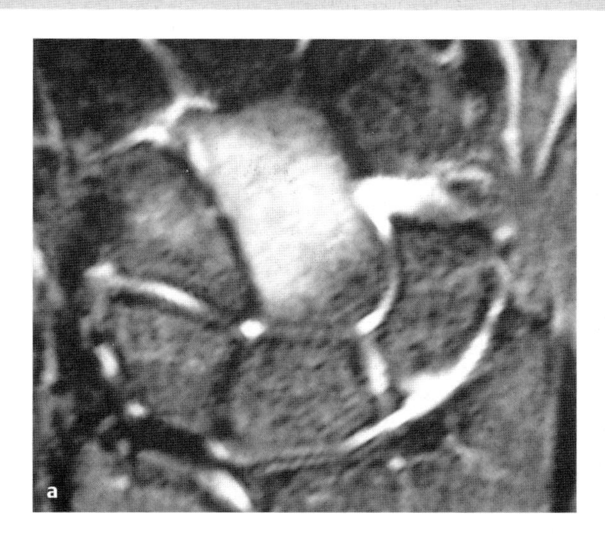

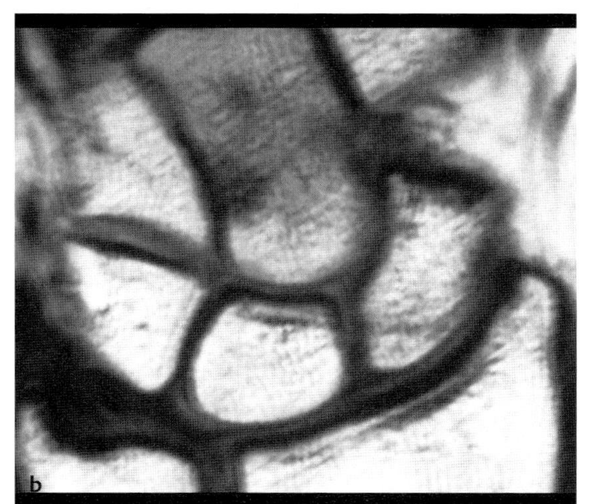

Abb. 4 a, b Osteoidosteom im Os capitatum. Langjährige Schmerzanamnese ohne konklusive Diagnostik.
a MRT, STIR. Ausgeprägtes Ödem, das fast den gesamten Knochen betrifft.
b T1w hypointense Darstellung des Nidus.

Differenzialdiagnose

Stressfraktur	– Frakturlinie und Umgebungsreaktion meist senkrecht zur Kortikalis – Beschwerden belastungsabhängig – spricht kaum auf Salizylate an – Anamnese und Lage
sklerosierende Osteoperiostitis	– Verdichtung rein periostal – keine Verdickung der Kortikalis zum Knochenmark hin
Osteomyelitis, Brodie-Abszess	– Abszesshöhle, Sequester, Kloake, Fistelgang – meist größer mit einschmelzenden Arealen
Knocheninfarkt	– serpiginöse randständige Sklerose – meist größer als 1 cm – Osteonekrosen liegen meist subartikulär – im Verhältnis zur Läsionsgröße kleineres Ödem
Osteom	– kein Nidus, keine Umgebungsreaktion

Typische Fehler

Fehldiagnose Stressfraktur oder Osteomyelitis.

Literatur

Allen SD, Saifuddin A. Imaging of intraarticular osteoid osteoma. Clin Radiol 2003; 58(11): 845 – 852

Hefti F. Kinderorthopädie in der Praxis. Heidelberg: Springer, 1997: 593 – 594

Woertler K. Benign bone tumors and tumor-like lesions: value of cross-sectional imaging. Eur Radiol 2003; 13: 1820 – 1835

Kurzdefinition

► **Epidemiologie**

Benigner intraossärer Tumor aus gut differenziertem Knorpelgewebe • Häufigster Tumor der kleinen Röhrenknochen an Hand und Fuß (über 60% im mittleren und distalen Drittel der Metakarpalia bzw. Matatarsalia und im proximalen Drittel der Phalangen) • Außerdem an langen Röhrenknochen (proximales Femur, proximaler Humerus) und Becken • Meist diaphysär, selten metaphysär • Multiples Auftreten (Enchondromatose Ollier, Maffucci-Syndrom) mit maligner Entartung (20%) möglich • Manifestation meist im 20.–40. Lebensjahr • Keine Geschlechtsbevorzugung.

► **Ätiologie/Pathophysiologie/Pathogenese**

Entsteht vermutlich aus gut differenziertem Knorpelgewebe, das während der Entwicklung der Epiphysenfuge versprengt wurde • Relativ kleine Tumoren mit langsamem Wachstum • Histologie variiert lageabhängig • In den langen Röhrenknochen und im Stammskelett meist läppchenförmig gegliederte Enchondrome aus hyalinknorpeligem Gewebe, die einen geringen Zellgehalt besitzen • In den kleinen Röhrenknochen höhere Zellularität, jedoch ohne erhöhte Entartungsgefahr.

Zeichen der Bildgebung

► **Methode der Wahl**

Röntgen • CT • MRT (nur bei Zweifel an der Diagnose in einer behandlungsbedürftigen Situation)

► **Röntgenbefund**

Aufnahmen in 2 Ebenen (a. p. und seitlich) • Relativ scharf begrenzte Knochendestruktion ohne wesentliche Randsklerose • Typische stippchenförmige, schollige, popcornartige Verkalkungen innerhalb des Tumors, vor allem in den kleinen Röhrenknochen der Hand und des Fußes • An den großen Röhrenknochen evtl. schwieriger zu sehen • Expansives Wachstum möglich • Leichte bogenförmige Arrosionen der Kortikalis („scalloping") ist möglich, jedoch kein sicherer Hinweis auf maligne Entartung • Verdächtig ist dagegen ein Kortikalisdurchbruch, ein schnelles Wachstum mit rein lytischen Arealen neben kalzifizierenden Bezirken und die Ausdehnung im Weichteilgewebe • Interpretation in Zusammenschau mit der Klinik.

Morbus Ollier: Multiple Enchondrome • Oft sind die Enchondrome größer • Lokalisation in einer Körperhälfte.

Maffucci-Syndrom: Multiple Enchondrome mit begleitenden Weichteilhämangiomen • Oft Verkalkungen.

► **CT-Befund**

Scharf begrenzte Osteodestruktion ohne wesentliche Randsklerose • Schollige Verkalkungen innerhalb des Tumors • Evtl. pathologische Fraktur • Im Verlauf Ausdünnung der Kortikalis um mehr als ⅔ kann Hinweis auf maligne Transformation sein • Evtl. Ausdehnung in die angrenzenden Weichteile.

► **MRT-Befund**

Häufig Zufallsbefund • Charakteristisches Signalverhalten von Knorpelgewebe mit hoher Signalintensität in T2w und PDw • T1w intermediäre Signalintensität • Die scholligen Verkalkungen erscheinen als deutlich signalgeminderte Foci • Durch den

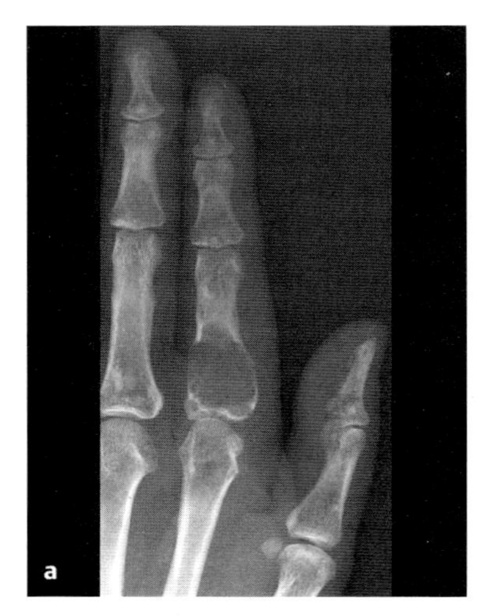

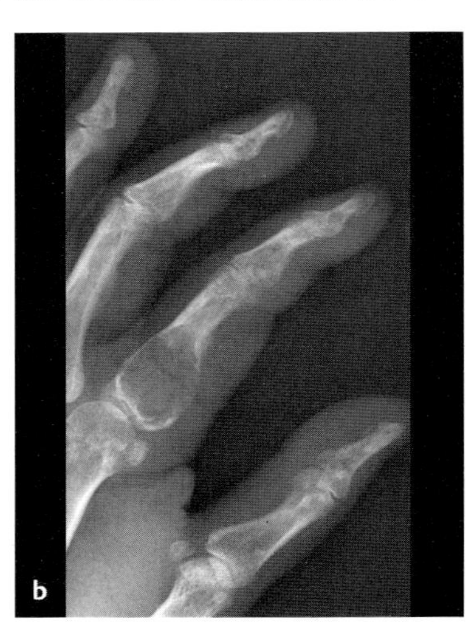

Abb. 5 a, b Enchondrom in der Grundphalanx D2. Röntgen. Ausgedehnte, den Kortex leicht ausdünnende, Osteolyse mit feinen Kalzifizierungen der Matrix und scharfer Begrenzung. Nebenbefundlich multiple kleine Skleroseinseln (Osteopoikilie).

charakteristischen lobulierten Aufbau und die stippchenförmigen Verkalkungen gut von Knocheninfarkten zu unterscheiden • Evtl. Ausdehnung in die angrenzenden Weichteile.

► **Szintigraphie**
Meist keine erhöhte Aktivität • Leicht erhöhte Aktivität bei aktiven Kalzifikationen, jedoch deutlich niedriger als bei Chondrosarkom.

Klinik

► **Typische Präsentation**
Oft asymptomatisch • Keine Schmerzen • Evtl. verdickte Phalanx an der betroffenen Hand • An anderen Lokalisationen meist Zufallsbefund • Mitunter pathologische Fraktur • Neu aufgetretener Schmerz kann auf maligne Entartung hinweisen.

► **Therapeutische Optionen**
Bei Beschwerdefreiheit keine Therapie • Bei störendem Enchondrom der Hand Kürettage und Spongiosaplastik • Selten Resektion oder Amputation.

► **Verlauf und Prognose**
Risiko der malignen Entartung beim Enchondrom größer als beim Osteochondrom, aber kleiner als bei der Enchondromatose • Gefährdet sind besonders stammnahe, große Enchondrome, Enchondrome mit Ausdehnung ins Weichteilgewebe und solche mit Wachstum nach Epiphysenfugenschluss.

▸ **Was will der Kliniker von mir wissen?**
Ausdehnung • Frakturgefahr • Hinweise auf maligne Entartung (Chondrosarkom) • Abgrenzung zu anderen Knochentumoren.

Differenzialdiagnose

Knocheninfarkt	– typischerweise randständige, girlandenförmige Sklerose – keine kommaförmigen Kalkstippchen – keine Knochenexpansion

Typische Fehler

Fehldiagnose maligner Knochentumor oder Knocheninfarkt.

Literatur

Brien EW, Mirra JM, Kerr R. Benign and malignant cartilage tumors of bone and joint: their anatomic and theoretical basis with an emphasis on radiology, pathology and clinical biology. I. The intramedullary cartilage tumors. Skeletal Radiol 1997; 26(6): 325 – 353
Erlemann R. Benign cartilaginous tumors. Radiologe 2001; 41(7): 548 – 559
Flemming DJ, Murphey MD. Enchondroma and chondrosarcoma. Semin Musculoskelet Radiol 2000; 4(1): 59 – 71
Hefti F. Kinderorthopädie in der Praxis. Heidelberg: Springer, 1997: 595 – 597
Schaser KD, Bail HJ, Haas NP, Melcher I. Treatment concepts of benign bone tumors and tumor-like bone lesions Chirurg 2002; 73(12): 1181 – 1190
Wang K, Allen L, Fung E, Chan CC, Chan JC, Griffith JF. Bone scintigraphy in common tumors with osteolytic components. Clin Nucl Med 2005; 30(10): 655 – 671
Woertler K. Benign bone tumors and tumor-like lesions: value of cross-sectional imaging. Eur Radiol 2003; 13(8): 1820 – 1835

Osteochondrom (kartilaginäre Exostose)

Kurzdefinition

- **Epidemiologie**
  Häufigster, benigner Knochentumor • Oft Zufallsbefund • 20–50% aller benignen Knochentumoren • 10–15% aller Knochentumoren • Manifestation in den ersten 2 Lebensdekaden • Keine Geschlechtsbevorzugung.
- **Ätiologie/Pathophysiologie/Pathogenese**
  Gutartiger knochen- und knorpelbildender Tumor • Knochenvorwölbung, die von einer hyalinen Knorpelkappe überzogen ist • Wächst im Kindesalter durch enchondrale Ossifikation in der Knorpelkappe mit • Sistiert mit Ende der Skelettreife.
  Kartilaginäre Exostosenkrankheit: Sonderform des Osteochondroms • Autosomal dominant vererbt • Multiple Osteochondrome • Erhöhtes Entartungsrisiko (10–20%).

Zeichen der Bildgebung

- **Methode der Wahl**
  Röntgen in 2 Ebenen
- **Pathognomische Befunde**
  Blumenkohlartiger knöcherner Auswuchs in Kontinuität mit der Kompakta und Spongiosa
- **Röntgenbefund**
  Gestieltes oder breitbasig aufsitzendes Osteochondrom • Wächst in Kontinuität mit der Spongiosa und Kompakta aus dem Knochen breitbasig, zapfenförmig oder blumenkohlartig heraus • Hat eine trabekuläre Matrix • Glatt und scharf begrenzt • Teils bizarr konfiguriert • Lage: Metaphysennah oder dia-metaphysär, lange Röhrenknochen (v.a. Femur, Tibia, Humerus) • Die Knorpelkappe ist im Röntgenbild meist nicht sichtbar, kann aber fleckförmige Verkalkungen aufweisen.
- **MRT-Befund**
  Beweisend ist das zum Fettmark isointense Signal in der Läsion mit direktem Übergang zum Röhrenknochen • MRT ist Methode der Wahl zur Bestimmung der Dicke der Knorpelkappe • Knorpelkappe deutlich hyperintens in T2w SE oder fettgesättigten Aufnahmen (über 2 cm Dicke sind verdächtig auf Entartung!).

Klinik

- **Typische Präsentation**
  Kleinere Exostosen bleiben oft unbemerkt oder sind Zufallsbefunde • Größere kartilaginäre Exostosen evtl. raumfordernde Wirkung auf benachbarte Gelenke oder Nerven und Gefäße.
- **Therapeutische Optionen**
  Abtragung nur bei mechanisch bedingten Beschwerden oder Verdacht auf Entartung.

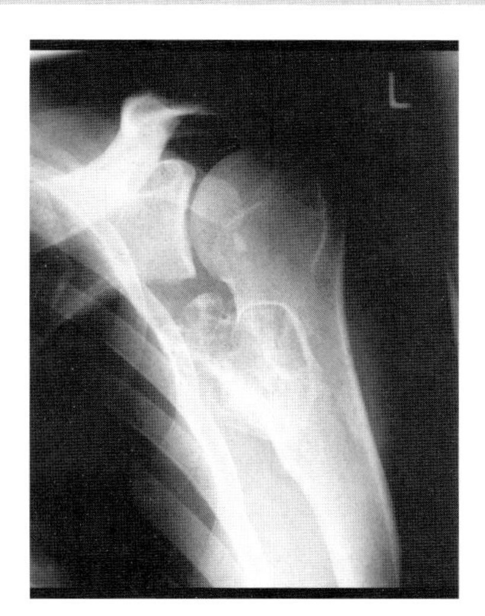

Abb. 6 Osteochondrom. Röntgen Oberarm links a. p. 23-jähriger Patient mit einem typischen gestielten Osteochondrom am proximalen Humerus.

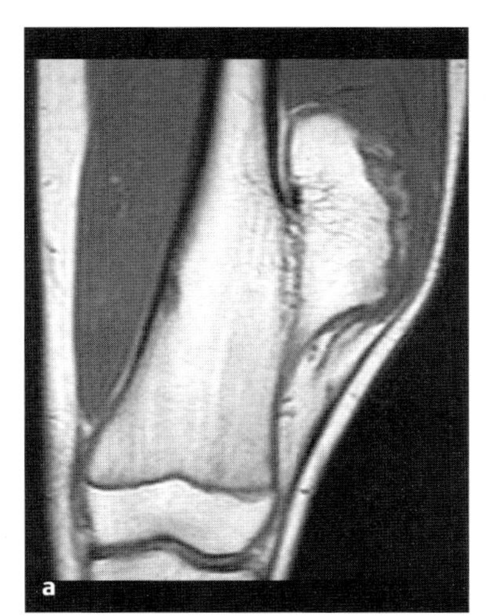

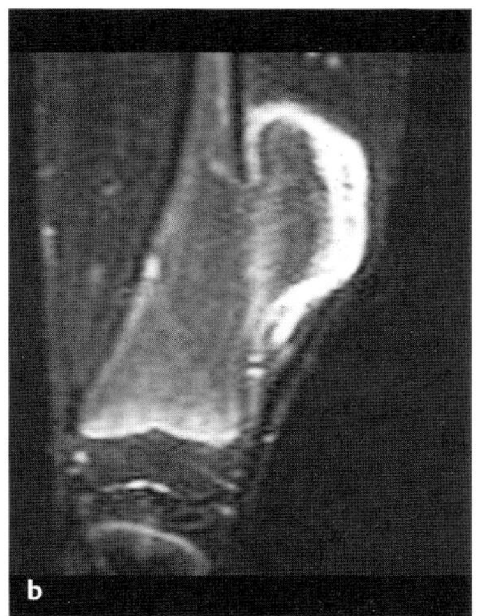

Abb. 7 a, b Osteochondrom. 12-jährige Patientin mit einer großen kartilaginären Exostose am distalen Femurschaft. MRT. Fettintenses Signal auf T1w SE Bildern (**a**). Die Knorpelkappe ist deutlich hyperintens auf den fettgesättigten STIR Aufnahmen (**b**) abgrenzbar und misst 1,5 cm im Maximum. Die Exostose wurde entfernt. Es ergab sich keine Malignität.

- **Verlauf und Prognose**
  Spontanregression • Wachstumsstillstand ab dem Ende der Pubertät • Entartungsrisiko unter 1% • Verdächtig sind eine erneute Größenzunahme nach Wachstumsabschluss oder Schmerzen • Auf der Knorpeloberfläche kann eine Bursa entstehen, die ein Größenwachstum des Osteochondroms vortäuschen kann.
- **Was will der Kliniker von mir wissen?**
  Lage • Hinweise auf Entartung • Dicke der Knorpelkappe.

Differenzialdiagnose

Chondrosarkom	– unschärfere Begrenzung – Schmerzen – plötzliches Größenwachstum – Knorpelkappe dicker als 2 cm

Typische Fehler

Fehldiagnose bösartiger Knochentumor.

Literatur

Murphey MD, Choi JJ, Kransdorf MJ, Flemming DJ, Gannon FH. Imaging of osteochondrom: variants and complications with radiologic-pathologic correlation. Radiographics 2000; 20: 1407 – 1434

Nichtossifizierendes Fibrom (NOF)

Kurzdefinition

- **Epidemiologie**
  1. und 2. Lebensdekade • Jungen sind häufiger betroffen als Mädchen.
- **Ätiologie/Pathophysiologie/Pathogenese**
  Klassische „tumorähnliche" Läsion • Entwicklungsstörung in der Metaphysenregion der langen Röhrenknochen • 90% in den Beinen (v. a. Tibia) • Defektfüllung mit faserreichem Bindegewebe mit Verbindung zum darüberliegenden Periost • Fibröser Kortikalisdefekt wird bei rein kortikaler Lage oder bei Beteiligung des Markraums als NOF bezeichnet • Gehäuft bei Neurofibromatose.

Zeichen der Bildgebung

- **Methode der Wahl**
  Röntgen in 2 Ebenen
- **Pathognomonische Befunde**
  Traubenförmige Aufhellung mit Sklerosesaum • Meist distale Tibia betroffen.
- **Röntgenbefund**
  Scharf begrenzte polylobulierte Aufhellungszone • Umgebender Sklerosesaum • Lange Röhrenknochen (v. a. untere Extremität) • Meta-diaphysär • Kortikal exzentrisch • Ausheilung mit Restitutio ad integrum oder als vollständige Sklerosierung der Läsion.
- **MRT-Befund**
  Hypointens in T1w SE • Hypointens zum umgebenden fetthaltigen Knochenmark in T2w TSE Aufnahmen.

Klinik

- **Typische Präsentation**
  Keine Symptome • Oft röntgenologischer Zufallsbefund • Sehr selten Spontanfraktur.
- **Therapeutische Optionen**
  Keine Therapie notwendig.
- **Verlauf und Prognose**
  Spontanheilung • Keine Entartung.
- **Was will der Kliniker von mir wissen?**
  Eindeutige Diagnose.

Differenzialdiagnose

juvenile oder aneurysmatische Knochenzyste	– epimetaphysär expansive zystische Läsion – im MRT Flüssigkeitsnachweis
Osteomyelitis	– unscharf begrenzte ossäre Destruktion – Periostreaktionen
fibröse Dysplasie	– Milchglasdichte – meist breiterer Sklerosewall

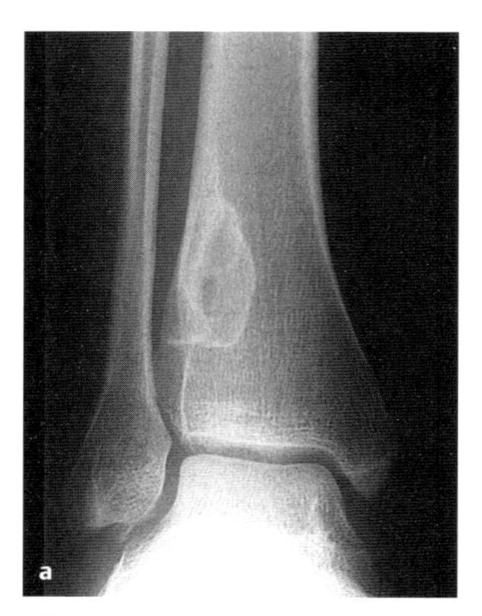

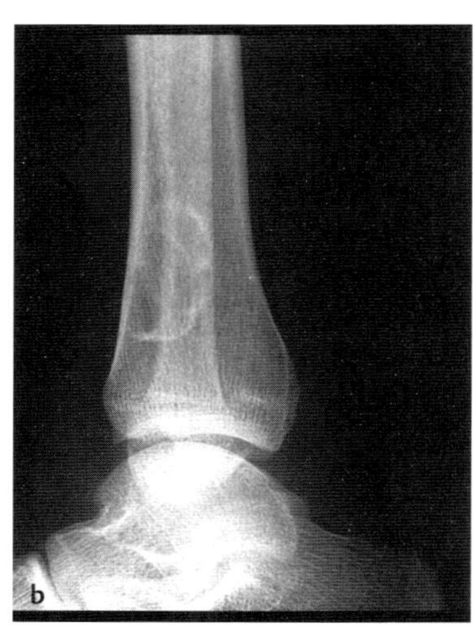

Abb. 8 a, b Nichtossifizierendes Fibrom. Röntgen oberes Sprunggelenk in 2 Ebenen. 17-jähriger Patient. Polylobuliert begrenzte Aufhellung mit umgebender Sklerose in der distalen Tibia.

Abb. 9 28-jährige Patientin mit ausgeheilter NOF der distalen Tibia. Umschriebene Sklerosezone an typischer Stelle.

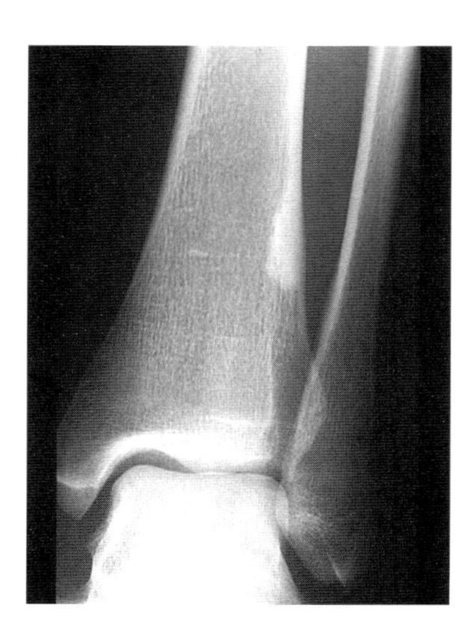

Typische Fehler

Angabe von Differenzialdiagnosen im Befund. Das NOF ist eine eindeutige radiologische Diagnose und gehört zu den „leave me alone lesions", welche keiner weiteren Abklärung oder Biopsie bedürfen.

Literatur

Freyschmidt J, Ostertag H, Jundt G. Knochentumoren. Berlin, Heidelberg, New York: Springer, 2003

Fibröse Dysplasie (Jaffé-Lichtenstein)

Kurzdefinition

- **Epidemiologie**
  Häufigste tumorähnliche Läsion • Manifestationsalter in der 1. und 2. Lebensdekade.
- **Ätiologie/Pathophysiologie/Pathogenese**
  Ätiologie unklar • Fibroossärer Ersatz des spongiösen Knochens und des Knochenmarks mit sekundärem Umbau in Faserknochen.
  - monostotisch: 70 – 80% mit bevorzugtem Befall der langen Röhrenknochen
  - polyostotisch: 20 – 30% mit beidseitigem Befall unter Bevorzugung einer Seite
  - Albright-Syndrom: Trias aus polyostotischer fibröser Dysplasie, Café-au-lait-Flecken und Pubertas praecox.

Zeichen der Bildgebung

- **Methode der Wahl**
  Konventionelles Röntgen • Bei differenzialdiagnostischen Schwierigkeiten CT oder MRT
- **Pathognomonische Befunde**
  Geographische, rundliche, lytische, milchglasdichte Knochenläsion • Meta-diaphysär gelegen • Mit umgebendem Sklerosesaum.
- **Röntgenbefund**
  Bevorzugte Lokalisation: meta-diaphysär an Oberarmen und Oberschenkeln, Becken, Rippen, Schädel • Glatt begrenzte Aufhellungen mit oder ohne Ausdünnung und Vorwölbung der Kompakta, Lodwick Grad I • Strukturverlust der Spongiosa • Schmale Übergangszone • Meist umgebender Sklerosesaum • Typisch sind die Milchglasdichte der Läsionen (entspricht unreifem Osteoid) und ein seifenblasenartiges Aussehen • Im Schädel: pagetoide, sklerosiernde, zystoide Formen • Verbiegungen an Röhrenknochen möglich (Hirtenstabfemur) • An platten Knochen meist wabiger Aspekt.
- **CT-Befund**
  Im CT ist die Milchglasdichte oft besser dargestellt.
- **MRT-Befund**
  Weichteildicht scharf begrenzte Areale mit Hypointensität in T1w SE • Hypointens in T2w TSE • Mäßig hyperintens auf fettgesättigten Aufnahmen (z. B. STIR) • Homogene KM-Aufnahme • Meist homogene Signalintensitäten • Bei zystischer Umwandlung und Einblutungen teilweise aber auch inhomogen mit flüssigkeitsäquivalenter Signalintensität.
- **Szintigraphie**
  In Abhängigkeit von der Vaskularisierung und dem Grad der Knochenneubildung Radionuklidanreicherung.

Klinik

- **Typische Präsentation**
  Knochenschmerzen • Häufig klinischer Zufallsbefund • Selten pathologische Frakturen.

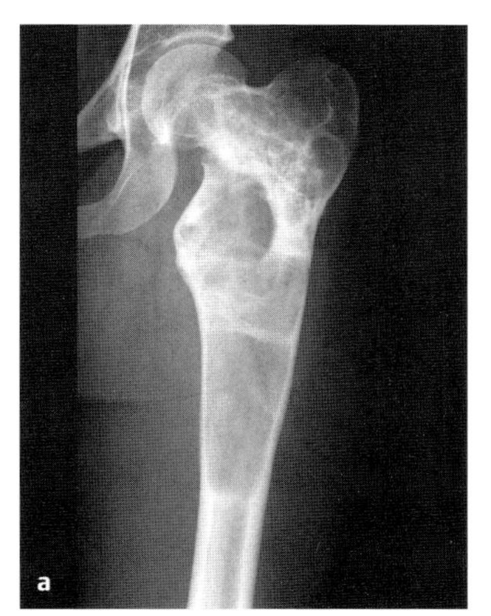

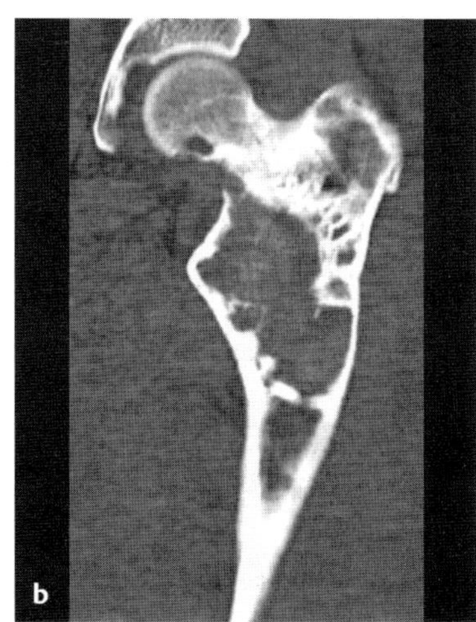

Abb. 10 a, b 27-jährige Patientin mit fibröser Dysplasie des proximalen Femurs.
a Röntgenübersichtsbild. Seifenblasenartige Auftreibung des Femurs mit typischer Milchglastextur, welche unreifem Osteoid entspricht. Typische Hirtenstabform des Femurs.
b Koronare Rekonstruktion der MSCT-Aufnahmen.

► **Therapeutische Optionen**
Stabilisierung frakturgefährdeter Knochen • Sonst keine Therapie notwendig.

► **Verlauf und Prognose**
Das Wachstum sistiert meist mit der Pubertät • Reaktivierung gelegentlich in der Schwangerschaft oder unter Östrogentherapie • Selten maligne Entartung (< 0,5%).

► **Was will der Kliniker von mir wissen?**
Ausmaß der Läsion • Kortikalisausdünnung • Fraktur.

Differenzialdiagnose

juvenile Knochenzyste	– keine Milchglasdichte im Röntgen – zystischer Prozess in der MRT mit nur randständiger KM-Aufnahme
NOF	– keine Milchglasdichte – geht von der Kompakta aus – exzentrische Lage!
aneurysmatische Knochenzyste	– keine Milchglasdichte – in der MRT zystisch
eosinophiles Granulom	– keine Milchglasdichte (CT!)

Fibröse Dysplasie (Jaffé-Lichtenstein)

Abb. 11 a–d Fibröse Dysplasie. 48-jährige Patientin mit fibröser Dysplasie des distalen Oberarms.
a Röntgen. Geographische Läsion mit zystischer Auftreibung des Oberarmschafts. Typische Milchglastextur.
b Axiale T1w SE. Hypointenses Signal der Läsion mit Ausdünnung der Kompakta.

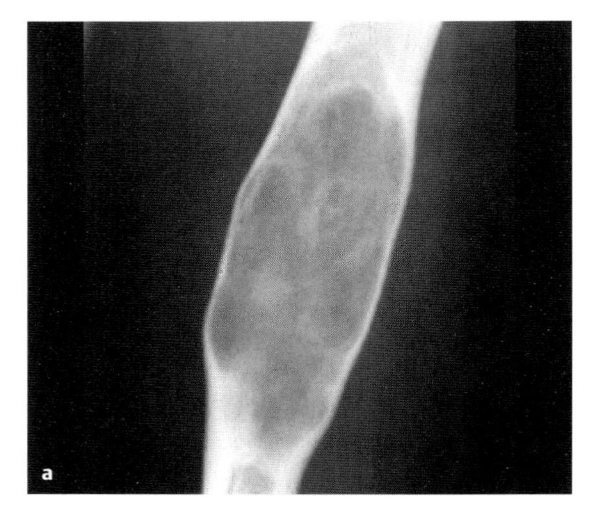

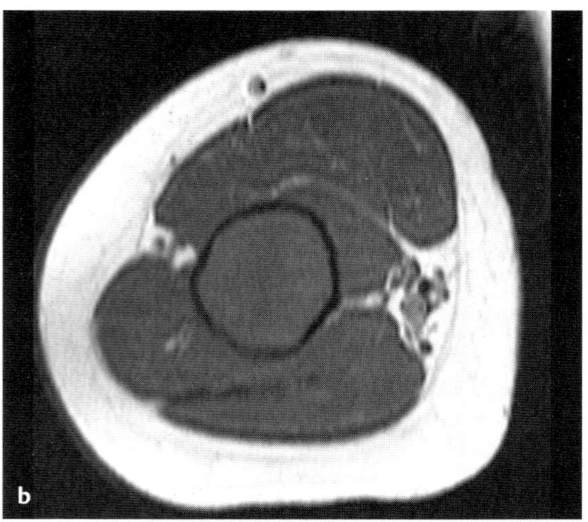

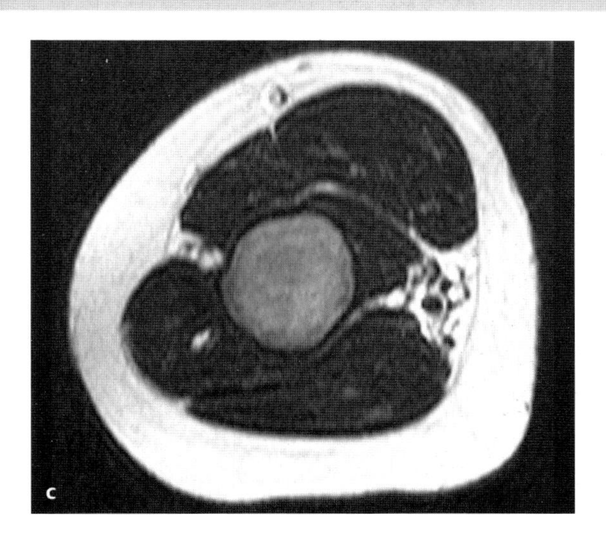

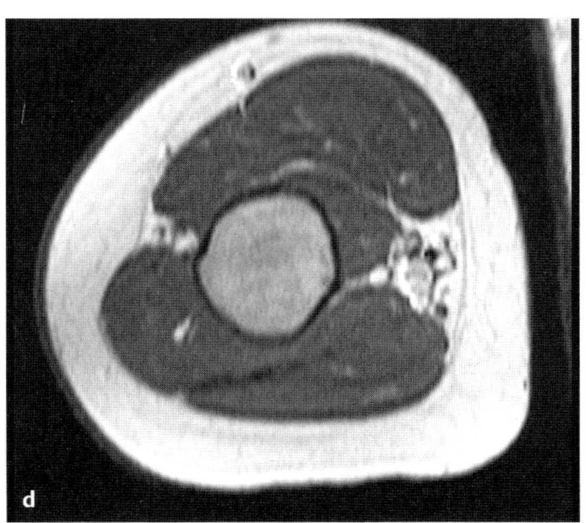

c T2w TSE. Im Vergleich zu normalem Fettmark hypointenses Signalverhalten.
d T1w SE nach Gd-DTPA-Gabe. Homogene KM-Aufnahme in die Läsion.

Typische Fehler

Fehlinterpretation als maligner Knochentumor • Biopsie nur in Ausnahmefällen • „Leave me alone lesion".

Literatur

Bertoni F, Fernando Arias L, Alberghini M, Bacchini P. Fibrous dysplasia with degenerative atypia: a benign lesion potentially mistaken for sarcoma. Arch Pathol Lab Med 2004 128: 794–796

Fitzpatrick KA, Taljanovic MS, Speer DP et al. Imaging findings of fibrous dysplasia with histopathologic and intraoperative correlation. Am J Roentgenol 2004; 182: 1389–1398

Ritschel P, Karnel F, Hajek P. Fibrous metaphyseal defects: determination of their origin and natural history using a radiomorphological study. Skeletal Radiol 1988; 17: 8–15

Kurzdefinition

- **Epidemiologie**
  1. und 2. Lebensdekade • Altersgipfel um das 13. Lebensjahr • 6% aller benignen ossären Knochenläsionen • Jungen sind doppelt so häufig betroffen wie Mädchen.
- **Ätiologie/Pathophysiologie/Pathogenese**
  Ätiologie unbekannt • Einkammeriger Hohlraum im Knochen • Gefüllt mit seröser gelblicher Flüssigkeit • Randwall aus gut vaskularisiertem trabekulären Netzwerk • Ausgekleidet mit gut vaskularisierter Bindegewebsmembran.

Zeichen der Bildgebung

- **Methode der Wahl**
  Röntgenaufnahme in 2 Ebenen • Bei unklarer Differenzialdiagnose MRT
- **Röntgenbefund**
  Fast ausschließlich metaphysär oder meta-diaphysär (seltener diaphysär) an den langen Röhrenknochen, v.a. proximaler Humerus (50%) und Femur (25%) • Selten Becken, Kalkaneus, Tibia oder Fibula • Zentral gelegene, scharf begrenzte, geographische Destruktion (kann Pseudotrabekel aufweisen) • Oft Sklerosesaum • Selten Knochenauftreibung • Bei Auftreibung des Knochens kann eine schmale Periostschale vorhanden sein • Intraläsionales Fragment in der Zyste nach pathologischer Fraktur („fallen fragment") ist pathognomisch, aber selten.
- **CT-Befund**
  Wie Röntgenbefund • Unterscheidung in ein- oder mehrkammerig • Pathologische Fraktur.
- **MRT-Befund**
  Flüssigkeitsäquivalentes Signal • Stark hyperintens in T2w SE-Aufnahmen • Hypointens auf T1w SE-Aufnahmen • Keine intraläsionale KM-Aufnahme • Evtl. KM-Aufnahme am Zystenrand • Bei Einblutung hyperintenses Signal in T1w SE- und T1w Aufnahmen mit Fettsättigung • Evtl. Flüssigkeitsspiegelbildung („fluid-fluid level").

Klinik

- **Typische Präsentation**
  Meist keine Beschwerden • Oft Manifestation durch pathologische Fraktur bei banalem Trauma.
- **Therapeutische Optionen**
  Heilt oft spontan aus • Daher konservativer Ansatz • Alternativ Cortisoninjektionen, Kürettage und Spongiosaplastik.
- **Verlauf und Prognose**
  Gute Prognose • Hohe Selbstheilungsrate • Nach Steriodinjektion Ausheilung innerhalb 6 – 12 Monaten.
- **Was will der Kliniker von mir wissen?**
  Lage und Größe der Läsion • Stabilität • Pathologische Fraktur.

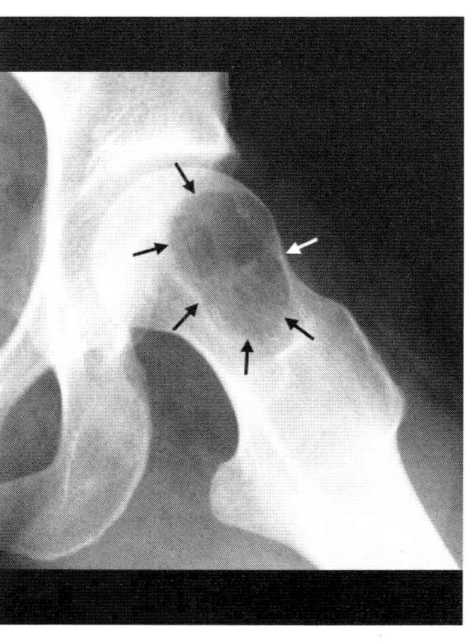

Abb. 12 Juvenile Knochenzyste im linken Schenkelhals. Röntgen Femur a. p. 27-jährige Patientin. Typisch benigne geographische Läsion mit scharfer Begrenzung.

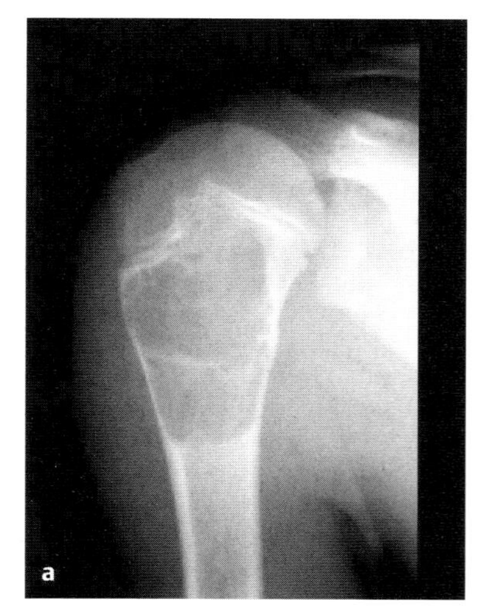

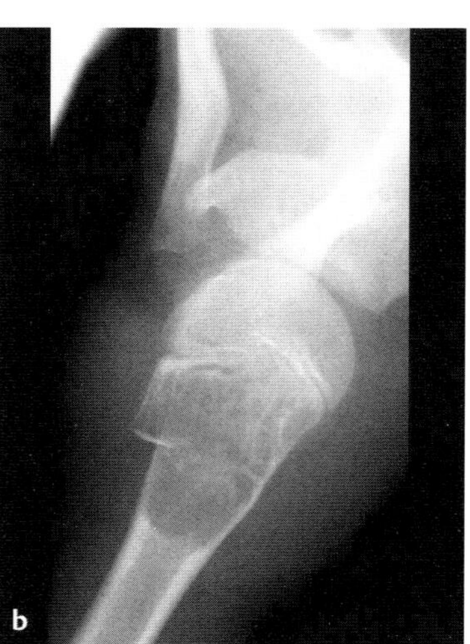

Abb. 13 a, b Juvenile Knochenzyste. Röntgen Oberarm in 2 Ebenen. 12-jährige Patientin mit pathologischer Fraktur des rechten Oberarms aufgrund einer juvenilen Knochenzyste.

Differenzialdiagnose

aneurysmatische Knochenzyste	– auch histologisch bei expansiver Läsion schwierige Differenzialdiagnose – mehr exzentrisch gelegen – expansiveres Wachstum – gut vaskularisierte Septen in der MRT
Riesenzelltumor	– epiphysäre Lage – meist etwas unschärfer begrenzt – im MRT solide Formationen mit KM-Anreicherung
fibröse Dysplasie	– Röntgen: sklerotischer Randwall, Milchglastextur – im MRT solides Gewebe mit KM-Anreicherung, weichteildicht
Kalkaneuslipom	– zentrale punktförmige Verkalkung – fettäquivalent in CT und MRT

Typische Fehler

Fehldiagnose maligner Knochentumor.

Literatur

Deutsche Gesellschaft für Kinderchirurgie. Leitlinien der Deutschen Gesellschaft für Kinderchirurgie: juvenile Knochenzyste. www.AWMF.de

Freyschmidt J, Ostertag H, Jundt G. Knochentumoren. Berlin, Heidelberg, New York: Springer, 2003

Aneurysmatische Knochenzyste

Kurzdefinition

- **Epidemiologie**
  Kommt vorwiegend bei Kindern und Jugendlichen vor (90% unter 20 Jahre).
- **Ätiologie/Pathophysiologie/Pathogenese**
  Blutgefüllte Hohlräume mit Bindegewebssepten • Enthält Knochenbälkchen oder Osteoid und osteoklastische Riesenzellen • Primär entstanden oder sekundär infolge zystischer Veränderungen vorbestehender Läsionen (z. B. andere benigne oder maligne Knochentumoren) oder posttraumatisch.

Zeichen der Bildgebung

- **Methode der Wahl**
  Konventionelles Röntgen • MRT
- **Pathognomonische Befunde**
  Metaphysär exzentrische zystische Knochenläsion • Vorwölbung der Kortikalis.
- **Röntgenbefund**
  Meist große, metaphysär exzentrisch gelegene Osteolyse • Scharf begrenzt • Meist kein oder nur geringer Sklerosesaum • Oft septiert • Expansion in den Weichteile möglich • Endostales Scallopping.
- **MRT-Befund**
  In T1w SE hypointens • In T2w SE stark hyperintens (flüssigkeitsäquivalent) • Das Signalverhalten kann teils heterogen sein • Typisch, aber nicht pathognomonisch sind Flüssigkeitsspiegel (Sedimentation der korpuskulären Blutanteile) • Keine oder randständige KM-Aufnahme • Teilweise solide Anteile am Rand der Läsion • Evtl. Weichteilanteil paraossär.

Klinik

- **Typische Präsentation**
  Unspezifisch • Schmerz • Schwellung.
- **Therapeutische Optionen**
  Kürettage mit Spongiosaauffüllung • Alternativ operative Entfernung der gesamten Läsion • Rezidivrate 20 – 40%.
- **Verlauf und Prognose**
  Zum Teil schnelles Wachstum mit pathologischer Fraktur.
- **Was will der Kliniker von mir wissen?**
  Ausdehnung • Hinweise auf Malignität • Abgrenzung von anderen Knochentumoren.

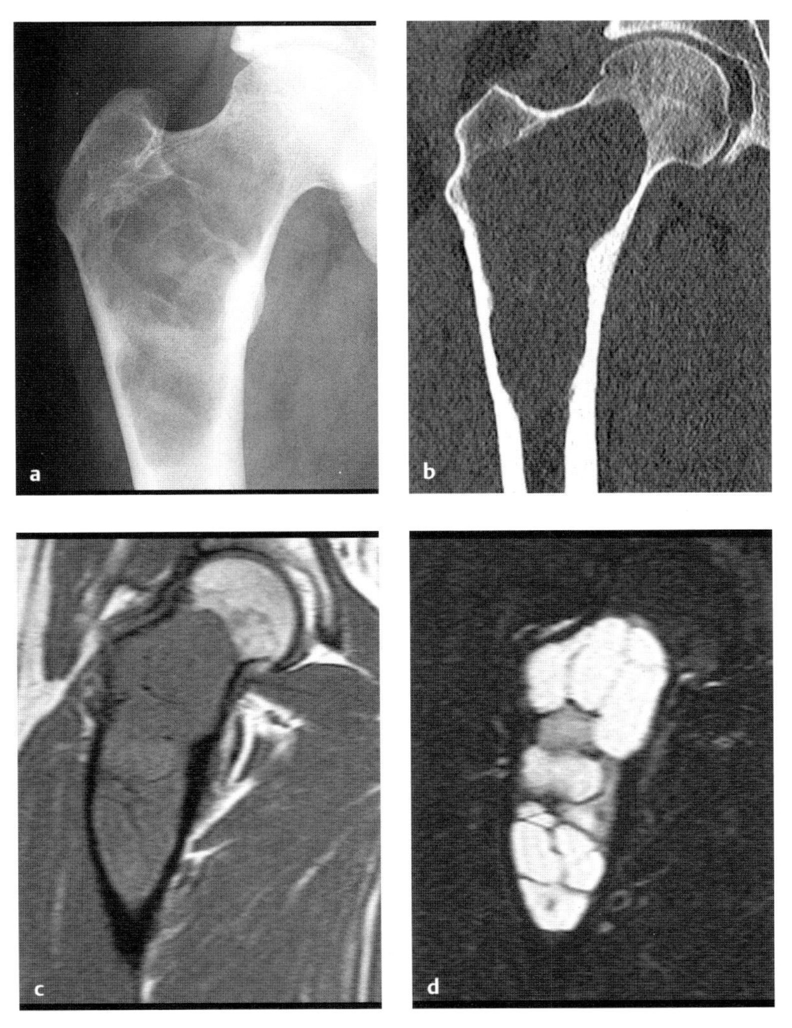

Abb. 14a–d Aneurysmatische Knochenzyste des rechten proximalen Femurs. 26-jähriger Mann.

a Röntgen a. p. Geographische,scharf begrenzte osteolytische Läsion des rechten proximalen Femurs.

b CT (koronare Rekonstruktion). Osteolyse mit endostealem Scalloping.

c MRT, T1w SE-Sequenz: Der Tumor ist hypointens zu normalen Fettmark.

d MRT, STIR. Zystentypische Signalintensitäten und Septierungen.

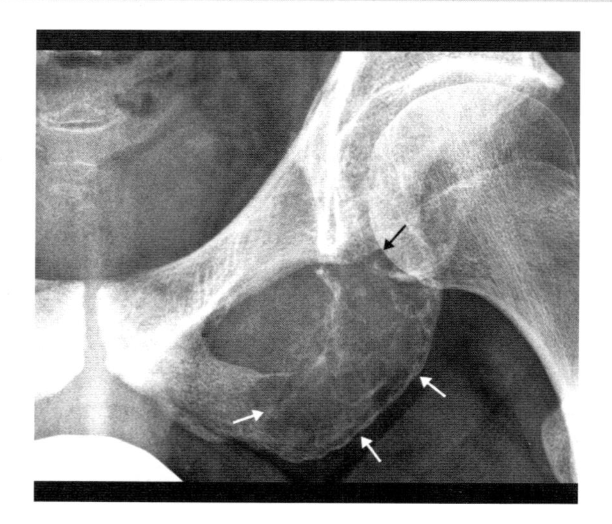

Abb. 15 Röntgenaufnahme des Os ischii links a. p. 45-jähriger Patient. Aneurysmatische Knochenzyste des linken Os ischii. Blasige osteolytische Auftreibung des Os ischii.

Differenzialdiagnose

einfache Knochenzyste	– röntgenologisch häufig nicht zu unterscheiden – kann ebenfalls Flüssigkeitsspiegel aufweisen, jedoch nie „solide", KM aufnehmende Strukturen
Riesenzelltumor	– liegt epiphysär – MRT: solider Tumor mit homogener KM-Aufnahme
nicht ossifizierendes Fibrom	– kräftiger Sklerosesaum – exzentrische kortikale Lage – keine zystentypische Signalintensität in der MRT (T1w SE hypointens, T2w TSE hypointens, STIR leicht hyperintens)

Typische Fehler

Fehldiagnose „Metastase" oder „maligner Knochentumor".

Literatur

Mahnken AH, Nolte-Ernsting CC, Wildberger JE et al. Aneurysmal bone cyst: value of MR imaging and conventional radiography. Eur Radiol 2003; 13: 1118 – 1124

Woertler K. Benign tumors and tumor-like lesions of bone: Value of cross sectional imaging. Eur Radiol 2003; 13: 1820 – 1835

Riesenzelltumor (Osteoklastom)

Kurzdefinition

► **Epidemiologie**

10% aller Knochentumoren • 20% aller benignen Knochentumore • Prädilektionsalter: 20.–40. Lebensjahr • Altersgipfel in 3. Lebensdekade • Keine Geschlechtsbevorzugung.

► **Ätiologie/Pathophysiologie/Pathogenese**

Ätiologie unklar • Aggressiv wachsender, meist benigner Tumor • Stark vaskularisiertes Gewebe • Mononukleäre Spindelzellen und Riesenzellen im Tumor (Riesenzellen kommen jedoch auch in anderen Knochentumoren wie der aneurysmatischen Knochenzyste vor) • Einteilung in 3 Grade: benigne (I), semimaligne (II), maligne (III) • Aneurysmatische Knochenzysten können innerhalb eines Riesenzelltumors auftreten • Gelegentlich sekundäre Riesenzelltumoren bei Morbus Paget (ältere Patienten über 60 Jahre).

Zeichen der Bildgebung

► **Methode der Wahl**

Röntgen

► **Pathognomonische Befunde**

Gut umschriebene osteolytische Läsion epi-metaphysär.

► **Röntgenbefund/CT-Befund**

Exzentrisch gelegen • Relativ scharf begrenzte osteolytische Läsion (Lodwick I B–C) • Bei raschem Wachstum evtl. unscharfe Begrenzung • In 50% Binnenstruktur in Form von Septen • Residuale Knochenbälkchen sind ein Zeichen für wenig aggressives Wachstum • Oft Kortexarrosion • Meist kein Sklerosesaum, keine Matrixverkalkung und keine Periostreaktion • Gelegentlich Weichteilanteil, der teilweise von einer dünnen Knochenschale begrenzt sein kann (Neokortex) • Aggressives Wachstumsmuster möglich (Lodwick Grad II) • Typische Lokalisation: epi-metaphysär, selten meta-diaphysär • Bevorzugt sind Knie, distaler Radius und Wirbelsäule (meist partiell im dorsalen Anteil des Wirbelkörpers und im Wirbelbogen).

► **MRT-Befund**

Weichteildicht • Hypointens in T1w SE • Hyperintens in T2w SE (jedoch kein Flüssigkeitssignal) • Meist homogene KM-Aufnahme • Gelegentlich Einblutungen.

► **Szintigraphie**

Starke Speicherung, jedoch keine Korrelation zwischen dem Grad der Speicherung und der Histologie.

Klinik

► **Typische Präsentation**

Lokaler Schmerz.

► **Therapeutische Optionen**

Primär operativ: Falls aufgrund der Lage möglich, weite Resektion • Bei subchondraler Lage Kürettage und Adjuvanzien (Phenol, Kryochirurgie) sowie Defektfüllung mit autologer Spongiosa.

Riesenzelltumor (Osteoklastom)

Abb. 16 Riesenzelltumor. 8-jähriges Mädchen mit zunehmender Schwellung und Schmerz am linken Sprunggelenk. CT. Scharf begrenzte Osteolyse der dorsalen distalen Tibia. Großer tumoröser Weichteilanteil.

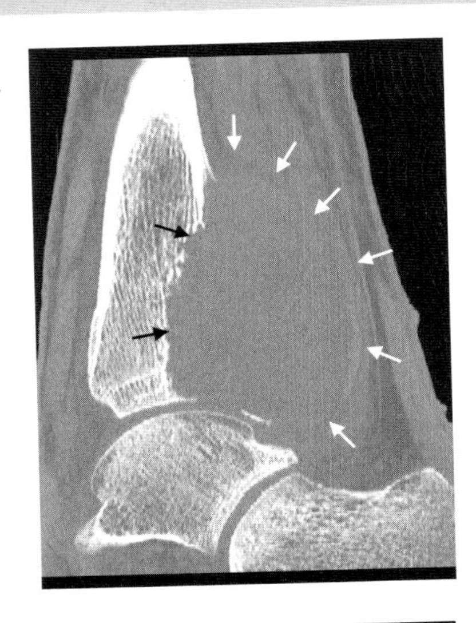

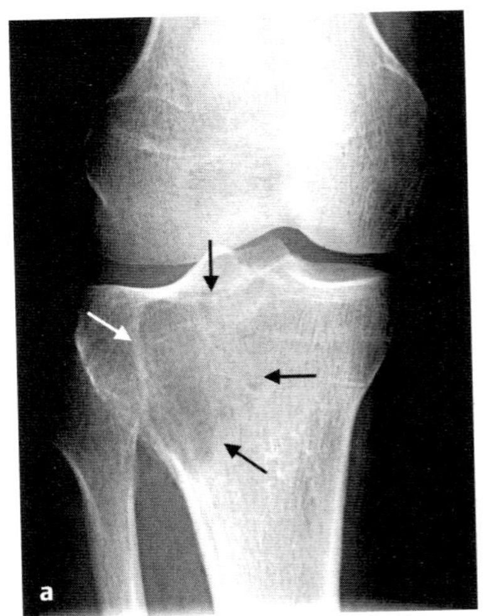

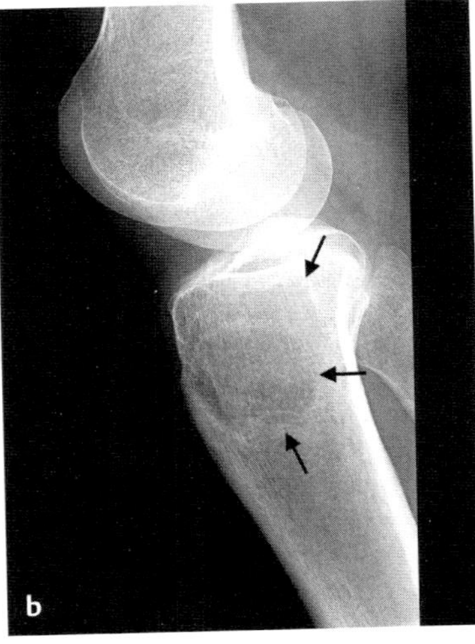

Abb. 17 a, b Riesenzelltumor. 38-jährige Patientin mit zunehmendem Schmerz im Knie. Röntgen a. p. (**a**) und seitlich (**b**). Umschriebene Osteolyse im proximalen lateralen Tibiaplateau.

► **Verlauf und Prognose**
Hohe Rezidivrate! (im Röntgenbild im Verlauf auf neu aufgetretene osteolytische Defekte um den ursprünglichen Tumor herum achten, zur Diagnosestellung MRT) • In 5% einzelne pulmonale Metastasen, welche jedoch meist mit Erfolg reseziert werden können.

► **Was will der Kliniker von mir wissen?**
Ausdehnung • Kortexdurchbruch • Weichteilinfiltration • Pulmonaler Befall.

Differenzialdiagnose

Chondroblastom	– chondroide Matrixverkalkungen – meist deutlicher Skleroserand
aneurysmatische Knochenzyste	– sieht im Röntgen sehr ähnlich aus – mehr metaphysäre Lage – im MRT zystisch mit Blutanteilen – Patienten meist jünger
Metastase	– teilweise schwierige Unterscheidung – meist keine periphere und epiphysäre Lage
juvenile Knochenzyste	– schärfer begrenzt – metaphysär – Alter!

Typische Fehler

Verwechslung mit aneurysmatischer Knochenzyste oder malignem Knochentumor.

Literatur

Stacy GS, Peabody TD, Dixon LB. Mimics of giant cell tumor of bone. AJR 2003; 181: 1583–1589

James SL, Davies AM. Giant cell tumor of bone of the hand and wrist: a review of imaging findings and differential diagnosis. Eur Radiol 2005; 15: 1855–1866

Turcotte RE. Giant cell tumor of bone. Orthop Clin North Am 2006; 37: 35–51

Tunn PU, Rotter G, Funk E et al. Der Riesenzelltumor als Differenzialdiagnostik seltener Knochentumoren. Onkologe 1999; 5: 985–994

Dürr HR et al. Phenol as an adjuvant for local tumor control in the treatment of giant cell tumor of bone. Eur J Surg Oncol 1999; 25: 610–618

Gelenkchondrom

Kurzdefinition

Syn.: synoviale Chondromatose, Morbus Reichel

- **Epidemiologie**
  Jedes Alter • Insbesondere junges Erwachsenenalter.
- **Ätiologie/Pathophysiologie/Pathogenese**
  Ätiologie unklar • Metaplasie der Synovialmembran • Knollenförmige Knorpelproliferationen, die auch verknöchern können • Hängen stielförmig an der Synovia und werden hierdurch ernährt • Primär idiopathisch oder sekundär bei Arthrose und Arthritis.

Zeichen der Bildgebung

- **Methode der Wahl**
  Röntgen in 2 Ebenen
- **Röntgenbefund**
  Runde glatt begrenzte Verkalkungen in Gelenknähe. Häufigste Lokalisation: Schulter, Ellbogen, Knie. Häufig multipel. Im Röntgen nicht sichtbar, wenn die Knorpelproliferate nicht verkalkt sind • Dann MRT oder Sonographie.
- **MRT**
  Multiple, rundliche signalarme Formationen im signalreichem Erguss (T2w).

Klinik

- **Typische Präsentation**
  Schmerzen • Bewegungseinschränkung • Rezidivierende Gelenkergüsse.
- **Therapeutische Optionen**
  Chirurgische Entfernung.
- **Verlauf und Prognose**
  Bei Abtrennung von der Synovia freier Gelenkkörper mit evtl. Einklemmungserscheinungen oder Bewegungseinschränkung • Selten Arthrose.
- **Was will der Kliniker von mir wissen?**
  Anzahl und Lage der Chondrome • Arthrose.

Differenzialdiagnose

Keine • Typisches Bild.

Literatur

Menzler S, Stofft E, Gustavus D et. al. Analyse zum Knorpelaufbau bei Morbus Reichel: Eine vergleichende Studie der Chondromatoseherde mit dem Knorpelgewebe gesunder und arthotischer Gelenke. Z Orthop 2002; 139 (Suppl 1): 9

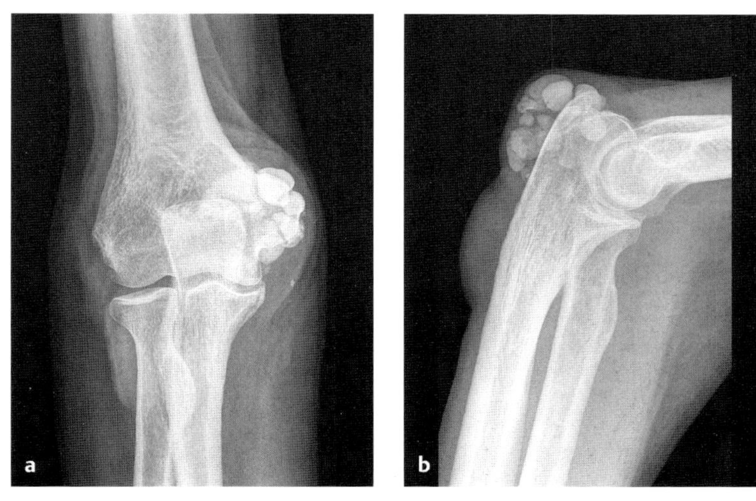

Abb. 18 a, b Gelenkchondromatose im Ellbogengelenk. 30-jähriger Patient. Röntgen a.p. (**a**) und seitlich (**b**).

Abb. 19 a–d
57-jähriger Patient mit rezidivierenden Gelenkergüssen im Kniegelenk.
a, b Röntgen in 2 Ebenen: Multiple Gelenkchondrome interkondylär und im dorsalen Kniegelenksanteil.

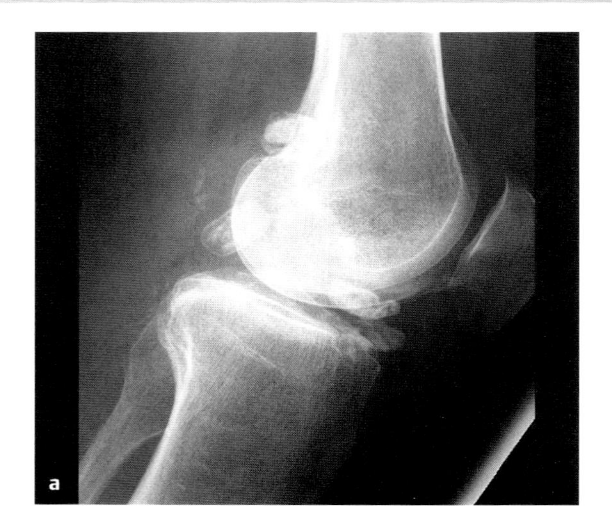

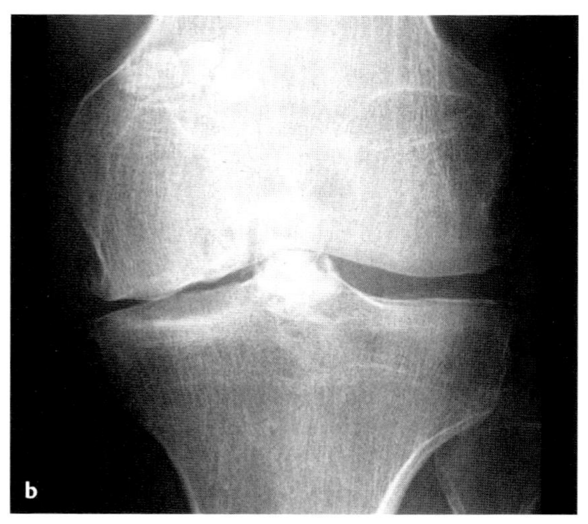

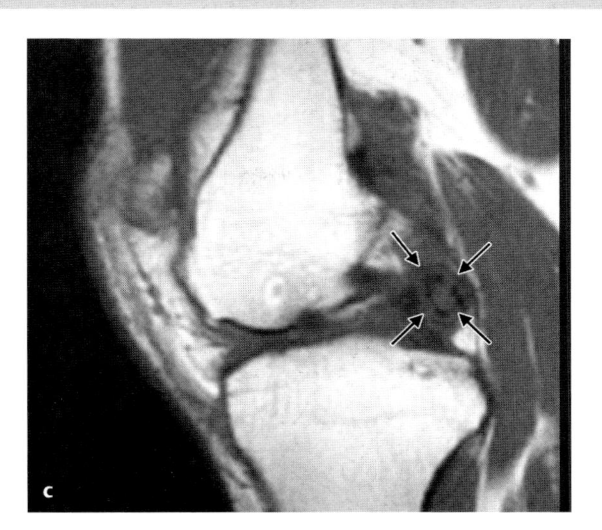

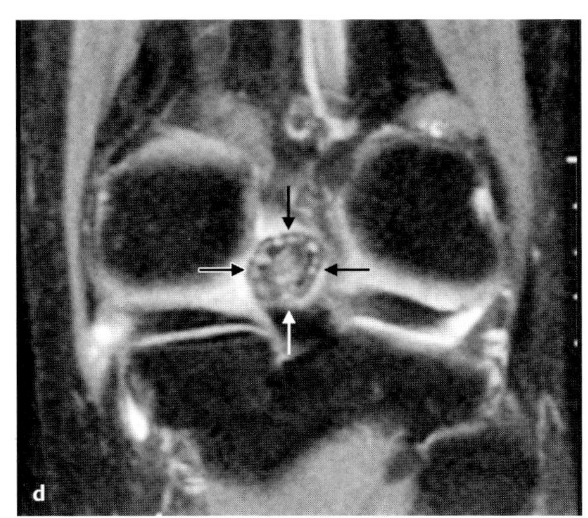

c T1w SE-Sequenz sagittal. Hypointense Darstellung des Gelenkchondroms.
d Interkondylär hypointense Darstellung des Gelenkchondroms.

Hämangiom des Knochens

Kurzdefinition

- **Epidemiologie**
  Benigne Knochenveränderung aus neugebildeten Blutgefäßen • 2% aller benignen und 0,8% aller (benignen und malignen) Läsionen des Skelettsystems • Häufigkeit steigt mit dem Alter • Altersgipfel 50. Lebensjahr • Frauen sind doppelt so häufig betroffen wie Männer • Am häufigsten an Wirbelsäule (v.a. thorakal und lumbal) und Schädel • Seltener proximales Femur • Meist isoliert, in bis zu ⅓ der Fälle multipel.
- **Ätiologie/Pathophysiologie/Pathogenese**
  Genaue Ätiologie unsicher • Möglicherweise entstehen Wirbelkörperhämangiome aufgrund einer lokalen venösen Stase und entsprechen Zonen von Teleangiektasien • Ossäre Hämangiome liegen meist intramedullär, manchmal auch im Periost oder subperiostal.

Zeichen der Bildgebung

- **Methode der Wahl**
  Konventionelles Röntgen • CT • MRT • Angiographie
- **Röntgenbefund**
  Je nach Gefäßtyp und Lage unterschiedliche Morphologie • Allgemein trabekuläres Muster • Grobe Vertikalstreifung beim Wirbelhämangiom (Bienenwabenmuster, Kordsamtmuster) • Form und Größe der Wirbelkörper sind meist erhalten • Am Schädel rundliche Osteolysen mit „Speichenradkonfiguration" • An den langen Röhrenknochen umschriebene lytische Läsionen mit spikulärem Muster, gelegentlich auch Bienenwabenmuster, randständige Sklerosierung.
- **Angiographie**
  Variables Bild • Stark vaskularisierte intraossäre Prozesse mit Hypervaskularisierung • Häufig Korkenziehergefäße und Gefäßseen • Andere Hämangiome können angiographisch völlig stumm sein.
- **CT-Befund**
  Punktartiges Muster in axialen Schichten (Polka-dot-Bild, Querschnittsbild der verstärkten Trabekel) • Nach i.v. KM-Gabe Anreicherung.
- **MRT-Befund**
  Die Größe des Fettanteils bestimmt die Signalintensität im T1w Bild • Daher bei geringem Fettanteil evtl. atypischer Aspekt mit überwiegend niedriger Signalintensität in T1w • Hyperintense Bereiche in T2w, die den Gefäßkomponenten entsprechen • Verplumpte Trabekel hypointens in allen Sequenzenzen • Nach i.v. KM-Gabe Anreicherung.
- **Szintigraphie**
  Meist normale, gelegentlich leicht erhöhte Aktivität.

Klinik

- **Typische Präsentation**
  Meist sind Wirbelhämangiome asymptomatisch und Zufallsbefunde • Symptome entstehen, wenn das Hämangiom durch epidurale Ausbreitung Druck auf Nervenwurzeln oder das Rückenmark ausübt oder wenn sie zu einer pathologischen Fraktur führen • Gelegentlich leicht erhöhtes lokales Knochenwachstum infolge der Hypervaskularisierung.
- **Therapeutische Optionen**
  Bei asymptomatischem Hämangiom keine Therapie • Bei symptomatischem Hämangiom Vertebroplastie, Embolisation, Laminektomie und ggf. Spondylodese.
- **Verlauf und Prognose**
  Gute Prognose • Spontane Rückbildung möglich • Aufgrund des hohen Blutungsrisikos bei Operationen können aktive symptomatische Hämangiome an Wirbelsäule und Becken problematisch sein.
- **Was will der Kliniker von mir wissen?**
  Ort und Ausdehnung der Läsion • Diffuser Knochenbefall (Angiomatose).

Differenzialdiagnose

Morbus Paget	– „Bilderrahmen"-Konfiguration und Volumenvergrößerung des betroffenen Wirbelkörpers – Anhangsgebilde mit betroffen
multiples Myelom	– osteolytische Läsion – keine Vertikalstreifung
Metastasen	– kein Fettsignal in T1w Sequenzen

Typische Fehler

Fehldeutung als maligner Prozess, z. B. Metastasen oder multiples Myelom.

Abb. 20 a – d
Wirbelkörperhämangiom im BWK 3. CT.
a, b CT, nativ. Lytische Läsion. Scharfe, teils sklerotische Begrenzung. Im Binnenraum Vergröberung der Trabekelarchitektur mit strähnigem, teils auch wabenartigem Aspekt.

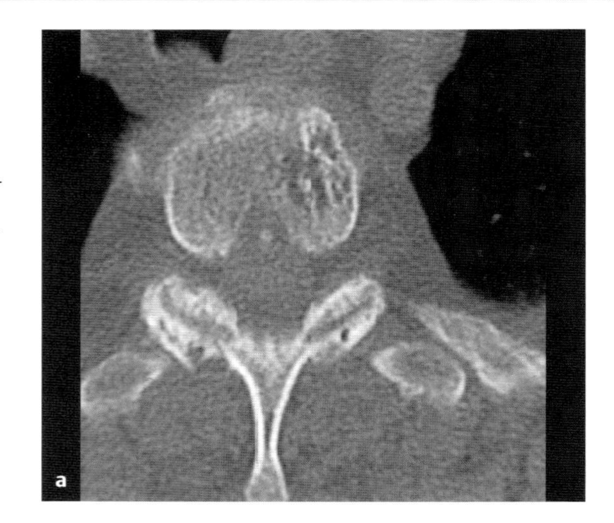

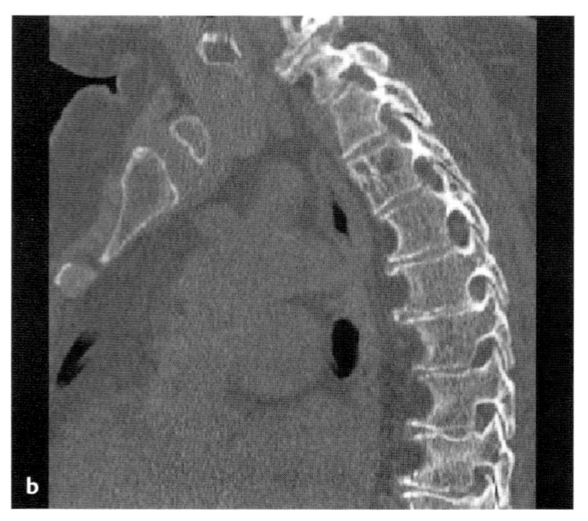

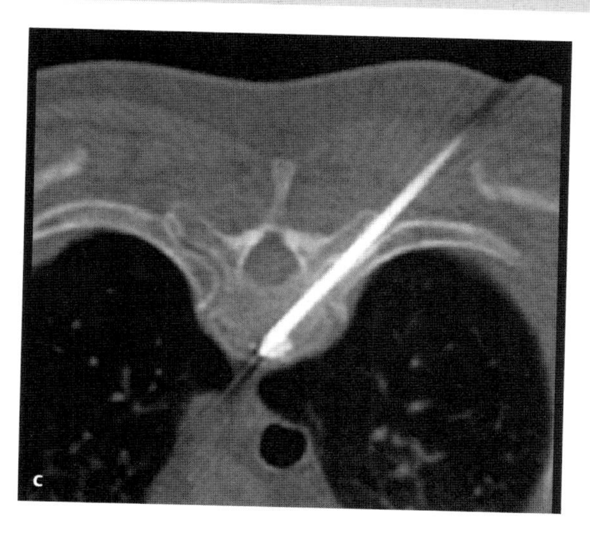

c Aufgrund der Schmerzen Entscheidung zur Vertebroplastie. Zugang von kostotransversal über die Gegenseite.

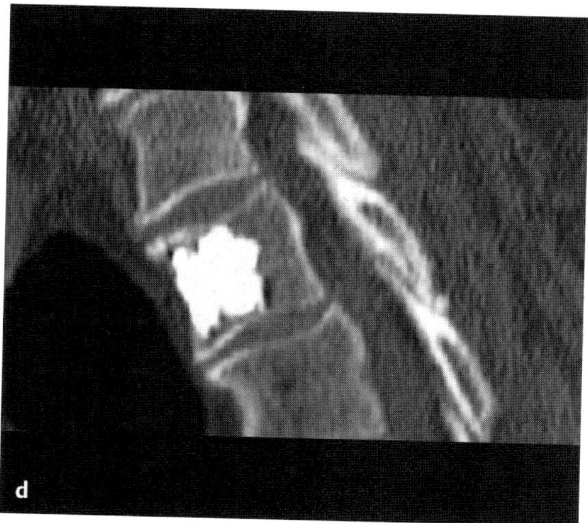

d Abschließende Kontrolle nach Pallakosapplikation.

Literatur

Flemming DJ, Murphey MD, Carmichael BB, Bernard SA. Primary tumors of the spine. Semin Musculoskelet Radiol 2000; 4(3): 299 – 320

Freyschmidt J, Ostertag H, Jundt G. Knochentumoren. Berlin, Heidelberg, New York: Springer, 2003: 571 – 593

Greenspan A. Skelettradiologie. München: Urban & Fischer, 2003: 738 – 744

Heyd R, Strassmann G, Filipowicz I, Borowsky K, Martin T, Zamboglou N. Radiotherapy in vertebral hemangioma. Rontgenpraxis 2001; 53(5): 208 – 220

Horcajadas AB, Lafuente JL, de la Cruz Burgos R, Muniz SH, Roca SA, Ortega SG, Franjo PD, Cruz EO. Ultrasound and MR findings in tumor and tumor-like lesions of the fingers. Eur Radiol 2003; 13(4): 672 – 685

Mendez JA, Hochmuth A, Boetefuer IC, Schumacher M. Radiologic appearance of a rare primary vertebral lymphangioma. AJNR Am J Neuroradiol 2002; 23(10): 1665 – 1668

Motamedi K, Ilaslan H, Seeger LL. Imaging of the lumbar spine neoplasms. Semin Ultrasound CT MR 2004; 25(6): 474 – 489

Porchet F, Sajadi A, Villemure JG. Spinal tumors: clinical aspects, classification and surgical treatment. Schweiz Rundsch Med Prax 2003; 92(45): 1897 – 1905

Vande Berg BC, Lecouvet FE, Galant C, Maldague BE, Malghem J. Normal variants and frequent marrow alterations that simulate bone marrow lesions at MR imaging. Radiol Clin North Am 2005; 43(4): 761 – 770

Vilanova JC, Barcelo J, Smirniotopoulos JG, Perez-Andres R, Villalon M, Miro J, Martin F, Capellades J, Ros PR. Hemangioma from head to toe: MR imaging with pathologic correlation. Radiographics 2004; 24(2): 367 – 385

Woertler K. Benign bone tumors and tumor-like lesions: value of cross-sectional imaging. Eur Radiol 2003; 13(8): 1820 – 1835

Kurzdefinition

- **Epidemiologie**
  Inzidenz: 3% der über 40-Jährigen • 90% der Patienten sind über 40 Jahre • Männer sind 1,5- bis 2,1-mal häufiger betroffen als Frauen • Bevorzugt Westeuropa, Nordamerika und Australien.
- **Ätiologie/Pathophysiologie/Pathogenese**
  Genaue Ursache des Morbus Paget ist unklar; fragliche Infektion von Osteoklasten mit Paramyxoviren und dadurch beschleunigter Knochenabbau und Knochenremodellierung.

Zeichen der Bildgebung

- **Methode der Wahl**
  Röntgen
- **Pathognomonische Befunde**
  Abhängig vom Stadium der Erkrankung • Meist Volumenzunahme des Knochens • Grobsträhnig sklerosierte Knochenstruktur.
- **Röntgenbefund**
  Bevorzugte Lokalisation: Becken, Femur, Tibia, Schädel, Wirbelkörper, Sternum • Monoostotische oder oligoostotische Form.
  Stadieneinteilung:
  - Stadium I (lytisches Stadium): „heiße" Phase • Erhöhte Durchblutung • Osteolyse • Liegt in den langen Röhrenknochen flammen- oder keilförmig in der Kompakata
  - Stadium II (gemischtförmiges Stadium): Nebeneinander von Osteolysen und Sklerosezonen • Verdickung der Kompakta • Vergröberung der Spongiosastruktur • Größenzunahme des befallenen Knochens
  - Stadium III („ausgebranntes" Stadium): Sklerosierung des Knochens überwiegt

  Verformung der Knochen möglich (z.B. Säbelscheidentibia oder Hirtenstabform des Femurs) • Insuffizienzfrakturen v.a. an der Konvexseite der Verbiegung möglich.
  Schädel: Expansion der Kalotte mit unscharfer Begrenzung • Wolkenartige Sklerosierung („Wolkenschädel").
  Wirbelkörper: Strähnig sklerosierter einzelner Wirbel • Typisch sind ein vergrößerter a.p. Durchmesser und eine bandförmige Verdichtung entlang der Grund- und Deckplatten.
- **CT-Befund**
  Wie Röntgenbefund • Indiziert zur Abklärung von Komplikationen (Nervenkompression, Entartung) • Verdächtig auf eine Entartung sind neue lytische Herde in sklerosiertem Knochen, Weichteilanteil und paraossäre Knochenneubildung (Osteosarkom) • Abgrenzung von Differenzialdiagnosen.
- **MRT-Befund**
  MRT ist v.a. indiziert bei Verdacht auf sarkomatöse Entartung: neu aufgetretene hypointense Zonen auf T1w SE Bildern korrespondierend zu hyperintensen Zonen im ausgebrannten Stadium.

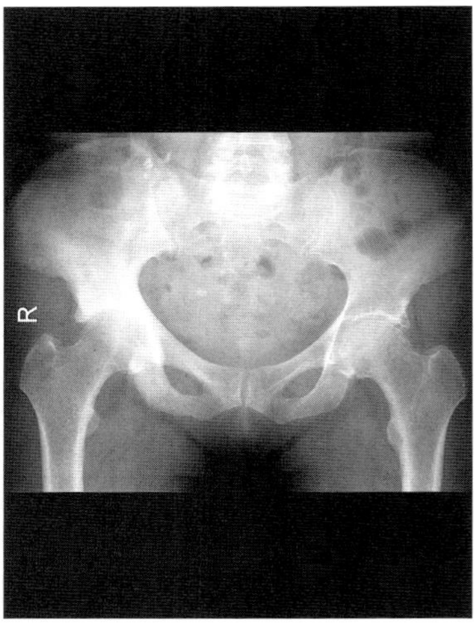

Abb. 21 67-jährige Patientin mit Morbus Paget der rechten Beckenhälfte. Röntgen Beckenübersicht. Ausgebranntes Stadium mit überwiegender Sklerose der rechten Beckenhälfte. Typischerweise werden die ISG-Fugen nicht überschritten. Zusätzlich Paget-Arthropathie der rechten Hüfte.

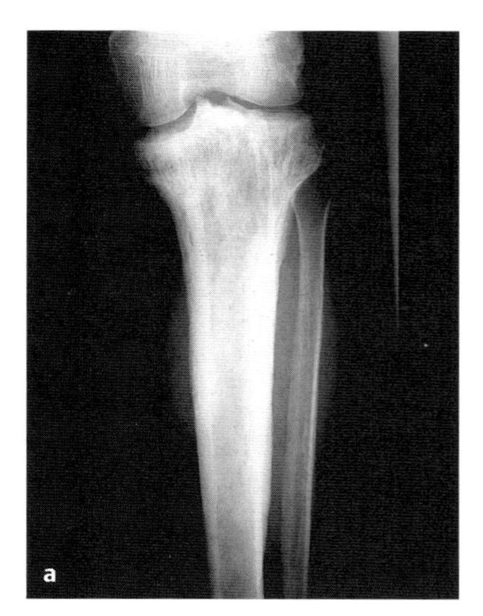

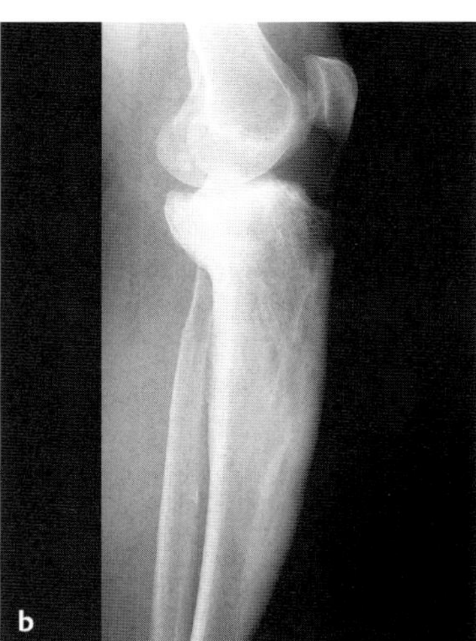

Abb. 22 a, b 72-jähriger Patient mit Morbus Paget der Tibia. Röntgen Tibia a. p. (**a**) und seitlich (**b**). Der Knochen ist verbreitert, sklerosiert und die Spongiosastruktur vergröbert.

Phase I–II: Hypointens in T1w SE • Hyperintens auf fettgesättigten Aufnahmen verstärkte KM-Aufnahme (fibrovaskuläres Bindegewebe) • Kein Unterschied zum Tumor!
Phase III: Wieder fettäquivalentes Signal • Hyperintens auf T1w SE-Aufnahmen • Hypointens auf fettgesättigten Aufnahmen.

- **Szintigraphie**
  Bereiche erhöhten Knochenstoffwechsels („hot spot") in Phase I und II • Korreliert gut mit der Aktivität der Erkrankung • Ausschluss oder Nachweis einer polyostotischen Form.

Klinik

- **Typische Präsentation**
  In 90% asymptomatisch • Selten Schmerzen, lokale Überwärmung und Rötung • Typischerweise ist die AP erhöht, Ca und PO_4 sind normal • Neu aufgetretene Schmerzen weisen auf eine maligne Entartung hin.
- **Therapeutische Optionen**
  Calcitonin (Inhibierung der Osteoklasten) und Bisphosphonate reduzieren die Aktivität des Morbus Paget.
- **Verlauf und Prognose**
  Verlaufs- und Aktivitätskontrolle durch Röntgenkontrolle und Bestimmung der AP • In 1% Entartung: Osteo-Fibrosarkom, Riesenzelltumor • Gelegentlich Paget-Arthropathie (Gelenkdegeneration und -deformierungen) • Evtl. Kompression von Hirnnerven bei Schädelbasisbefall.
- **Was will der Kliniker von mir wissen?**
  Lage und Ausmaß der Umbauherde • Pathologische Frakturen • Knochendeformierungen • Mono-/multilokulärer Befall • Zeichen für tumoröse Entartung.

Differenzialdiagnose

Metastase	– aggressiveres Wachstumsmuster Lodwick II–III
fibröse Dysplasie	– milchglasdichte osteolytische Herde – randständige Sklerosezone
Hämangiomwirbel	– keine Vergrößerung des Wirbels – verstärkte Vertikaltrabekulierung

Literatur

Frame B, Marel GM. Paget disease: a review of current knowledge. Radiology 1981; 141: 21–24

Metastasen

Kurzdefinition

► **Epidemiologie**
Häufigster Knochentumor • Meist multipel • Nur 10% der Knochenmetastasen sind solitär!

► **Ätiologie/Pathophysiologie/Pathogenese**
Hämatogene Streuung von Tumorzellen in den Knochen • Osteoklasie und/oder Osteosklerose • Häufigste Lokalisation: Stammskelett (Regionen mit blutbildendem Knochenmark) • Peripher selten: häufigste Ursache Bronchialkarzinom.

Zeichen der Bildgebung

► **Methode der Wahl**
Primär Röntgen, jedoch häufig falsch negative Befunde, insbesondere an Wirbelsäule und Becken (komplexe Anatomie und überlagernde Strukturen) • Bei bestehendem Verdacht und negativem Röntgen: MRT oder CT • Zur Metastasensuche bei bekanntem Primarius je nach Primärtumor Szintigraphie oder Ganzkörper-MRT

► **Röntgenbefund/CT-Befund**
Lage: Stammskelett (Regionen mit blutbildendem Knochenmark) • Selten peripher: häufigste Ursache Bronchialkarzinom.
3 Formen:
- osteolytisch mit permeativer oder mottenfraßartiger Destruktion, Kortikalisdestruktion (Lodwick II und III)
- osteoblastisch mit Sklerosierung des Knochens
- kombiniert osteoblastisch-osteoklastisch

Wirbelsäule: Auslöschung der Bogenwurzel (a. p. Aufnahme, pathologische Wirbelkörperfraktur) • Typische osteoklastische Metastasen: Bronchialkarzinom, Nierenkarzinom • Typische osteoblastische Metastasen: Prostatakarzinom, Mammakarzinom (können primär auch rein osteolytisch sein).

► **MRT-Befund**
Osteolytische Metastasen: Fokale Hypointensität auf T1w SE-Aufnahmen • Hyperintensität auf fettgesättigten Sequenzen (z. B. STIR) • Iso- bis hyperintens auf T2w TSE Aufnahmen • Deutliche KM-Aufnahme.
Osteoblastische Metastasen: Hypointens auf T1w SE • Iso-bis leicht hyperintens auf fettgesättigten Aufnahmen • Hypointens auf T2w TSE-Aufnahmen • Kontrastmittelaufnahme meist mäßig.

► **Szintigraphie**
^{99m}Tc-Speicherung insbesondere bei osteoblastischen und gemischtförmigen lytisch/blastischen Metastasen • Osteolytische Metastasen können szintigraphisch stumm sein, insbesondere Nierenkarzinom und Bronchialkarzinom.

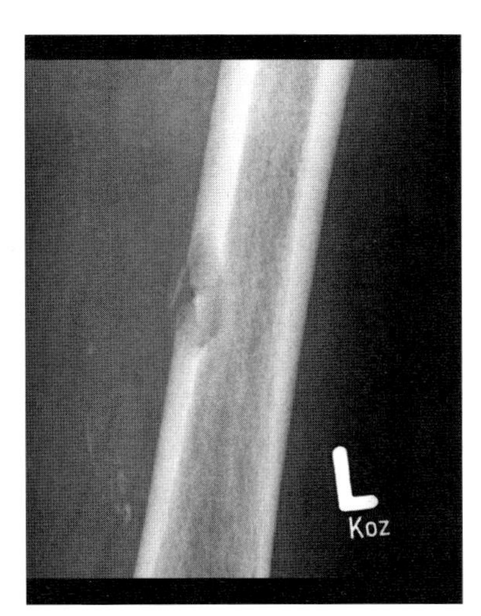

Abb. 23 89-jährige Patientin. Röntgen. Kortikale Metastase im Femur links. Destruktion der Kortikalis. Primärtumor unbekannt.

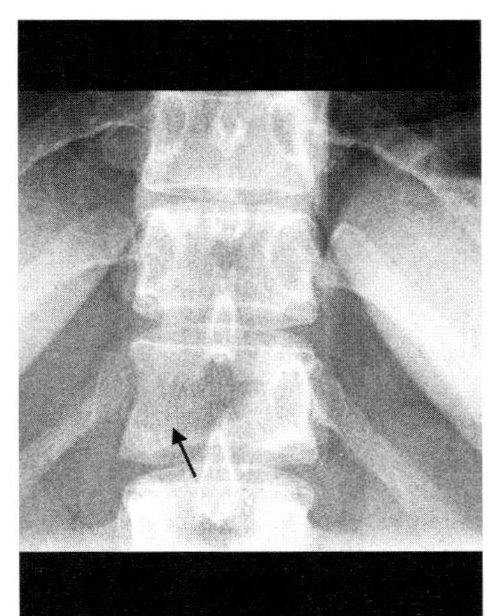

Abb. 24 34-jährige Patientin. Metastasierendes Mammakarzinom. Röntgen Wirbelsäule a. p. Ausgelöschte Bogenwurzel an BWK 12 rechts.

Klinik

- **Typische Präsentation**
  Schmerzen • Bei generalisiertem Tumorleiden Gewichtsverlust.
- **Therapeutische Optionen**
  Bei solitären Herden weite Resektion, Tumorendoprothese • Bei Generalisierung je nach Primärtumor Chemotherapie und/oder Radiatio • Bei Wirbelkörperbefall Vertebroplastie.
- **Verlauf und Prognose**
  Meist infaust, da eine Knochenmetastasierung eine hämatogene Aussat des Tumors anzeigt.
- **Was will der Kliniker von mir wissen?**
  Lage • Größenausdehnung • Osteolytische/osteoblastische Aktivität • Stabilität des Knochens: instabil, wenn mehr als 50% des Knochenquerschnitts betroffen sind oder die Kompakta zu 50% arrodiert ist • Multifokalität • Kortikalisdurchbruch • Pathologische Fraktur • Bevorzugt im MRT zu klärende Befunde: Weichteilanteil, Nerven- und Gefäßummauerung, Gelenkbeteiligung.

Differenzialdiagnose

benigner Knochentumor	– geographische solitäre Läsion – kein Kortexdurchbruch – Sklerosesaum (z. B. Knochenzyste, AKZ)
Osteom	– reichert im Unterschied zu osteoblastischen Metastasen im Szintigramm nicht an
primärer Knochentumor	– oft nicht zu unterscheiden – solitärer Herd und Tumormatrixverkalkungen sprechen eher für einen primären Knochentumor
multiples Myelom	– multiple, meist gleichförmige Lochstanzdefekte (Schrotschussschädel) – Paraprotein in Elektrophorese
Lymphom	– primäres Lymphom (selten) – sekundäres Lymphom bei generalisiertem Befall – schwer abzugrenzen
frische osteoporotische Wirbelkörperfraktur	– ohne Trauma und bei solitärer Spontanfraktur im Röntgen oft schwer von der tumorösen Wirbelkörperfraktur zu unterscheiden – szintigraphisch in beiden Fällen Anreicherung – weiterführende Diagnostik: MRT: bandförmiges Knochenmarködem, erhöhte Diffusion; CT: fehlende Osteolyse, keine Weichteildichtewerte

Typische Fehler

Röntgen ist falsch negativ (mindestens 40% der Knochenstruktur muss zerstört sein, bevor eine Osteolyse erkennbar ist), daher bei klinischem Verdacht CT oder MRT einsetzen • Anreicherung im Szintigramm kann verursacht werden durch degenerative Erkrankung oder osteoporotischen Einbruch, daher immer Röntgenkontrolle, CT oder MRT.

Literatur

Baur A. Diffusion-weighted imaging of bone marrow: Current status. European Radiology 2003; 13: 1699 – 1708

Freyschmidt J, Ostertag H, Jundt G. Knochentumoren. Berlin, Heidelberg, New York: Springer, 2003

Krishnamurthy GT, Tubis M, Hiss J, Blahd WH. Distribution pattern of metastatic bone disease. JAMA 237: 2504 – 2506, 1987

Steinborn MM, Heuck AF, Tiling R, Bruegel M, Gauger L, Reiser MF. Whole-body bone marrow MRI in patients with metastatic disease to the skeletal system. J Comput Assist Tomogr 1999; 23(1): 123 – 129

Thrall JH, Ellis BI. Skeletal metastases. Radiol Clin North Am 1996; 25: 1155 – 1170

Vanel D, Bittoun J, Tardivon A. MRI of bone metastases. Eur Radiol 1998; 8: 1345 – 1351

Kurzdefinition

► **Epidemiologie**
Häufigster maligner primärer Knochentumor • Inzidenz: 2–3:1 Mio. • Häufigkeitsgipfel: 10–25 Jahre und 60–80 Jahre.

► **Ätiologie/Pathophysiologie/Pathogenese**
Histologisch charakteristische Osteoid-/Knochenproduktion durch sarkomatös entartete Osteoblasten • Primär oder sekundäre Entartung, z. B. Paget Osteosarkom oder nach Radiatio • Häufigster Typ (90%) ist das „klassische intramedulläre Osteosarkom".
Sonderformen:

- intraossäres teleangiektatisches Osteosarkom: zystische bluthaltige Areale • Inseln von Tumorgewebe, welches Osteoid bildet • Meist Jugendliche und junge Erwachsene
- primär multizentrisches Osteosarkom: umstritten, ob primär multizentrisch oder frühe Knochenmetastasierung • Meist rein osteoblastische Herde
- weitere seltene Sonderformen: intraossäres kleinzelliges Osteosarkom, osteoblastomähnliches Osteosarkom, niedrig malignes Osteosarkom

Oberflächenosteosarkome:

- parossales Osteosarkom: meist niedrigmaligne • Selten entsteht im Tumor eine hochmaligne dedifferenzierte Komponente oder ein osteochondromähnliches, niedrig malignes parossales Osteosarkom • Geht von der äußeren Kompaktaoberfläche aus • 2.–4. Lebensdekade)
- periostales Osteosarkom: hochmaligne • Überwiegend chondroblastisch • Entsteht im Periost • Vorwiegend 2. Lebensdekade
- hochmalignes Oberflächenosteosarkom: Oberflächenläsion • Liegt an der Kortikalis auf • Unterscheidet sich histologisch nicht vom klassischen Osteosarkom
- extraossäres Osteosarkom: oft nach Bestrahlung • Sehr selten • Ältere Patienten.

Zeichen der Bildgebung

► **Methode der Wahl**
Röntgenbild • MRT

► **Pathognomische Befunde**
Gemischter Knochentumor (überwiegend osteoblastisch, teils osteolytisch), meta-diaphysäre Lage, Lage am Knie, maligne Periostreaktionen, Manifestation in der 2. Lebensdekade

► **Röntgenbefund/CT-Befund**
Klassisches Osteosarkom: Typisch ist eine ossifizierte Tumormatrix • Meist gemischt osteoblastisch/osteolytisch • Unscharf begrenzte Knochenläsion • Kann auch agressiv rein lytisch oder osteoblastisch sein (Lodwick Grad II–III) • Meist maligne Periostveränderungen (Spikulae, Codman-Dreieck) • Oft dichter Weichteilanteil und Kortikalisdestruktion • Lokalisation: meist metaphysär oder meta-diaphysär an den langen Röhrenknochen (60% kniegelenksnah, 10% proximaler Humerus) • Häufig ist schon auf dem Röntgenbild eine extraossäre partiell ossifizierte Tumormasse sichtbar.

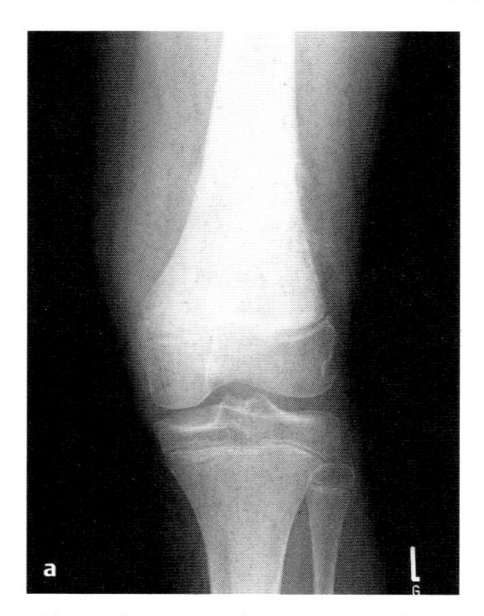

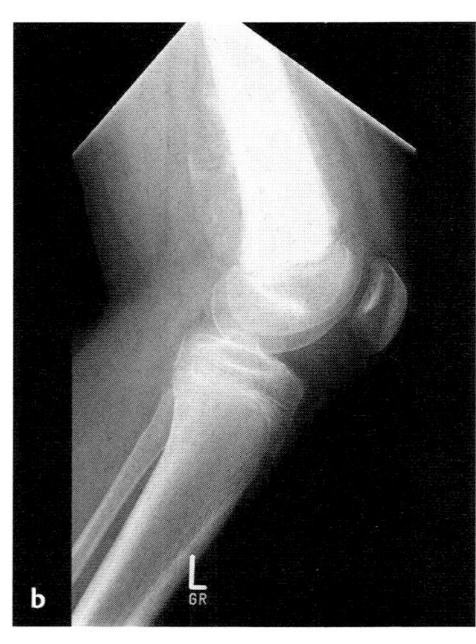

Abb. 25 a, b Osteosarkom. Röntgen Oberschenkel links in 2 Ebenen. 16-jähriger Junge mit einem Osteosarkom der distalen Tibia. Typisches aggressives Wachstumsmuster mit ausgedehnten Periostreaktionen (Sunburst-Spikulae). Verknöcherungen in den umgebenden Weichteilen.

Teleangiektatisches Osteosarkom: Ähnlichkeit mit aneurysmatischer Knochenzyste • Lytisch expansiv • Meist geographische Läsion • Oft Kompaktadestruktion und pathologische Fraktur (50% Femur, 25% Tibia) • Meta-diaphysäre Lage • Oft Periostreaktionen.

Periostales Osteosarkom: Sitzt der Kompakta von außen auf • Kalzifiziert in den zentralen kompaktanahen Abschnitten • Streifige Matrixmineralisierung • Gelegentlich Kompaktarrosion oder reaktive Verdickung • Bevorzugt diaphysär an Femur und Tibia • DD juxtakortikales Chondrom/Chondrosarkom.

Parossales Osteosarkom: Auf der Oberfläche oder Rückfläche des distalen dorsalen Femurs • Meist zentral deutlich sklerosiert (mineralisierte Matrix) • Kompaktaverdickung • Unscharfe Begrenzung • DD kortikale Irregularität (periostales Desmoid) des Gastroknemiusansatzes.

Hochmalignes Oberflächenosteosarkom: Diaphysäre Lage! • Ähnlich wie periostales Osteosarkom, jedoch meist geringer mineralisiert.

Extraossäres Osteosarkom: Weichteilverkalkung zentral betont im Gegensatz zur Myositis ossificans • Bevorzugt an Gesäß oder Oberschenkel.

► **MRT-Befund**

Hilfreich zur DD (solide Raumforderung, zytisch) und zur Ausbreitungsdiagnostik (Resektabilität: Gefäß-Nerveninvasion, Gelenkeinbruch).

Klassisches Osteosarkom: Hypointenses intramedulläres Signal im T1w SE Bild • Hyperintens auf fettgesättigten Aufnahmen • Im T2w SE-Bild hypo- bis hyperintens, je nach Mineralisierungsgrad (osteoblastische Anteile: hypointens) • Inhomogene, aber kräftige KM-Anreicherung • Oft paraossärer Weichteilanteil.

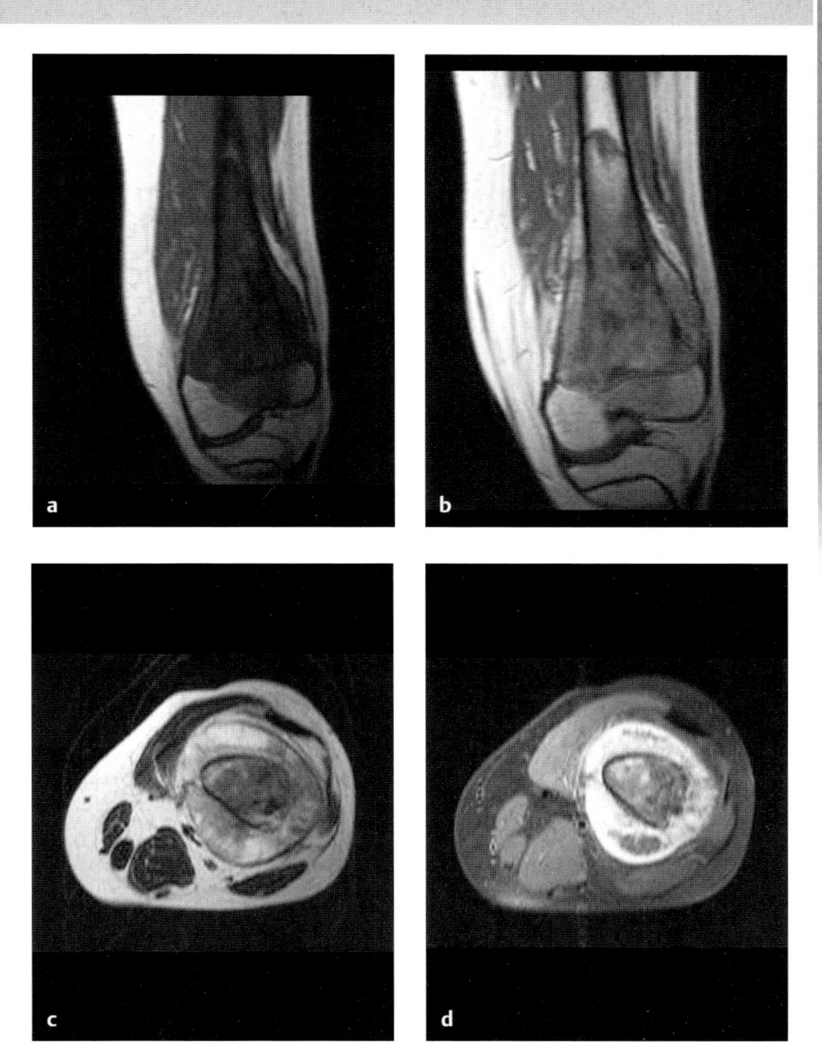

Abb. 26a–d MRT des gleichen Patienten.

a Koronare T1w SE nativ.

b Koronare T1w SE nach KM-Gabe. Inhomogene KM-Aufnahme im Markraum und im Weichteilanteil.

c Axiale T2w TSE-Sequenz nativ. Ausgedehnte Tumorinfiltration in die Weichteile um den Femurschaft herum. Die Femoralgefäße sind nicht ummauert.

d Axiale fettgesättigte T1w SE-Sequenz nach KM-Gabe.

Teleangieektatisches Osteosarkom: Flüssigkeits-Flüssigkeits-Spiegel durch Einblutungen • Im Gegensatz zur aneurysmatischen Knochenzyste solide KM aufnehmende Tumoranteile.
Oberflächenosteosarkome: Weichteilige Tumoren, die der Kompakta aufsitzen • Nachweis einer Markrauminvasion, was prognostisch ungünstig ist • Periostales Osteosarkom: ausgesprochen hohe Signalintensität, läppchenartiger Aufbau, septale KM-Anreicherung ähnlich chondroiden Tumoren.

▸ **Szintigraphie**
Starke Anreicherung im Skelettszintigramm • Detektion von „skip lesions" und Knochenmetastasen im übrigen Skelettsystem (alternativ Ganzkörper-MRT).

Klinik

▸ **Typische Präsentation**
Schmerzen • Bei Kindern oft auch in ein angrenzendes Gelenk projizierte Schmerzen, daher immer auch angrenzende Skelettanteile röntgen!

▸ **Therapeutische Optionen**
Präoperativ Chemotherapie • Weite Resektion oder Amputation • Postoperativ Chemotherapie (Ziel: Verhindern von Fernmetastasen).

▸ **Verlauf und Prognose**
Je nach Tumortyp und Ansprechen auf die präoperative Chemotherapie 5-Jahre-Überlebensrate 50–80% • In 10–20% bereits bei Diagnosestellung Fernmetastasen • Günstigere Prognose bei parossealen und low-grade Osteosarkome • Häufigste Metastasierung in Lunge und Knochen.

▸ **Was will der Kliniker von mir wissen?**
Ausdehnung des Tumors • Beziehung zum Gefäß-Nerven-Bündel • Gelenkeinbruch • Epiphysenbeteiligung (im MRT in 80%, im Röntgenbild in 15% nachweisbar!) • „Skip lesions", daher immer ganze Extremität abbilden, native T1w SE-Sequenz koronar • Ansprechen auf präoperative Chemotherapie (MRT: Größenabnahme, Nekrosezonen ohne KM-Anreicherung) – Bei fehlendem Ansprechen Umstellung der Chemotherapie.

Differenzialdiagnose

Ewing-Sarkom	– meist nicht mineralisiert – früheres Lebensalter
Chondrosarkom	– evtl. typische chondroide Verkalkungen – Alter: 40–60 Jahre
Metastasen	– Unterscheidung oft nicht möglich – selten im Kindesalter – meist keine Verknöcherung der Tumormatrix
Osteom	– scharfe Begrenzung – keine Periostreaktion – kein Kortexdurchbruch – meist kleine runde Läsion – typische Lage: Nasennebenhöhlen

Osteomyelitis	– manchmal schwierig zu unterscheiden – wenig/kein Weichteilanteil – keine Tumormatrix – keine Spikulae
kortikales Desmoid	– liegt exzentrisch kortikal an der distalen Femurmetaphyse – scharf begrenzt – szintigraphisch negativ
Fibrosarkom/MFH	– vor allem DD für teleangiektatisches Osteosarkom im Röntgen, da auch lytisch, im MRT keine blutgefüllte Hohlräume, sondern solides Gewebe
aneurysmatische Knochenzyste	– DD für teleangiektatisches Osteosarkom – aggressiveres Wachstumsmuster – nimmt im MRT nur randständig bzw. in den Septen KM auf – keine noduläre oder solide KM-Anreicherung

Typische Fehler

- Verzögerte Diagnose: wenn angrenzende Gelenke/Regionen nicht mituntersucht werden, wenn eine pathologische Fraktur (z. B. beim Spielen) als solche nicht erkannt und als traumatisch klassifiziert wird.
- Insuffiziente Resektion/Therapie: wenn „skip lesions" präoperativ übersehen werden, wenn kein adäquates Staging durchgeführt wird (CT des Thorax, Szintigraphie) – Einzelne Lungenmetastasen können mit einer Chance auf Heilung reseziert werden.
- Der Biopsiekanal muss im operativen Zugangsweg gewählt werden, damit er bei der endgültigen Operation entfernt werden kann.

Literatur

Andresen KJ, Sundaram M, Unii KK, Sim FH. Imaging features of low grade central osteosarcoma of the long bones and pelvis. Skeletal Radiol 2004; 33: 373–379

Brisse H, Ollivier L, Edeline V et al. Imaging of malignant tumors of the long bones in children. Monitoring response to neoadjuvant chemotherapy and preoperative assessment. Pediatr Radiol 2004; 34(8): 595–605

Freyschmidt J, Ostertag H, Jundt G. Knochentumoren. Berlin, Heidelberg, New York: Springer, 2003: 149–264

Chondrosarkom

Kurzdefinition

► **Epidemiologie**
Zweithäufigster maligner Knochentumor • Erkrankungsgipfel: 30.–50. Lebensjahr • Männer sind doppelt so häufig betroffen wie Frauen.

► **Ätiologie/Pathophysiologie/Pathogenese**
Maligner Knochentumor, dessen Zellen Knorpel, aber kein Osteoid bilden • Ätiologie: primär oder sekundär nach Radiatio oder durch Entartung primär gutartiger Knochentumoren (Enchondromatose, Morbus Ollier, hereditäre kartilaginäre Exostosenkrankheit).

Zeichen der Bildgebung

► **Methode der Wahl**
Konventionelle Röntgenuntersuchung (mindestens 2 Ebenen)

► **Pathognomische Befunde**
Aggressiv wachsender osteolytischer Tumor • Chrondroide Verkalkungszonen • Ring- und bogenförmige KM-Anreicherung im MRT.

► **Röntgenbefund/CT-Befund**
Liegt bevorzugt metaphysennah zentral in den langen Röhrenknochen sowie im Becken und in den Rippen • Selten subperiostal, exzentrisch oder extraossär.
Befund je nach Entartungsgrad:

- „low grade“: glatt begrenzte Aufhellung mit zentralen, popkornartigen, chondroiden Verkalkungen • Scalloping der Kortikalis (ähnlich wie Enchondrom)
- „intermediate“ und „high grade“: mottenfraßartiges bis permeatives Wachstumsmuster mit oder ohne chondroide Verkalkungen • Kortikalisdurchbrechung • Weichteilanteil mit Verkalkungen • Evtl. Periostreaktionen

► **MRT-Befund**
Hypointens in T1w SE • Hyperintens in T2w SE und auf fettgesättigten Aufnahmen • Bogenförmige KM-Anreicherung ist typisch für chondroiden Tumor – entspricht der Läppchenstruktur der Knorpelmatrix.

Klinik

► **Typische Präsentation**
Plötzlich auftretender dumpfer Schmerz.

► **Therapeutische Optionen**
Resektion • Nicht strahlensensibel • Wirksamkeit der adjuvanten Chemotherapie nicht sicher nachgewiesen • Große körperstammnahe und röntgenologisch aktive oder aggressive chondroide Tumoren müssen vollständig entfernt werden, selbst wenn Malignität nicht nachgewiesen • Periphere chondroide Tumoren (z. B. der Phalangen) sind eher benigne.

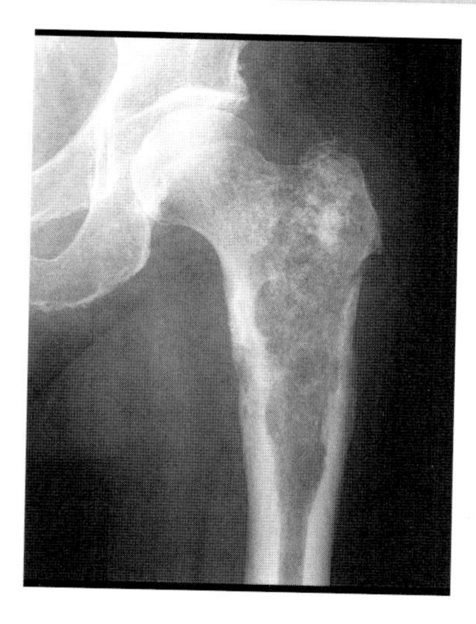

Abb. 27 64-jähriger Patient mit zunehmenden Schmerzen im linken Oberschenkel. Röntgen. Aggressiv und mottenfraßartig osteolytisch destruktiv wachsender Tumor im linken proximalen Femur in metadiaphysärer Lage. Chondrosarkom Grad III.

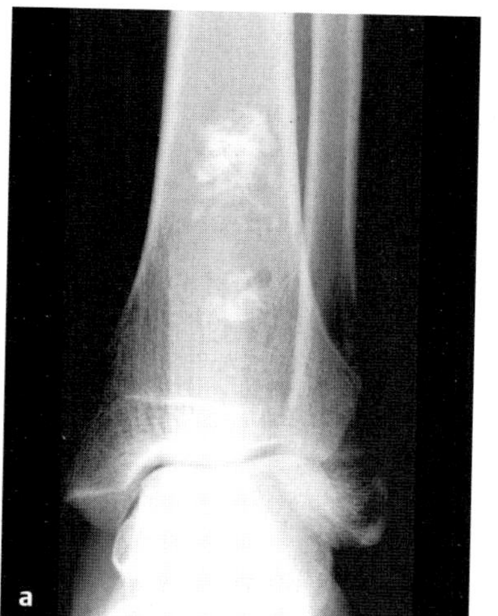

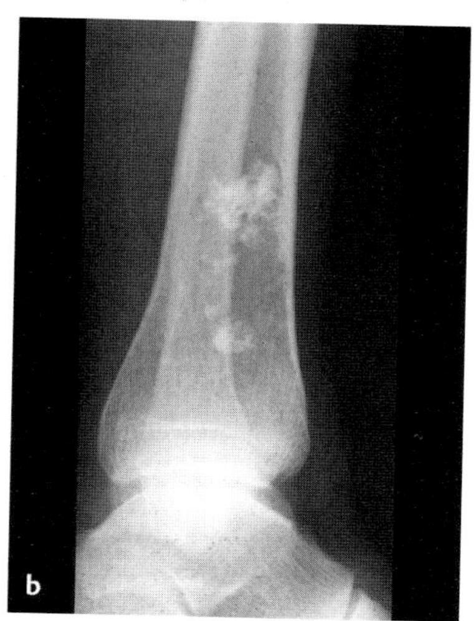

Abb. 28 a, b Chondrosarkom. Röntgen a.p. (**a**) und seitlich (**b**). 61-jähriger Patient. Blasige Osteolyse im distalen Tibiaschaft. Popcornartige Verkalkungen. Etwas irreguläre Begrenzung zum normalen Knochen als möglicher Hinweis auf Malignität. Chondrosarkom Grad I. Die Differenzialdiagnose ist das benigne Enchondrom und der Knocheninfarkt.

▸ **Verlauf und Prognose**
Langsam wachsend • Hämatogene Aussaat in die Lunge ist selten und kommt nur bei stammnahen Formen vor • 10-Jahre-Überlebensrate hängt ab von histologischem Grading: G1: 40 – 80%, G2: 40 – 60%, G3: 15 – 35%.

▸ **Was will der Kliniker von mir wissen?**
Gelenkeinbruch • Beziehung zu Nachbarstrukturen (Gefäße, Nerven) • Skip-Metastasen

Differenzialdiagnose

Enchondrom	– Abgrenzung zu Chondrosarkom G1 röntgenologisch und auch histologisch teilweise nicht möglich
Metastasen	– Abgrenzung oft nicht möglich, insbesondere wenn die chondroiden Verkalkungen fehlen
Lymphom	– keine chondroiden Verkalkungen
Osteosarkom	– mehr sklerosierende Komponente

Typische Fehler

Verwechslung zwischen Low-grade-Chondrosarkom und Enchondrom mit der Folge der Über- oder Untertherapie • Bei Schmerzen immer Histologie.

Literatur

Murphey MD. From the archives of the AFIP: Imaging of primary chondrosarcoma: radiologic-pathologic correlation. Radiographics 2003; 23: 1245 – 1278
Patil S. Chondrosarcoma of small bones of the hand. J Hand Surgery 2003; 28: 602 – 608

Kurzdefinition

- **Epidemiologie**
  Zweithäufigster maligner Knochentumor im Kindesalter • 9.–18. Lebensjahr • Verhältnis Jungen : Mädchen = 3 : 2.
- **Ätiologie/Pathophysiologie/Pathogenese**
  Vom Knochenmark ausgehender hochmaligner Tumor • Keine Tumormatrixproduktion.

Zeichen der Bildgebung

- **Methode der Wahl**
  MRT • Röntgenaufnahme in 2 Ebenen
- **Pathognomonische Befunde**
  Agressiv wachsender Knochentumor des Kindes- und Jugendalters • Überwiegend osteolytisch • Meta-diaphysär • Maligne Periostreaktionen • Weichteilanteil.
- **Röntgenbefund**
  Bevorzugt meta-diaphysär in Röhrenknochen (60%) • Seltener in platten Knochen (Becken) oder Wirbelkörpern • Mottenfraßartiges oder permeatives Destruktionsmuster (Lodwick-Grad II–III) • Meist osteolytisch • Teilweise auch osteoblastische intraossäre Komponente • Oft Kortikalisdurchbruch mit Weichteilanteil, der in platten Knochen meist sehr groß ist • Oft periostale Reaktionen: Spikulae (vom Periost ausgehende strahlenförmig ins Weichteilgewebe ziehende Knochenneubildungen), zwiebelschalenartige Periostverknöcherungen • Codman-Dreieck: abgehobenes verknöchertes Periost am Rand des subperiostal wachsenden Tumors • „Sun-burst“-Phänomen: Anlagerung periostal neu gebildeten Knochens an die Sharpey-Fasern zwischen Periost und Kortikalis.
- **MRT-Befund**
  Besonders geeignet zur Darstellung der gesamten Ausdehnung das Tumors • Gute Darstellung der Tumorausbreitung im Markraum mit T1w SE (hypointens) und fettgesättigten Sequenzen (hyperintens) • Deutliche KM-Aufnahme • Zentral nekrotische Anteile können ausgespart bleiben • Darstellung von „skip lesions“ – immer ganzen Röhrenknochen abbilden.
- **CT-Befund**
  Sensitiver Nachweis des Ausmaßes der Knochendestruktion oder einer pathologischen Fraktur • Staging, insbesondere zum Nachweis von Lungenmetastasen.
- **Skelettszintigraphie**
  Stärkere Isotopenaufnahme bei Tumoren mit größeren sklerotischen Anteilen als bei rein osteolytischen Tumoren • Staging: Nachweis von Knochenmetastasen.

Klinik

- **Typische Präsentation**
  Schmerzen und Schwellung im Bereich des Tumors • Projektion der Schmerzen oft ins angrenzende Gelenk • Häufig Begleitsymptome: Fieber, Anämie, Leukozytose, erhöhte BSG • Erythem und Überwärmung • Beschwerden durch Kompression benachbarter

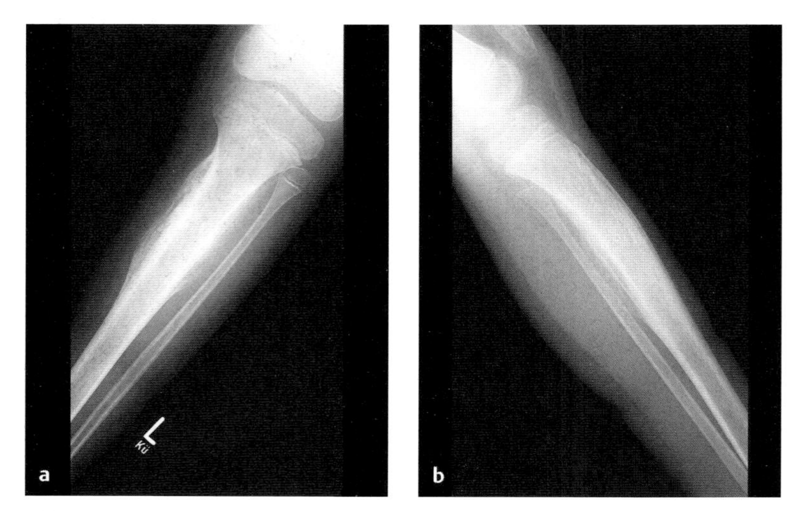

Abb. 29 a, b 10-jähriger Patient mit Ewing-Sarkom im proximalen Tibiaschaft. Röntgen a. p. (**a**) und seitlich (**b**). Hochaggressives permeatives Wachstumsmuster entsprechend Lodwick-Grad III mit deutlichen, zum Teil unterbrochenen lamellären Periostreaktionen.

Strukturen • Hämatogene Lungenmetastasen, Skelettmetastasen, Lymphknotenmetastasen.

► **Therapeutische Optionen**

Zunächst neoadjuvante Polychemotherapie mit oder ohne lokale Bestrahlung • Radikale Tumorchirurgie mit dem Ziel des Erhaltens der Extremität • Anschließend adjuvante Chemotherapie.

► **Verlauf und Prognose**

Prognose hängt ab von der Resektabilität des Primärtumors, vom Vorhandensein von Metastasen und der Chemosensibilität des Tumors.

► **Was will der Kliniker von mir wissen?**

Tumorvolumen • Operabilität des Tumors: Gefäß-Nerven-Invasion, Überschreiten des Kompartiments • Fernmetastasen.

Differenzialdiagnose

Osteomyelitis	– Klinik und Röntgenbild ähnlich – kein paraossärer Weichteilanteil im MRT – Nachweis eines Abszesses im MRT – evtl. Sequester in der CT – regelmäßigere lamelläre Periostreaktionen

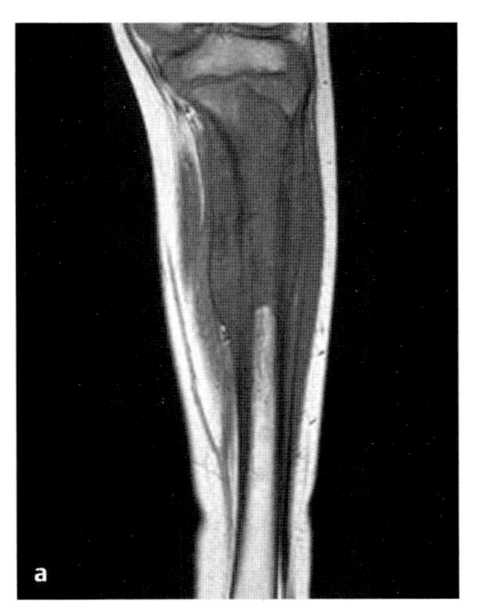

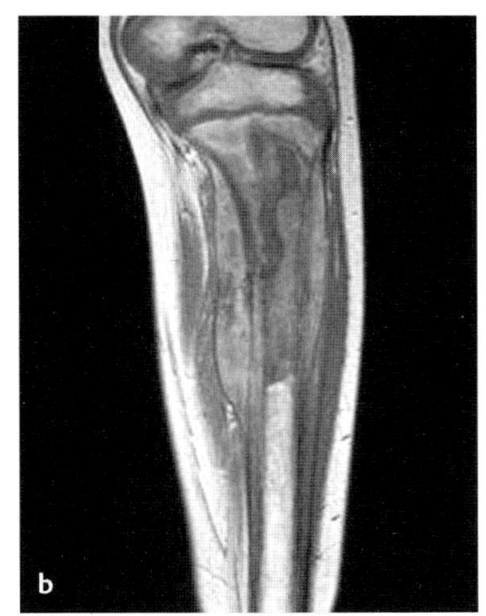

Abb. 30 a, b Ewing-Sarkom. Gleicher Patient. MRT vor (**a**) und nach KM-Gabe (**b**). Infiltration des gesamten Markraums mit Durchbrechung der Kortikalis nach paraossär. Deutliche Infiltration in die Weichteile.

Osteosarkom	– teilweise nicht zu unterscheiden – gleiche Altersgruppe – parossale Kalzifikationen des Weichteilanteils
eosinophiles Granulom	– meist schwierige Unterscheidung – gleiche Altersgruppe – eher geographische Läsion (Lodwick I, aggressivere Formen möglich) – meist kein Weichteilanteil
andere Neoplasien	– Lymphome mit primärer ossärer Manifestation – embryonale Rhabdomyosarkome – Retikulosarkom – multiples Myelom – Metastase

Typische Fehler

Der tumortragende Skelettanteil wird nicht dargestellt, da die Schmerzen evtl. in ein benachbartes Gelenk projiziert werden. Die Diagnose wird dadurch verzögert • Übersehen von Skip-Läsionen.

Literatur

Henk CB. Ewing sarcoma – Diagnostic imaging. Radiologe 1998; 38(6): 509 – 522

Multiples Myelom (Plasmozytom)

Kurzdefinition

- **Epidemiologie**
  Inzidenz 3 : 100 000 • Manifestation meist nach dem 40. Lebensjahr • Häufigkeitsgipfel um das 60. Lebensjahr.
- **Ätiologie/Pathophysiologie/Pathogenese**
  Aggressives Non-Hodgkin-Lymphom • Infiltration des Knochenmarks durch monoklonale atypische Plasmazellen • Nestförmiger und/oder diffuser Befall • Verdrängung des blutbildenden Knochenmarks • Zerstörung der Knochensubstanz, dadurch evtl. Spontanfrakturen • Bildung monoklonaler Immunglobuline oder Leichtketten durch die maligne transformierten Plasmazellen („Paraprotein“ nachweisbar in der Elektrophorese).

Zeichen der Bildgebung

- **Methode der Wahl**
  Röntgen • Zunehmend wird das Röntgen durch die Ganzkörper-MRT ersetzt (deutlich höhere Sensitivität!) • Alternativ Ganzkörper-MSCT
- **Röntgenbefund**
  Zum Skelettstatus gehören Schädel, Oberarme, Wirbelsäule, Becken, Oberschenkel und Hemithorax • Bei ausgeprägt diffusem Befall strähnige Osteoporose • Bei fokalem Befall umschriebene Osteolysen • Bevorzugt befallen ist das Stammskelett, insbesondere Wirbelsäule und Becken • Typisches Bild am Schädel: „Schrotschussschädel“ (multiple, relativ gleichförmige Osteolysen) • 50–70% falsch negative Befunde im konventionellen Röntgen • Komplikationen: pathologische Frakturen, insbesondere an der Wirbelsäule.
  Solitäres Plasmozytom: Isolierter Plasmazellherd • Relativ scharf begrenzte solitäre Osteolyse • Meist deutlicher paraossärer Tumoranteil • Meist innerhalb von 2–10 Jahren Übergang in ein multiples Myelom.
  POEMS: Sklerosierende Form des Plasmozytoms mit Polyneuropathie und Hautveränderungen.
- **MRT-Befund**
  Sensitivste Darstellung des Knochenmarkbefalls • Bei diffuser Infiltration diffus erniedrigtes Signal auf T1w SE-Sequenzen mit Signalverstärkung nach KM-Gabe, meist erhöhtes Signal in fettunterdrückten Sequenzen (z. B. STIR) • Bei fokaler Infiltration umschriebene Areale, hypointens in T1w SE-Sequenzen mit Signalverstärkung nach KM-Gabe, hyperintens auf fettunterdrückten Sequenzen • Bei geringer diffuser Infiltration (< 20 Vol% Plasmazellen im Knochenmark) entspricht das Signalverhalten normalem Knochenmark (hyperintens in T1w SE und hypointens in fettgesättigten Sequenzen) • Komplikationen: pathologische Fraktur, paraossäre Tumorkomponente, Myelonkompression • Zur Beurteilung des gesamten Knochenmarkraums möglichst Ganzkörper-MRT.
- **CT-Befund**
  Darstellung des Ausmaßes der Osteodestruktion • Abschätzung des Frakturrisikos • Ganzkörper-MSCT mit Niedrigdosisprotokoll (120 kV, 100 mAs) ersetzt zunehmend den Röntgen-Skelettstatus, da deutlich höhere Sensitivität beim Nachweis der Osteolysen.

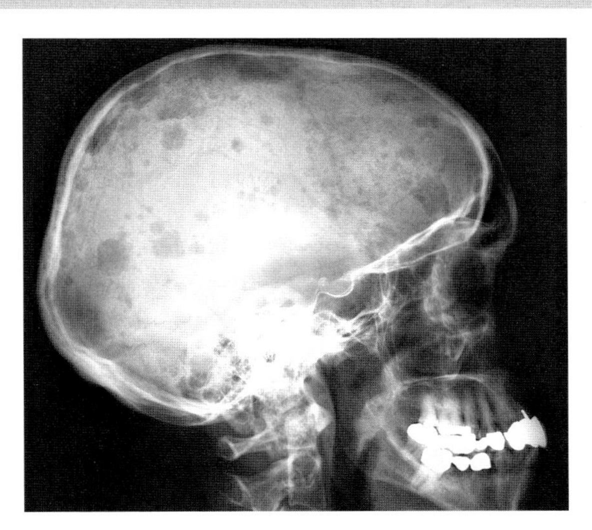

Abb. 31 46-jährige Patientin mit multiplem Myelom und multiplen Osteolysen in der Schädelkalotte („Schrotschussschädel“).

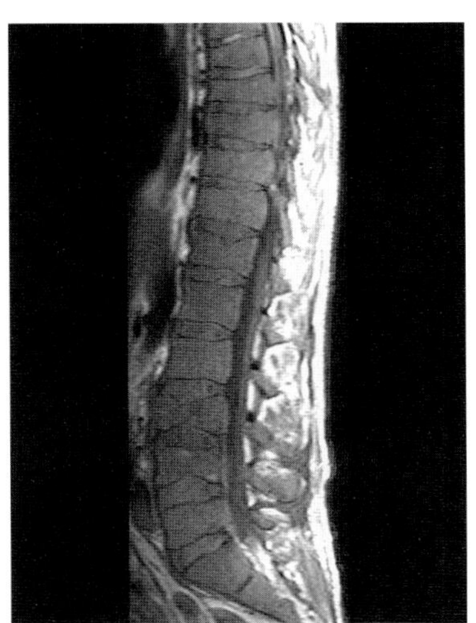

Abb. 32 53-jähriger Patient mit diffusem Myelombefall der Wirbelsäule. MRT, T1w SE. Die Signalintensität ist als Zeichen der Hyperzellularität im Knochenmark und des erniedrigten Fettgehalts deutlich reduziert.

Multiples Myelom (Plasmozytom)

Klinik

- **Typische Präsentation**
  Knochenschmerzen • Allgemeinsymptome: Abgeschlagenheit, Gewichtsverlust • Monoklonale Immunglobuline im Plasma und/oder Urin: M-Gradient in der Serumelektrophorese, Leichtketten (Bence-Jones-Proteine) im Urin • Extrem beschleunigte BSG • Anämie • Hyperkalzämie • β2-Mikroglobulin als Ausdruck der Tumormasse • Komplikationen: Spontanfrakturen, Niereninsuffizienz durch toxischen Effekt der Leichtketten auf die Nierentubuli, hyperkalzämische Krisen, Infekte, Zytopenie.
  Stadieneinteilung nach Durie und Salmon aufgrund von Laborparametern (Hämoglobin, Calcium, Paraprotein, Kreatinin) und radiologischem Befund (Röntgen/MRT).
- **Therapeutische Optionen**
  Stadium I: „watch and wait." • Stadium II – III: Hochdosischemotherapie mit anschließender autologer oder in Ausnahmefällen allogener Stammzelltransplantation • Bisphosphonate als Knochenschutz (Hemmung der Osteoklasten).
- **Verlauf und Prognose**
  In 10% der Fälle „smoldering myelom" mit langsamem Verlauf (Überlebenszeit ca. 10 Jahre) • Bei manifestem multiplem Myelom im Durchschnitt 3 – 5 Jahre.
- **Was will der Kliniker von mir wissen?**
  Ausmaß des Skelettbefalls (Anzahl der Herde, diffuse Infiltration) • Einschätzung der Frakturgefahr • Komplikationen.

Differenzialdiagnose

osteolytische Knochenmetastasen	– z. B. Bronchial-Ca, Nierenzell-Ca – häufig nicht zu unterscheiden – Labor!
Osteoporose	– im Röntgen oft nicht zu unterscheiden – beweisend: MRT – normales Knochenmarksignal

Typische Fehler

Fehldiagnose Osteoporose • Bei negativem Befund im konventionellen Röntgen MRT durchführen • Fehldiagnose einer pathologischen Fraktur als osteoporotische Fraktur.

Literatur

Baur A, Reiser MF. Staging des multiplen Myeloms mit der MRT: Vergleich mit MSCT und konventionellen Röntgen. Radiologe 2004; 44: 874 – 881

Baur-Melnyk A, Buhmann S, Dürr HR, Reiser M. Role of MRI for the diagnosis and prognosis of multiple myeloma. EJR 2005; 55: 56 – 63

Baur A. Magnetic resonance imaging as a supplement for the clinical staging system of Durie and Salmon? Cancer 2002; 95(6): 1334 – 1345

Kurzdefinition

- **Epidemiologie**
  Jedes Lebensalter • Altersgipfel 5.–7. Lebensdekade.
- **Ätiologie/Pathophysiologie/Pathogenese**
  Primäres Knochenlymphom selten (3%) • Meist sekundärer Befall im Rahmen eines generalisierten Lymphoms: Non-Hodgkin-Lymphome 40%, Morbus Hodgkin in 20%.

Zeichen der Bildgebung

- **Methode der Wahl**
  Röntgen • MRT
- **Röntgenbefund**
  Bei primärem Knochenlymphom meist lange Röhrenknochen meta-diaphysär betroffen • Bei sekundärem Knochenlymphom meist Stammkelett, insbesondere Wirbelsäule und Becken • Mottenfraßartiges oder permeatives Destruktionsmuster • Unterschiedliches Wachstum möglich: osteolytisch, gemischt lytisch-blastisch, oder überwiegend sklerotisch (Lodwick II–III) • Weichteilanteil möglich • Typisch sind Elfenbeinwirbel (stark osteoblastische Wirbelkörper).
- **MRT-Befund**
  Sensitivste Bildgebung • Ausdehnung der Knochenmarkinfiltration.
  Fokale Läsionen: Bevorzugt bei hochgradig malignen Lymphomen • Hypointens in T1w SE • In T2w TSE iso-hyperintens • Bei sklerotischen Herden hypointens in T2w SE, hyperintens in fettunterdrückten Sequenzen (z. B. STIR), KM-Anreicherung.
  Diffuse Knochenmarkinfiltration: Bevorzugt bei niedrig malignen Lymphomen • Meist keine Signalveränderung, da geringe interstitielle Verteilung der Lymphomzellen im Knochenmark • Bei ausgedehnter diffuser Infiltration homogene Signalminderung in T1w SE, hyperintens auf fettgesättigten Sequenzen, KM-Anreicherung.
- **CT-Befund**
  Ausmaß der Osteodestruktionen: osteolytisch, gemischtförmig lytisch-blastisch oder rein osteosklerotisch.
- **Szintigraphie/PET-CT**
  Tracer-Anreicherung in den Herden.

Klinik

- **Typische Präsentation**
  Lokaler Schmerz • Evtl. pathologische Fraktur • Allgemeinsymptome bei sekundärem Knochenlymphom: Lymphknotenvergrößerung, Hepatosplenomegalie.
- **Therapeutische Optionen**
  Bestrahlung • Ergänzende Chemotherapie • Operative Stabilisierung bei Frakturgefahr.
- **Verlauf und Prognose**
  Abhängig von Subtyp und Stadium bei Diagnosestellung • Morbus Hodgkin 70% Heilung bei kombinierter Strahlen- und Chemotherapie.

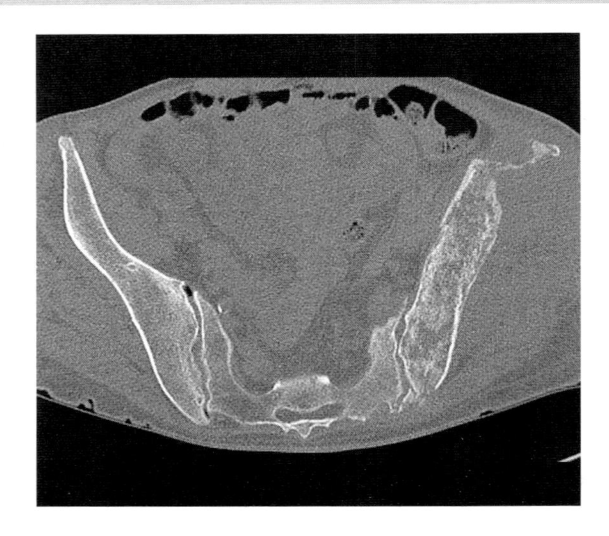

Abb. 33 64-jährige Patientin mit primärem Non-Hodgkin-Lymphom des Knochens. Axiale CT. Ausgedehnte gemischt lytisch permeative Destruktion und sklerotische Komponenten im linken Os ileum.

► **Was will der Kliniker von mir wissen?**
Solitäre Läsion (primäres Knochenlymphom) • Sekundäre Beteiligung bei systemischen Lymphom • Größenausdehnung • Osteoklastisch/osteoblastisch • Stabilität.

Differenzialdiagnose

Wenn Grunderkrankung bekannt, kein differenzialdiagnostisches Problem.

Metastasen kleinzelliger Tumoren	– radiologisch keine Unterscheidung möglich – multiple Herde
primärer Knochentumor	– kaum zu unterscheiden
chronische Osteomyelitis	– meist breiter sklerotischer Randsaum um die lytische Zone – verdickte Kompakta – Anamnese und Labor

Typische Fehler

Übersehen der Läsion im Röntgenbild bei diskreten Befunden • Fehldiagnose Metastase.

Literatur

Dürr HR, Müller PE, Hiller E, Baur A, Jansson V, Refior HJ. Malignant lymphoma of bone. Arch Orthop Trauma Surg 2002; 122: 10–16

Freyschmidt J, Ostertag H, Jundt G. Knochentumoren. Berlin, Heidelberg, New York: Springer, 2003: 454–478

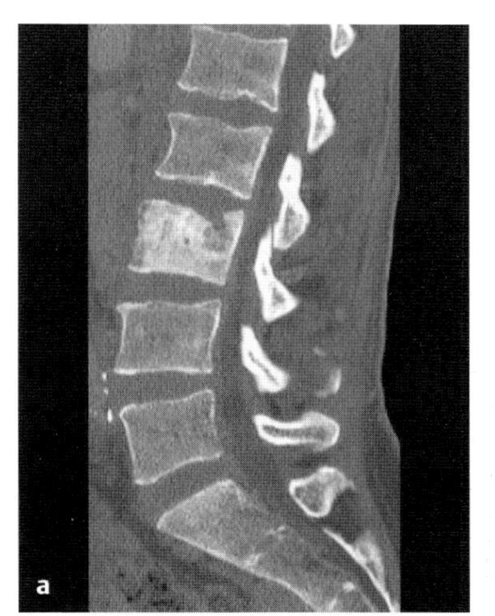

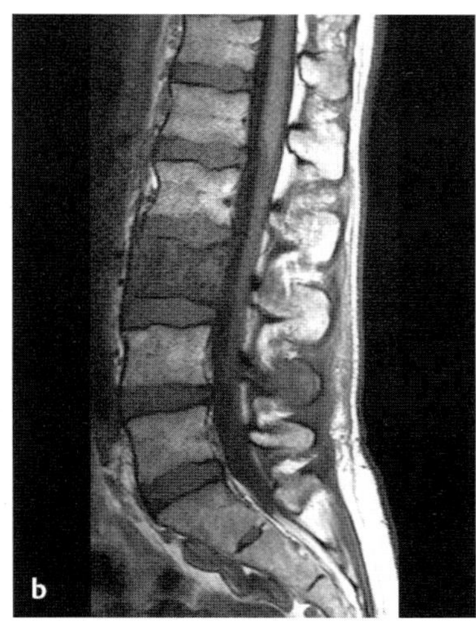

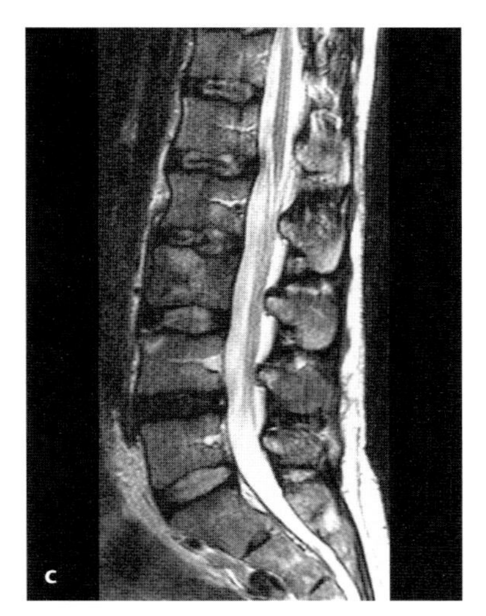

Abb. 34a–c 38-jährige Patientin mit anaplastischem Non-Hodgkin-Lymphom und sekundärer Beteiligung des LWK 3.
a 16-Zeilen CT, sagittale Rekonstruktion. Überwiegend sklerotische Verdichtung mit Deckplattenimpression.
b T1w SE-Sequenz. Der infiltrierte Wirbelkörper ist deutlich hypointens im Vergleich zu gesundem Knochenmark.
c T2w TSE-Sequenz. Aufgrund der Neubildung von Knochen hypointenses Signal im LWK 3.

Krishnan A, Shirkhoda A, Tehranzadeh J et al. Primary bone lymphoma: Radiographic-MR Imaging correlation. Radiographics 2003; 23: 1371 – 1383

Neoplastische Wirbelkörperfraktur

Kurzdefinition

- **Epidemiologie**
  Die Wirbelsäule ist die häufigste Lokalisation von Knochenmetastasen (64%).
- **Ätiologie/Pathophysiologie/Pathogenese**
  Meist hämatogene Metastasierung von verschiedenen Primärtumoren, z. B. Mamma-, Bronchial-, Prostata-, Nierenzellkarzinom, multiples Myelom, Lymphom • Metastasierung in die Wirbelsäule ist über das vertebrale Venengeflecht, lymphogen und per continuitatem möglich.

Zeichen der Bildgebung

- **Methode der Wahl**
  Röntgen • MRT
- **Pathognomonische Befunde**
  Röntgen: asymmetrischer Wirbelkörpereinbruch, ausgelöschte Bogenwurzel • CT: ossäre Destruktion mit Weichteildichte • MRT: komplette Signalveränderung im Knochenmark des gesamten Wirbels, Weicheilanteil.
- **Röntgenbefund**
  Höhenminderung des Wirbelkörpers • Typischerweise asymmetrischer Einbruch • „Auslöschung" von Bogenwurzeln im a. p. Röntgenbild • Ossäre Destruktion • Unterscheidung von spontanen osteoporotischen Frakturen oft schwierig, wenn eindeutige Zeichen fehlen.
- **CT-Befund**
  Die ossäre Destruktion oder tumorbedingte Knochenneubildung ist im CT besser darstellbar • In den Osteolysen weichteildichtes Gewebe • Evtl. paraossäre Weichteilanteile.
  Frakturgefährdung eines osteolytischen Wirbels bei:
  - mehr als 50% Destruktion eines thorakalen Wirbels (Th1 – 10)
  - mehr als 25% Destruktion eines thorakalen Wirbels mit kostovertebraler Destruktion
  - mehr als 35% Destruktion eines thorakolumbalen Wirbels (Th11 – L5)
  - mehr als 20% Destruktion eines thorakolumbalen Wirbels (Th11 – L5), wenn zusätzlich posteriore Elemente befallen sind
- **MRT-Befund**
  Wirbeleinbruch mit tumortypischen Signalveränderungen • Hypointens in T1w SE • Hyperintens, teils heterogen auf T2w SE und fettgesättigten Aufnahmen • KM-Anreicherung • Oft konvexe Vorwölbung der Hinterkante • Evtl. führen diffusionsgewichtete Sequenzen weiter (Hyperintensität).
- **Szintigraphie**
  Bei Metastasen meist starke und frühzeitige Speicherung von ^{99m}Tc • Sehr sensitiv, jedoch wenig spezifisch (reichert auch bei frischem osteoporotischem Einbruch an) • Häufig weitere Herde, was eine Metastasierung wahrscheinlich macht.

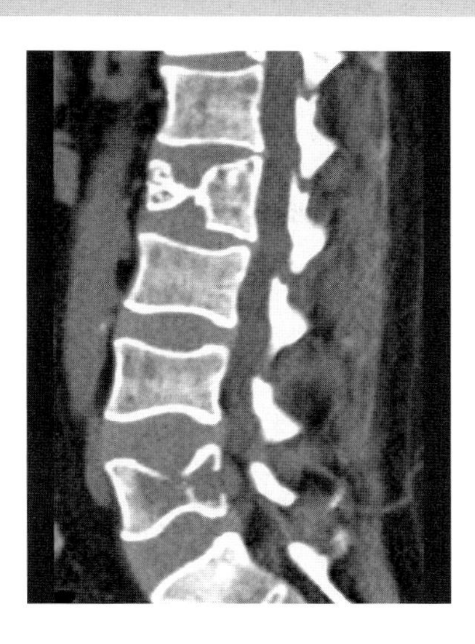

Abb. 35 Neoplastische Wirbelkörperfraktur. 44-jähriger Patient mit multiplem Myelom. CT. Pathologische Wirbelkörperfrakturen von LWK 2 und 5. Ausgeprägte osteolytische Durchsetzung des 5. LWK.

Klinik

- **Typische Präsentation**
  Lokaler Schmerz • Bei Einengung oder Infiltration des Spinalkanals evtl. neurologische Symptome.
- **Therapeutische Optionen**
  Operation bei akuter Instabilität und neurologischen Symptomen • Evtl. operative Stabilisierung und Aufrichtung von (drohenden) Frakturen • Materialgewinnung für die Histologie • Strahlentherapie • Bisphosphonate • Perkutane CT gesteuerte Vertebroplastie.
- **Verlauf und Prognose**
  Die Letalität ist von der Gesamtsituation abhängig (weitere Metastasierungen, Komorbidität, Art des zugrunde liegenden Tumors) • Die ossäre Metastasierung hat eine infauste Prognose.
- **Was will der Kliniker von mir wissen?**
  Ausmaß und Art der Höhenminderung des Wirbelkörpers • Ausdehnung des Tumorbefalls bzw. der ossären Destruktion • Hinterkantenbeteiligung • Beteiligung der posterioren Elemente • Infiltration oder knöcherne Verlegung des Spinalkanals • Myelonkompression • Abgrenzung von der osteoporotischen Fraktur.

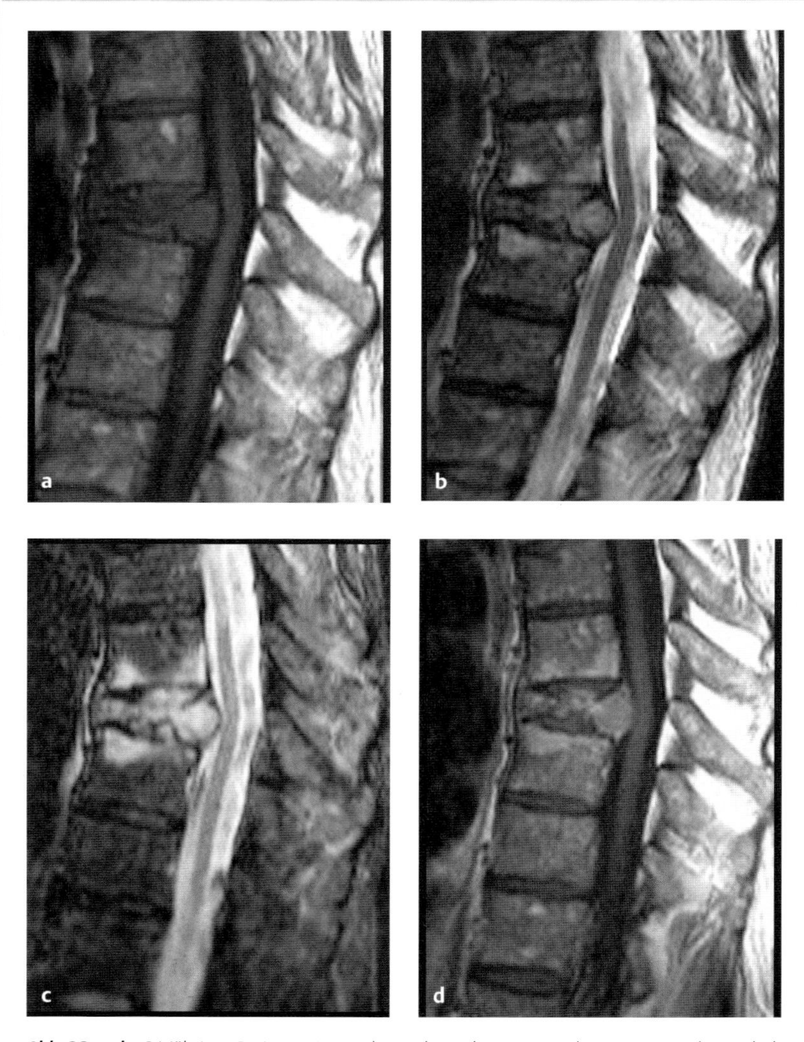

Abb. 36 a–d 64-jähriger Patient mit zunehmenden Schmerzen in der BWS. MRT der Wirbelsäule. Fraktur von BWK 8. Konvexe dorsale Begrenzung des Wirbelkörpers, die typisch für einen Tumorbefall ist. Die Tumorsuche ergab eine Metastase eines bisher unbekannten Bronchialkarzinoms.

a T1w SE. Hypointenses Signal im gesamten BWK 8. **b** T2w TSE. Hyperintenses Signal.
c Fettgesättigte STIR. **d** Anreicherung nach KM-Gabe.

Differenzialdiagnose

osteoporotische Fraktur	– Rö: symmetrischer Einbruch, keine ossäre Destruktion – CT: keine weichteildichten Werte im frakturierten Wirbelkörper, teilweise intraossäres Vakuumphänomen – MRT: bei alter Fraktur normales Knochenmarksignal; bei akuter osteoporotischer Fraktur meist bandförmiges Ödem entlang der frakturierten Abschlussplatte oder ausgedehnteres Ödem, jedoch meist kleine Inseln von normalem fetthaltigen Mark vorhanden. Keine epiduralen Weichteilmassen
Spondylodiszitis	– deutliche KM-Aufnahme in die Bandscheibe – Bandscheibenraum: stark hyperintens auf T2w SE-Bildern – Destruktion der Abschlussplatten auf T1w SE-Bildern – entzündliches Ödem auf beiden Seiten der Bandscheibe

Typische Fehler

Verwechslung mit akuter osteoporotischer Wirbelkörperfraktur.

Literatur

Baur A et al. Differenzierung osteoporotischer und tumoröser Wirbelkörperfrakturen mit einer diffusionsgewichteten Steady-state Free Precession Sequenz. Fortschr Röntgenstr 2002; 74: 70 – 75

Baur A. Diagnostik des Plasmozytoms mit der MRT. Radiologe 2000; 40(8): 716 – 722

Hoffmann RT et al. Perkutane Vertebroplastie: Indikationen, Kontraindikationen und Technik. Radiologe 2003; 43(9): 709 – 717

Cuenod CA et al. Acute vertebral collapse due to osteoporosis or malignancy: appearance on unenhanced and gadolinium-enhanced MR images. Radiology 1996; 199: 541 – 549

Tehranzadeh J, Tao C. Advances in MR imaging of vertebral collapse. Semin Ultrasound CT MR 2004; 25(6): 440 – 460

Taneichi et al. Risk factors and probability of vertebral body collapse in metastases of the spine. Spine 1997; 22: 239 – 245

Weichteilhämangiome

Kurzdefinition

► **Epidemiologie**
Benigne Neubildung aus vermehrten normalen oder abnormalen Gefäßformationen • Häufigster Weichteiltumor • Häufigster Tumor im Kleinkindes- und Kindesalter (12%) • 7% aller benignen Weichteiltumoren • Häufiger bei weiblichen Patienten.

► **Ätiologie/Pathophysiologie/Pathogenese**
Einteilung nach Gefäßtyp, der im histologischen Erscheinungsbild überwiegt:
- kapilläres Hämangiom: besteht nur aus Kapillaren • Häufige Form • Oft in Haut und subkutanem Fettgewebe • Kann sich spontan zurückbilden
- kavernöses Hämangiom: stark dilatierte Kapillaren • Tiefes Weichteilgewebe • Seltener • Keine spontane Rückbildung • Häufig kalzifiziert (bis zu 50%), sodass Phlebolithen entstehen
- venöses Hämangiom: kräftige Gefäßwände mit glatter Muskulatur • Häufig bei Kindern • Vor allem in der oberen Körperhälfte • Langsamer Blutfluss • Phlebolithen möglich
- arteriovenöses Hämangiom (arteriovenöse Malformation): abnormale Kommunikation von Arterien und Venen • AV-Shunts mit konsekutiv hohem Blutfluss möglich

Eine weitere Klassifikation teilt die vaskulären Malformationen in High-flow- und Low-flow-Läsionen ein • Typischerweise oberflächlich • Seltener auch tiefe Strukturen wie Skelettmuskulatur betroffen • Sehr selten synoviale Hämangiome (nahezu ausschließlich im Knie) • Zahlreiche Syndrome beinhalten Weichteilhämangiome:
- Maffuci-Syndrom: multiple Enchondrome und kavernöse Hämangiome • Insbesondere an Händen und Füßen • Maligne Entartung möglich
- Klippel-Trenaunay-Weber-Syndrom: kutane Hämangiome • Knochen- und Weichteilhypertrophie • Varikosis
- Kasabach-Merrit-Syndrom: große Hämangiome • Thrombozytopenie • Purpura

Zeichen der Bildgebung

► **Methode der Wahl**
MRT • MR-Angiographie (MRA) • Angiographie zur Embolisation

► **Röntgenbefund**
Weichteilschwellung • Evtl. rundliche Verkalkungen (Phleobolithen) oder (seltener) Ossifikationen • Selten ossäre Beteiligung.

► **MRT-Befund**
In T2w lobulierte Formationen mit hoher Signalintensität („Traubenast“) • Gefäße als dilatierte und gewundene Strukturen • Evtl. Flüssigkeitsspiegel innerhalb der zystischen vaskulären Räume • Punktförmige Areale mit hypointensem Signal aufgrund von Fibrose, eines schnellen Flusses („flow voids“) oder von Kalzifikationen • Thrombosen imponieren als rundliche hypointense Areale • In T1w typischerweise intermediäres Signal (zwischen Muskel und Fett) • Manchmal periphere Fetteinlagerungen.
MRA: Unterscheidung zwischen High-flow- und Low-flow-Hämangiomen • Unterscheidung zwischen arteriellen und venösen Gefäßen • Kapilläre und kavernöse Hämangiome zeigen nach KM-Gabe ein Pooling • Bei venösen Hämangiomen Spätphase abwarten.

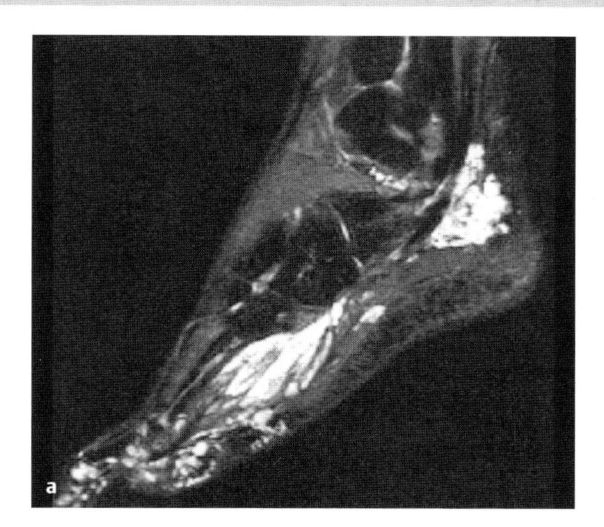

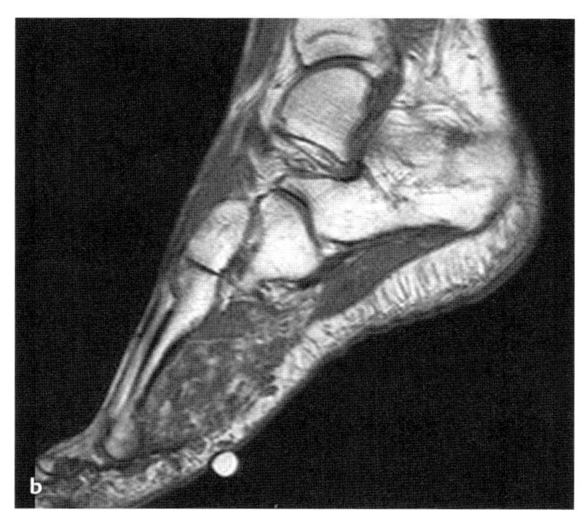

Abb. 37 a – c Ausgedehntes Weichteilhämangiom an Fuß und Sprunggelenk. MRT. Lobulierte Formationen in Muskulatur und umgebendem Fett- und Bindegewebe.
a STIR. Hyperintense Darstellung.
b T1w. Isointense Darstellung mit einzelnen fettisointensen Foci.

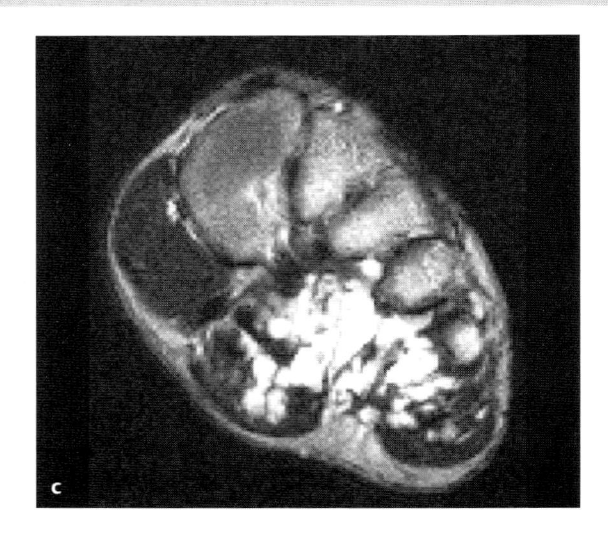

Abb. 37c T2w. Hyperintense Darstellung.

Klinik

- **Typische Präsentation**
  Weichteilschwellung • Läsionen tastbar, evtl. pulsierend • Schmerzen • Oft Zufallsbefund • Bei sehr großen Hämangiomen erhöhtes Herzzeitvolumen durch AV-Shunting möglich.
- **Therapeutische Optionen**
  Bei asymptomatischem Hämangiom keine Therapie, häufig spontane Rückbildung • Großzügige Exzision, um Rezidive zu vermeiden (hohe Blutungsgefahr) • Vor Exzision oder bei inoperablem High-flow-Hämangiom Embolisation • Bei kapillären und kavernösen Angiomen Sklerotherapie.
- **Verlauf und Prognose**
  Häufig spontane Involution im Kindes- und Jugendalter • Bei inkompletter Exzision Rezidivneigung.
- **Was will der Kliniker von mir wissen?**
  Artdiagnose • Lage und Ausdehnung • Lässt sich Biopsie vermeiden, da hohes Blutungsrisiko?

Differenzialdiagnose

Glomustumor	– liegt typischerweise subungual
Angiosarkom, Hämangioperizytom, Hämangioendotheliom	– vor allem ältere Patienten – Lymphödem – Kalzifikationen sind ungewöhnlich – keine Fettgewebeproliferation
Hämatom	– keine Gefäße abgrenzbar – keine „flow voids"
Lymphangiom	– Lymphgefäße betroffen, Blutgefäße nicht beteiligt – oft diffuser Befall mit deutlicher Schwellung – oft zystisch: 95% Hals oder Axilla – 90% manifest bis 2. Lebensjahr

Typische Fehler

Low-flow-Hämangiome sind angiographisch (arteriell) meist nicht darstellbar.

Literatur

Greenspan A, McGahan JP, Vogelsang P, Szabo RM. Imaging strategies in the evaluation of soft-tissue hemangiomas of the extremities: correlation of the findings of plain radiography, angiography, CT, MRI, and ultrasonography in 12 histologically proven cases. Skeletal Radiol 1992; 21: 11 – 18

Olsen K, Stacy G, Montag A. Soft tissue cavernous hemangiomas. Radiographics 2004; 24: 849 – 854

Resnick D, Kransdorf M. Bone and Joint Imaging. Philadelphia: Elsevier, 2005: 718 – 719

Vilanova J, Barcelo J, Smirniotopoulos JG et al. Hemangioma from head to toe: MR imaging with pathologic correlation. Radiographics 2004; 24(2): 367 – 385

Weichteilsarkom

Kurzdefinition

► **Epidemiologie**
Inzidenz 1 – 2 : 100 000 • 40% der Patienten sind älter als 40 Jahre • Benigne Weichteiltumoren sind 100-mal häufiger als maligne • Verhältnis zwischen Männern und Frauen = 3 : 2.

► **Ätiologie/Pathophysiologie/Pathogenese**
Heterogene Gruppe maligner mesenchymaler Tumoren • Lage: 40% untere Extremität, 30% Körperstamm, 15% an Kopf, Hals und Nacken, 15% obere Extremität, selten auch retroperitoneal • Histologie: Leiomyosarkome, Fibrosarkome, Liposarkome, Rhabdomyosarkome (meist Kinder), malignes fibröses Histiozytom (häufigster, maligner Weichteiltumor des Erwachsenen), neurogene Sarkome, Mesotheliome, Rhabdomyosarkome, Hämangiosarkome (sehr selten), Synovialsarkome • Lokal verdrängendes Wachstum • Bildung einer Pseudokapsel • Hochrisikosarkome: > 5 cm, tief in Muskelloge, histologisches Grading: II – III.

Zeichen der Bildgebung

► **Methode der Wahl**
Lokales Staging: MRT • Staging von Fernmetastasen: CT-Thorax/Abdomen

► **Pathognomonische Befunde**
Glatt begrenzte, weichteilige Raumforderung an den Extremitäten.

► **Röntgenbefund**
Nachweis oder Ausschluss einer Knochendestruktion.

► **MRT-Befund**
Rundliche, glatt begrenzte, weichteilige Raumforderung (Pseudokapsel) • Lage: oberflächlich (subkutan) oder tief (intramuskulär), häufig Oberschenkel • Meist auf ein Kompartiment beschränkt • Hypointens in T1w SE Aufnahmen • Hyperintens in T2w SE Aufnahmen • Oft peritumorales Ödem • Diffuse KM-Anreicherung • Teils zentrale Nekrosen, v. a. bei schnell wachsenden Tumoren.
Liposarkom: Fetthaltige Elementen im Tumor • Meist fiederartige Areale mit fettäquivalentem Signal in T1w SE-Aufnahmen • Hochdifferenzierte Liposarkome nehmen weniger KM auf als entdifferenzierte • Myxoide Tumoranteile und Nekrosen sind in T2w SE hyperintens.
Synovialissarkom: Liegt paraartikulär • Septierungen und Flüssigkeitsspiegel durch Einblutungen • Typisch sind Verkalkungen (nachweisbar im Röntgen- und CT-Bild).

Klinik

► **Typische Präsentation**
Primärsymptom: schmerzlose Schwellung • In 20 – 30% lokaler oder fortgeleiteter Schmerz • Allgemeine Tumorzeichen (Gewichtsabnahme, Leistungsknick, Anämie).

► **Therapeutische Optionen**
Therapie richtet sich nach Tumorstadium und Prognosefaktoren • Kompartmentresektion • Prä- und postoperative adjuvante Chemotherapie mit/ohne regionale Hyper-

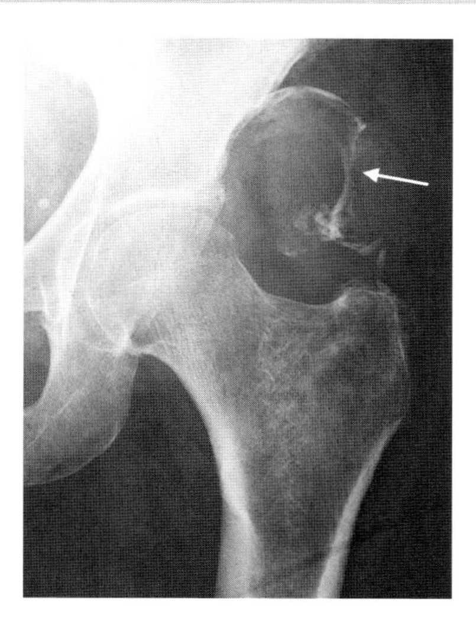

Abb. 38 67-jähriger Patient mit einem Synovialissarkom in der linken Glutealmuskulatur. Röntgen. Typische Verkalkungen im Tumor.

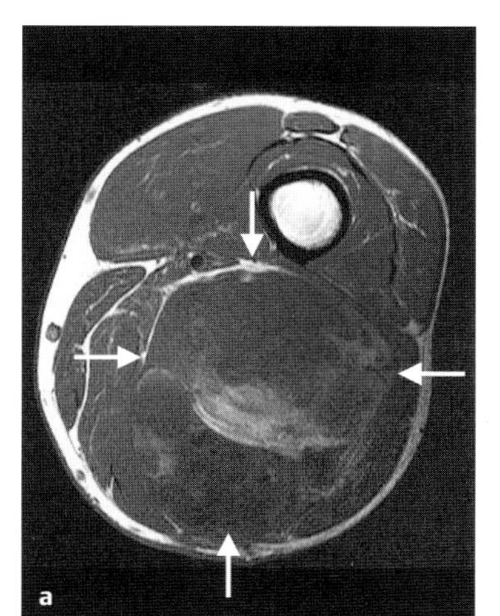

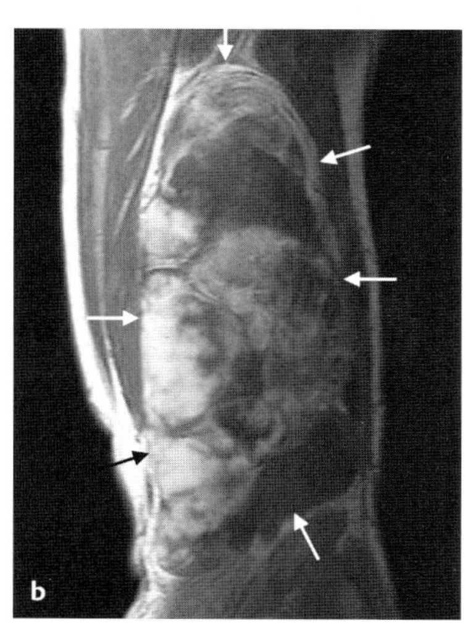

Abb. 39 a, b 36-jähriger Patient mit Liposarkom in der Beugerloge des linken Oberschenkels.
a Axiale T1w SE-Sequenz. Hypointenser Tumor mit typischen septenartigen hyperintensen Anteilen, die auf den lipoiden Ursprung des Tumors hinweisen.
b Der Tumor nimmt deutlich KM auf.

thermie bei Hochrisikosarkomen • Postoperative Strahlentherapie insbesondere nach R1/R2-Resektion.

► **Verlauf und Prognose**
Hämatogene Metastasierung: Lunge (70%) • Lebermetastasen bei abdominalen und retroperitonealen Primärtumoren • Lymphogene Metastasen selten • Die Prognose hängt vom histologischen Grading, der Tumorgröße, -ausdehnung und -lage ab • 5-Jahres-Überlebensrate bei niedrigmalignen (G1) Tumoren 75%, bei mittelgradig differenzierten (G2) Tumoren 56%, bei hochmalignen (G3) Tumoren 26% • Die Lokalrezidivrate von Liposarkom und malignem fibrösem Histiozytom ist hoch (bis 45%).

► **Was will der Kliniker von mir wissen?**
Tumorlage: oberflächlich wachsend oder tief in der Muskelloge • Tumorgröße und Tumorausdehnung • Gefäß-, Nerven-, oder Knocheninvasion • Fernmetastasen?

Differenzialdiagnose

Lipom	– DD Liposarkom – T1w nur fettreiches Gewebe mit hyperintensem Signal – keine hyperintensen Anteile im fettgesättigten Bild – keine KM-Anreicherung – kann verkalken
Hämatom	– keine soliden Anteile – nur randständige KM-Anreicherung – Anamnese
extraossäre Knochentumoren	– z. B. extraossäres Ewing-Sarkom: nicht zu unterscheiden
Myositis ossificans	– Anamnese: Trauma! – nach 7 – 10 Tagen Weichteilschwellung – nach 2 – 6 Wochen Verkalkung – nach 6 – 8 Wochen Verknöcherung

Typische Fehler

Fehldiagnose benigner Weichteiltumor oder Hämatom.

Literatur

Cormier JN. Soft tissue sarcomas. Cancer J Clin 2004; 54(2): 94 – 109
Hanna SL. MR imaging of malignant soft-tissue sarcomas. Magn Reson Imaging Clin N Am 1995; 3: 629 – 640
Varma DG. Optimal radiologic imaging of soft tissue sarcomas. Semin Surg Oncol 1999; 17(1): 2 – 10

Kurzdefinition

- **Epidemiologie**
  Häufigster benigner Weichteiltumor • Prädilektionsalter: 30.–50. Lebensjahr • Frauen häufiger betroffen als Männer.
- **Ätiologie/Pathophysiologie/Pathogenese**
  Benigner Fettgewebstumor (histologisch ausschließlich reifes Fettgewebe ohne atypische Zellen) • Fibröse Kapsel • Teils von fibrösen Bindegewebssepten durchzogen • Selten intraossäres Lipom • Varianten: Myolipom, Angiolipom.
  Lage: oberflächlich (subkutan) oder tief (intrafaszial, intramuskulär) • Bevorzugt Schulter, Rücken, Extremitäten.

Zeichen der Bildgebung

- **Methode der Wahl**
  MRT
- **Röntgenbefund**
  Meist nicht zu erkennen • Evtl. Verkalkungen • Bei knochennaher Lage können sie eine kortikale Verdickung oder Erosion des Knochens hervorrufen.
- **Sonographie**
  Meist glatt begrenzte, echoreiche Raumforderung • Bei Verkalkung echoreiches Binnenmuster mit Schallschatten.
- **CT-Befund**
  Fettgewebsisodense homogene Struktur (–50 bis – 100 HE) • Glatt begrenzt • Häufig schollige Verkalkungen • Keine KM-Anreicherung.
- **MRT-Befund**
  In allen Sequenzen Signalverhalten wie subkutanes Fettgewebe • T1w SE hyperintens • T2w SE: hyperintens • Homogenes Signalverhalten, teilweise durchzogen von dünnen hypointensen bindegewebigen Septen • Keine intratumorale oder septale KM-Anreicherung.

Klinik

- **Typische Präsentation**
  Unspezifisch • Weich tastbarer Knoten oder Schwellung • Sehr langsames Wachstum.
- **Therapeutische Optionen**
  Meist keine Therapie nötig • Bei großen Tumoren oder Verdacht auf Liposarkom Exzision mit Kapsel.
- **Verlauf und Prognose**
  Sehr gut, da benigne.
- **Was will der Kliniker von mir wissen?**
  Ausdehnung • Gefäß-Nerven-Kompression • Abgrenzung vom Liposarkom.

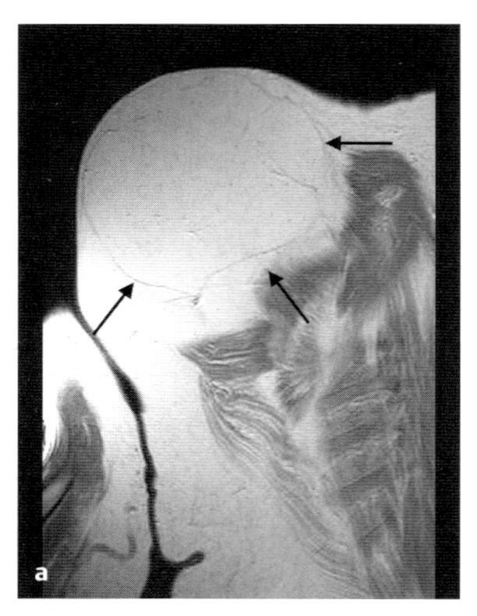

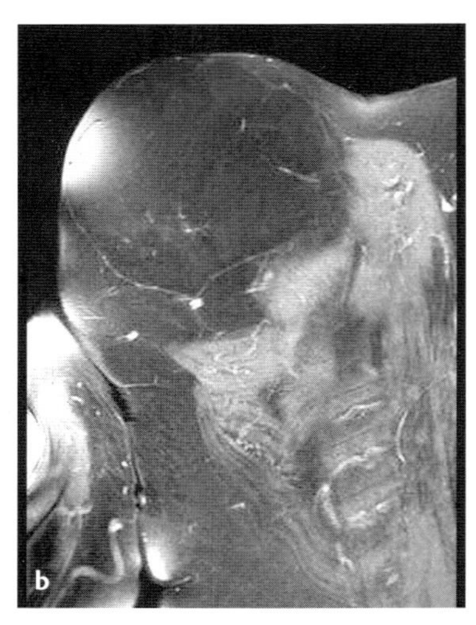

Abb. 40 a, b 75-jährige Patientin mit großem subkutanem Lipom dorsal der Schulter.
a Koronare T1w SE-Sequenz. Fettisointense große Raumforderung, durchzogen von Septen.
b T1w SE-Sequenz mit Fettsättigung nach KM-Gabe. Keine intratumorale oder septale KM-Aufnahme, sodass ein Liposarkom ausgeschlossen werden kann.

Differenzialdiagnose

Liposarkom	– KM-Anreicherung, bei Grad I teils auch nur wenig septal im Tumor – bei Grad II und III deutliche KM-Anreicherung
Angiolipom	– Gefäßschlingen im Tumor – KM-Anreicherung

Typische Fehler

Fehldiagnose „Liposarkom".

Literatur

Murphey MD, Carroll JF, Flemming DJ, Pope TL, Gannon FH, Kransdorf MJ. From the archives of the AFIP: benign musculoskeletal lipomatous lesions. Radiographics 2004; 24(5): 1433 – 1466

Pigmentierte villonoduläre Synovialitis

Kurzdefinition

Syn.: Riesenzelltumor der Sehnenscheiden

- **Epidemiologie**
  Erwachsene in der 3. oder 4. Lebensdekade • Die intraartikuläre Variante ist die häufigste pseudotumoröse Gelenkerkrankung • Der Riesenzelltumor der Sehnenscheiden ist der häufigste Weichteiltumor der Hand • Es können jedoch alle Gelenke betroffen sein, v. a. die der Extremitäten.
- **Ätiologie/Pathophysiologie/Pathogenese**
  Benigne Läsion • Wird zu den tumorähnlichen Weichteilläsionen gerechnet • Tritt intraartikulär und in Bursen und Sehnenscheiden (Riesenzelltumor der Sehnenscheiden) auf • Zottenartige Proliferation der Synovialis • Enthält Hämosiderin • Kann den angrenzenden Knochen destruieren • Diffuses oder lokalisiertes Wachstum.

Zeichen der Bildgebung

- **Methode der Wahl**
  MRT • Röntgen
- **Pathognomonische Befunde**
  Weichteiltumor in einem Gelenk oder entlang der Sehnenscheiden mit Hämosiderineinlagerungen.
- **Röntgenbefund/CT-Befund**
  Weichteilige Raumforderung • Teilweise hohe Dichte (Hämosiderinablagerung) • Keine Verkalkungen • Gelenkspalt nicht verschmälert • Bei Knochenbeteiligung (30–40%) scharf begrenzte gelenknahe Osteolysen, meist mit Sklerosesaum.
- **MRT-Befund**
  Noduläre, weichteilige Raumforderung • Am häufigsten am Kniegelenk (60–80%) • Seltener an den Sehnenscheiden von Hand und Fuß • T1w hypointens • T2w TSE hypointens • Diffuse KM-Aufnahme • Wegweisend sind die Lage im Gelenk, einer Bursa oder entlang der Sehnenscheiden und Hämosiderinablagerungen: Diese sind auf suszeptibilitätsempfindlichen Sequenzen (T2*w GE) als Signalauslöschungen erkennbar • Nach KM-Gabe meist diffuse Anreicherung.

Klinik

- **Typische Präsentation**
  Rezidivierende Schwellung und Schmerzen des betroffenen Gelenks • Gelegentliche Blockierungen.
- **Therapeutische Optionen**
  PVNS der Sehnenscheiden und Bursen: Resektion • PVNS des Gelenks: offene Synovektomie, evtl. zusätzlich Radiosynoviorthese.
- **Verlauf und Prognose**
  Kurabel, aber hohe Rezidivrate.
- **Was will der Kliniker von mir wissen?**
  Ausdehnung • Knochenbeteiligung • Abgrenzung vom Synovialissarkom.

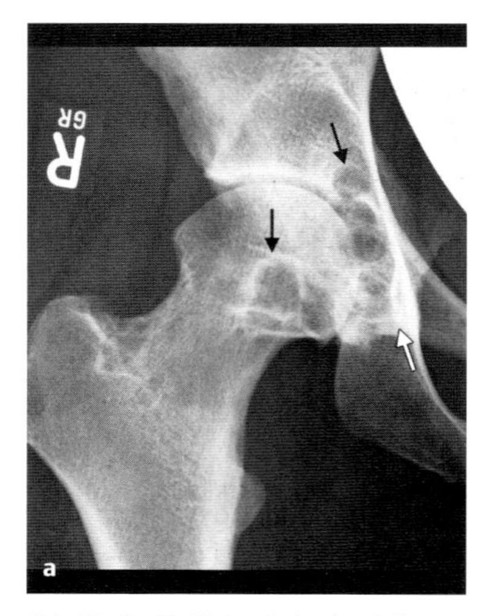

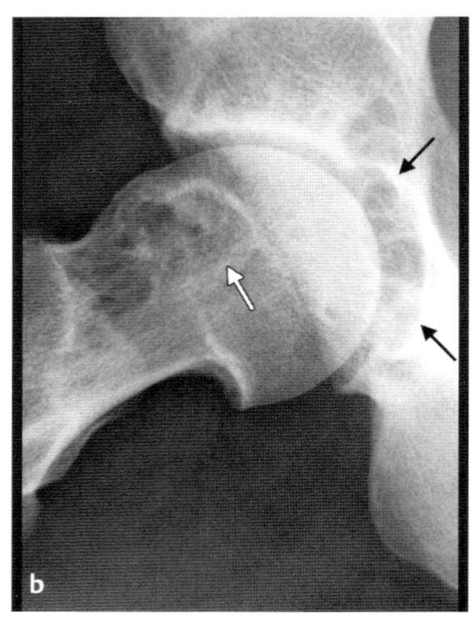

Abb. 41 a, b 31-jährige Patientin mit langsam progredienten Schmerzen im rechten Hüftgelenk. Röntgen des Hüftgelenks in 2 Ebenen. PVNS der Hüfte mit multiplen, glatt und sklerotisch begrenzten osteolytischen Destruktionen im Azetabulum und im Schenkelhals.

Abb. 42 43-jähriger Patient. MRT des Kniegelenks rechts, T2w. Intraartikuläre PVNS. Gut umschriebene, hypointense, noduläre Formation im Hoffa-Fettkörper.

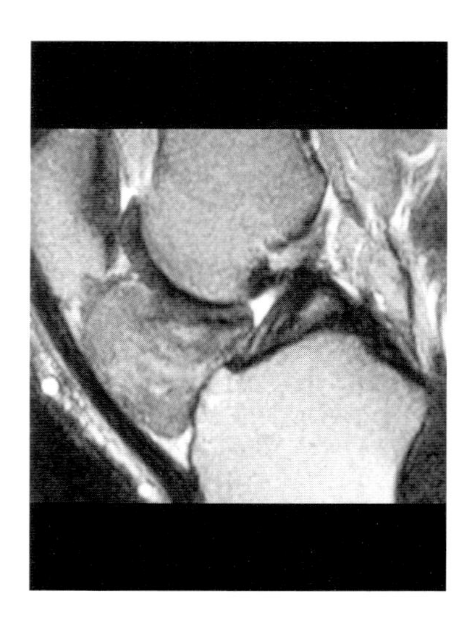

Differenzialdiagnose

Synovialissarkom	– Verkalkungen im Tumor – keine Knochenläsionen auf beiden gelenktragenden Seiten – unscharf begrenzte Knochenarrosion (immer Biopsie!)
Arthritis	– gleichmäßige Gelenkspaltverschmälerung – keine weichteiligen Tumoren
Arthrose	– lokalisierte Gelenkspaltverschmälerung – keine Weichteiltumoren
intraossäres Ganglion	– auf den Knochen (Epiphyse) begrenzt – zystentypische Signalintensität im MRT – kein Weichteiltumor

Typische Fehler

Keine T2*w GE-Aufnahmen durchgeführt zum Nachweis des typischen Hämosiderins • Keine Röntgenaufnahme angefertigt: Ausschluss von Verkalkungen, was als Indikator für Malignität gilt (Synovialissarkom).

Literatur

Al-Nakshabandi NA, Ryan AG, Choudur H et al. Pigmented villonodular synovitis. Clin Radiol 2004; 59: 414–420

Cheng XG, You YH, Liu W, Zhao T, Qu H. MRI features of pigmented villonodular synovitis. Clin Rheumatol 2004; 23: 31–34

Myositis ossificans

Kurzdefinition

► **Epidemiologie und Einteilung**

Myositis ossificans circumscripta (localisata):

- posttraumatisch: Prädilektionsalter meist vor dem 30. Lebensjahr • Männer häufiger betroffen als Frauen
- ohne Traumaanamnese • Neuropathische Form: v. a. bei Schädel-Hirn-Trauma oder querschnittgelähmten Patienten (bei 20–25%), keine Geschlechtsbevorzugung • Idiopathische Form

Myositis ossificans progressiva (Morbus Münchemeyer): Weniger als 600 Fälle in der Literatur.

► **Ätiologie/Pathophysiologie/Pathogenese**

Extraossäre, nichtneoplastische Knochenbildung.

Posttraumatische Myositis ossificans circumscripta: Zusammenhang mit traumatischer Muskel-/Weichteilschädigung • Bevorzugt betroffen sind die proximalen Extremitäten und die Hüftregion • Häufig nach Operation • Nach Hüft-TEP in über 60% • Relevante Symptome in 10–20% • Gelenkversteifung in 10%.

Neuropathische Myositis ossificans circumscripta: Nach Querschnittlähmung oder SHT • An Schulter- und Ellenbogengelenk (nach SHT) oder distal der Rückenmarksverletzung • Ätiologie unklar • Evtl. neurodegenerative und entzündliche Pathomechanismen.

Myositis ossificans progressiva: Angeborene, erbliche Form (sehr selten) • Meist Neumutation • Hinweise auf autosomal dominanten Erbgang • Verknöcherungen in Muskulatur, Sehnen, Aponeurosen und Haut.

Zeichen der Bildgebung

► **Methode der Wahl**

Röntgen • CT

► **Röntgenbefund**

Frühestens 3–4 Wochen nach Trauma treten unscharfe, wolkige Verdichtungen im Weichteilmantel auf • Nach 6–8 Wochen klar abgrenzbarer Rindenknochen in der Peripherie • Die Verknöcherung schreitet nach zentral fort • Das Zentrum bleibt meist von der Ossifikation ausgespart • Die Myositis ist meist von benachbarten Skelettelementen getrennt.

Myositis ossificans neuropathica: Meist ausgedehnte Verkalkungen an Ellbogen und Schulter bzw. bei Querschnittslähmungen distal der Rückenmarkverletzung • Läsionen sehen aus wie bei der posttraumatischen Form oder sind streifig entlang den Muskelfasern ausgerichtet.

Myositis ossificans progressiva: Ausbreitung von kranial nach kaudal, von dorsal nach ventral • Auch das Zentrum der Läsion kann verknöchern • Tritt multilokulär auf.

► **CT-Befund**

Die Schichtung (verkalkter äußerer Anteil bei unverkalktem Zentrum) ist besser als in Projektionstechnik darstellbar • Ebenso die Distanz von der Kortikalis des benachbarten Knochens.

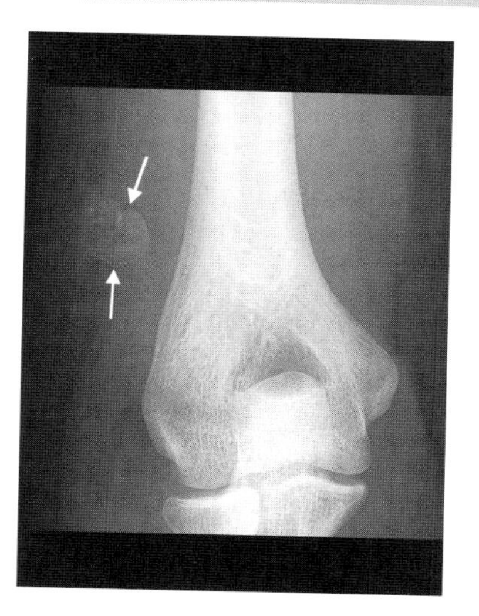

Abb. 43 29-jähriger Patient mit Schmerzen am rechten Oberarm und Streckdefizit seit 2 Monaten. Kein Trauma erinnerlich. Röntgen Ellbogen. Glatt begrenzte rundliche Verknöcherung in den Weichteilen lateral des distalen Humerus. Biopsie: Myositis ossificans.

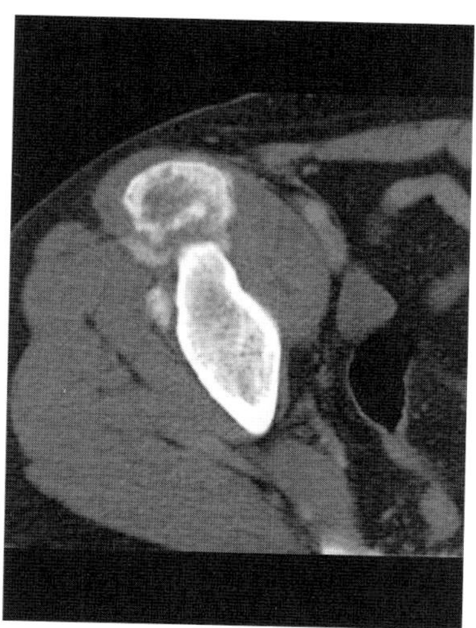

Abb. 44 32-jähriger Patient. Trauma vor mehreren Jahren in der rechten Leiste. CT. Am Ansatz des M. rectus femoris rundliche reife Verknöcherung mit Ausbildung eines Neokortex in der Peripherie, typisch für eine Myositis ossificans. Im Gegensatz zum parossalen Osteosarkom ist die Myositis peripher stärker verkalkt als zentral.

▸ **MRT-Befund**
Lokalisierte Raumforderung • T2w teils hyperintens, teils hypointens (Blutanteile) • T1w meist hypointens (bei frischen Blutanteilen teils auch hyperintens) • Oft umgebendes Weichteil- und Muskelödem • Inhomogene KM-Aufnahme • Teils ringförmige KM-Anreicherung • Im weiteren Verlauf zentrale Zone besser abgrenzbar: in T2w und STIR inhomogenes, intermediäres bis hohes Signal • Peripher signalfreie Areale in T1w und T2w (Verknöcherungen).

▸ **Szintigraphie**
Deutliche Mehranreicherung im ^{99m}Tc-Skelettszintigramm • Guter Marker für die Aktivität des Prozesses • Geringe Spezifität • Ausschluss multifokaler Läsionen (Myositis ossificans progressiva, „Battered-child-Syndrom").

Klinik

▸ **Typische Präsentation**
Posttraumatische Form: Zunächst progredienter Schmerz, der nach 2 – 3 Monaten wieder nachlässt • Meist Oberschenkel, Gesäß und Ellenbogenregion betroffen • Besonders bei der neuropathischen Form massive gelenküberbrückende Ossifikationen • Gelenkversteifungen möglich.
Myositis ossificans progressiva: Multiple, v. a. periartikuläre Ossifikationen, die zur vollständigen Immobilisierung führen können • Laborchemischer Verlaufsparameter: AP (gute Korrelation mit der Aktivität des Prozesses, wie Szintigraphie).

▸ **Therapeutische Optionen**
Bei der traumabedingten Form zunächst konservative Maßnahmen (Kälteanwendungen im akuten Stadium, NSAR, Bisphosphonate) • Nach Abschluss der Knochenbildung evtl. operative Entfernung • Ziel: Wiederherstellung der Gelenkfunktion.

▸ **Verlauf und Prognose**
Bei der posttraumatischen Form spontane Rückbildung möglich (selten) • Bei Myositis ossificans progressiva zunehmende Bewegungsunfähigkeit bereits im frühen Erwachsenenalter • Tod meist durch Infektionen (Pneumonien).

▸ **Was will der Kliniker von mir wissen?**
Ausdehnung • Floridität des Prozesses • Abgrenzung von Tumoren (v. a. Osteosarkom).

Differenzialdiagnose

Osteosarkom	– Ossifikation zentral meist ausgeprägter als peripher – geht vom Knochen aus oder bei parossalem Osteosarkom liegt es der Kortikalis meist direkt an – meist keine Traumaanamnese wie bei Myositis ossificans

Typische Fehler

Verwechslung mit Osteosarkom.

Literatur

Bader TR et al. Pitfalls in der MR-Diagnostik primär maligner Knochentumoren. Radiologe 1998; 38(6): 530 – 538

Hipp E, Plötz W, Thiemel G (eds.). Orthopädie und Traumatologie. Stuttgart: Thieme, 2003: 286 – 288

McCarthy EF, Sundaram M. Heterotopic ossification: a review. Skeletal Radiol 2005; 34(10): 609 – 619

Vanden Bossche L, Vanderstraeten G. Heterotopic ossification: a review. J Rehabil Med 2005; 37(3): 129 – 136

Osteomyelitis

Kurzdefinition

► **Epidemiologie**
Infektion des Knochens und Knochenmarks • Die Inzidenz der hämatogenen Osteomyelitis sinkt weltweit und ist in industrialisierten Ländern sehr niedrig geworden • Die postoperative und posttraumatische Osteomyelitis nimmt dagegen zu • Am häufigsten sind die Metaphysen der langen Röhrenknochen betroffen.

► **Ätiologie/Pathophysiologie/Pathogenese**
Einteilung in:
- akute Osteomyelitis
- chronische (> 6 Wochen Dauer) und subakute Osteomyelitis (s. Brodie-Abszess)
- posttraumatische und postoperative Osteomyelitis
- Sonderform: chronisch rekurrente multifokale Osteomyelitis (CRMO • Chronische, systemische, aseptische Entzündung unklarer Ätiologie • Multifokal • Prolongierter Verlauf (2 – 5% aller Osteomyelitiden) • Besonders bei Kindern und Jugendlichen

Außerdem Klassifikation nach der Pathogenese in:
- hämatogene Infektion (z. B. bei Otitis, Angina)
- Infektion per continuitatem (benachbarter Fokus, z. B. urogenitale Infektion)
- direkte Keiminokulation (penetrierende Verletzung, Punktion, Operation).

Meist durch einen einzelnen Erreger ausgelöst (z. B. Stapholococcus aureus bei 30%, bei Kindern auch häufig Haemophilus influenzae) • Die zum Angehen einer Infektion kritische Keimanzahl sinkt bei Fremdmaterial (TEP, Osteosynthesematerial) um mehrere Zehnerpotenzen!
Risikofaktoren: (offene) Frakturen, Fremdmaterial, eingeschränkte Immunkompetenz (Tumorleiden, Diabetes mellitus, AVK, Immunsuppressiva), vaskuläre Verweilzugänge, Drogenabusus • Ausgangspunkte (und gleichzeitig bildgebende Zeichen) einer Chronifizierung sind Abszedierung, Sequester- und Kloakenbildung.

Zeichen der Bildgebung

► **Methode der Wahl**
Röntgenaufnahmen • MRT

► **Röntgenbefund**
Akute Osteomyelitis: Bis zu 14 Tage nach Symptombeginn unauffälliger Befund • Weichteilschwellung (ab 3. – 5. Tag) • Osteoporose (nach 1 Woche, erst ab Knochendichtereduktion um 30% sichtbar) • Irreguläre Osteolyse mit unscharfem Rand ohne umgebende Sklerose (nach 2 – 3 Wochen) • Bei Kindern evtl. schon nach 5 Tagen Periostreaktionen (meist lamellär) • Sequester nach 3 – 6 Wochen.
Chronische Osteomyelitis: „Buntes Bild" mit Knochendestruktion und Sklerosierung • Sequester • Involucrum („Totenlade") • Fistelgänge • Neu aufgetretene Lysezonen und Periostreaktionen zeigen eine aktive Infektion an • Ausdehnung und Lagebeziehung der oft verzweigten Fistelgänge sind durch Füllung mit KM unter Durchleuchtung darstellbar.

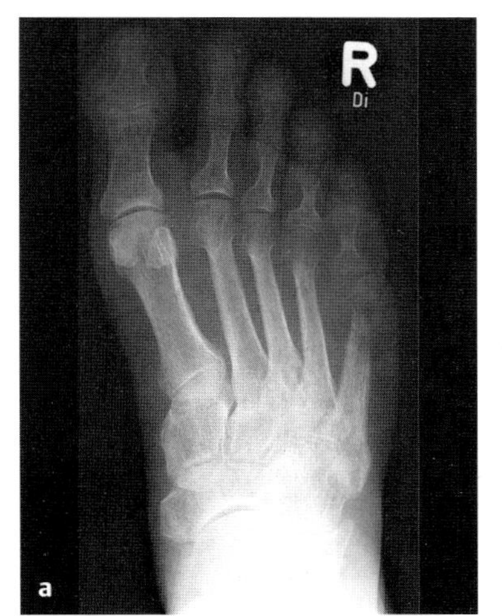

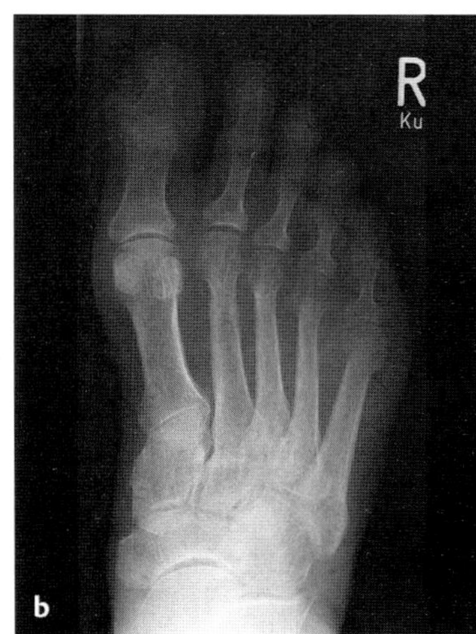

Abb. 45 a, b Akute Osteomyelitis bei Diabetes mellitus. Röntgen.
a Unscharfe osteolytische Destruktion der distalen Schaftanteile des Metatarsale V und des MTP-Gelenks. Deutliche Osteopenie und flaue periostale Reaktion.
b 3 Wochen vorher ist lediglich eine Weichteilschwellung erkennbar.

► **CT-Befund**
Methode der Wahl zur detaillierten Erfassung von knöchernen Destruktionen und Sequester • Auch zur exakten Steuerung einer Biopsie zur Keimgewinnung • Drainageanlage.

► **MRT-Befund**
Frühe und sichere Diagnosestellung möglich • Genaue Erfassung der intraossären und extraossären Ausdehnung • Am sensitivsten sind STIR-, fettgesättigte PDw und T1w Sequenzen nach KM-Gabe • Diese Sequenzen neigen (im Gegensatz zu nativen T1w Sequenzen) allerdings zur Überschätzung der Ausdehnung • Direkte Darstellung von Abszessen und Fistelgängen durch die Kontrastierung der Gangwand bzw. Abszessmembran nach KM-Gabe in fettgesättigten T1w Sequenzen in Zusammenschau mit der hohen Signalintensität der Flüssigkeitsansammlung in fettgesättigten T2w und STIR-Sequenzen • Häufig ausgedehntes perifokales Ödem.

Klinik

► **Typische Präsentation**
Akute Osteomyelitis: Überwärmtes, rotes, schmerzhaftes Areal • Schwellung • Fistelung nach außen • Eingeschränkte Beweglichkeit • Fieber • Erhöhte Entzündungsparameter.
Chronische Osteomyelitis: Oft nur gering ausgeprägte Allgemein-, Lokal- und Laborbefunde • Oft protrahierter Verlauf mit Phasen von Inaktivität über Jahrzehnte hinweg.

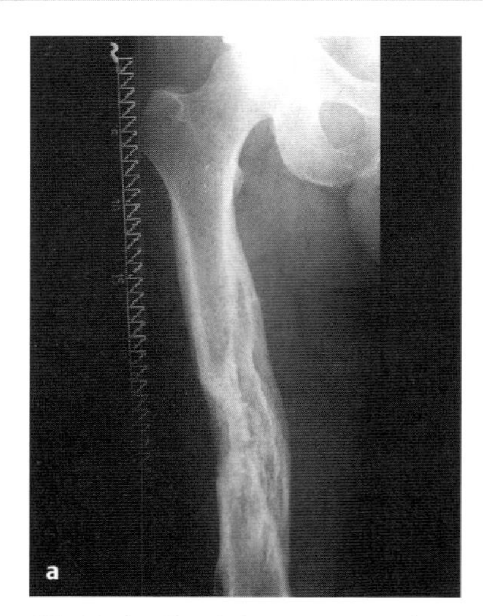

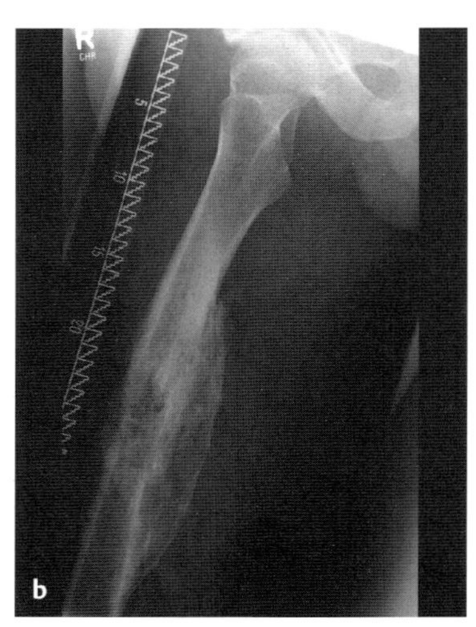

Abb. 46 a, b Chronische postraumatische Osteomyelitis, bekannt seit 10 Jahren. Röntgen. Ausgiebige periostale und enostale Sklerosierungen im Wechsel mit röntgentransparenten Arealen, die teils unscharf begrenzt erscheinen.

- **Therapeutische Optionen**
  Operative Ausräumung • Systemische und lokale antibiotische Therapie.
- **Verlauf und Prognose**
  Frühe Diagnosestellung entscheidend, um Chronifizierung zu vermeiden.
- **Was will der Kliniker von mir wissen?**
  Diagnosesicherung • Lage und Ausdehnung in Knochen und Weichteilen • Beurteilung der Aktivität (Reaktivierung einer chronischen Osteomyelitis?) • Verlauf unter Therapie • Abgrenzung von Differenzialdiagnosen (v. a. maligne Knochentumoren).

Differenzialdiagnose

Knochentumoren (z. B. Ewing-Sarkom, Osteosarkom, eosinophiles Granulom), Metastasen	– Anamnese und Untersuchung (Diabetes, Ulkus?), evtl. Labor – oft, aber nicht immer ist die periostale Reaktion beim Ewing-Sarkom aggressiver (Codman-Dreieck, „Sunburst"-Konfiguration) – im Zweifelsfall Biopsie
traumatische Läsionen, Stressfraktur	– Anamnese – Frakturlinie
posttraumatische Veränderungen	– Anamnese – KM-Aufnahme erst wertbar ab 9 Monate postoperativ

Typische Fehler

Bei negativem Röntgenbild kann eine Osteomyelitis nicht ausgeschlossen werden • Eine neu aufgetretene ossäre Destruktion bei bekanntem Weichteilinfekt ist beweisend für eine Osteomyelitis, ebenso Abszess- und Sequesterbildung.

Literatur

Calhoun JH, Manring MM. Adult osteomyelitis. Infect Dis Clin North Am 2005; 19(4): 765 – 786

Chatha DS, Cunningham PM, Schweitzer ME. MR imaging of the diabetic foot: diagnostic challenges. Radiol Clin North Am 2005; 43(4): 747 – 759

Glaser C, Matzko M, Reiser M. Chronische Infektionen des Skelettsystems und ihre Diagnose. Radiologe 2000; 40(6): 547 – 556

Lazzarini L, Mader JT, Calhoun JH. steomyelitis in long bones. J Bone Joint Surg Am 2004; 86-A(10): 2305 – 2318

Offiah AC. Acute osteomyelitis, septic arthritis and discitis: Differences between neonates and older children. Eur J Radiol 2006; 60(2): 221 – 232

Brodie-Abszess

Kurzdefinition

- **Epidemiologie**
  Seltene Form einer subakut oder primär chronisch verlaufenden Osteomyelitis • Typischerweise im Kindes- und Jugendalter • 3–5% aller Osteomyelitiden • 40% werden im 2. Lebensjahrzehnt manifest • Jungen sind häufiger betroffen als Mädchen.
- **Ätiologie/Pathophysiologie/Pathogenese**
  Subakute und umschriebene Form der Osteomyelitis • Meist hämatogen durch Staphylokokken ausgelöst • Pathognomonisch ist eine ringförmige Begrenzung des fokalen Entzündungsherdes im Knochenmark (Granulationsgewebe).

Zeichen der Bildgebung

- **Methode der Wahl**
  Röntgenaufnahmen • MRT
- **Röntgenbefund**
  Vermehrt transparente, meist längliche Läsion mit scharf abgrenzbarem Rand • Umgebende reaktive Sklerose • Sequester selten nachweisbar (in 20%) • Evtl. typischer strahlentransparenter Fistelgang vom Abszess zur Epiphysenfuge • In 40–50% der Fälle periostale Knochenappositionen und Verdickung der Kortikalis • Singulär oder multipel • Kann die Wachstumsfuge überschreiten • Meist 1–5 cm groß • Häufigste Lokalisation: Tibiametaphyse, gefolgt von der Femurmetaphyse • Selten Durchbruch zur Epiphyse (v. a. bei kleinen Kindern) • Diaphysäre Läsionen in 30%.
- **CT-Befund**
  Erfassung von Gaseinschlüssen, Sequestern, Fistelgängen • Methode der Wahl zur Darstellung knöcherner Destruktionen und zur Biospiesteuerung.
- **MRT-Befund**
  Bessere Erfassung der Ausdehnung (Beteiligung der Epiphysenfuge) • Nachweis einer Reaktivierung möglich • Umschriebene, zentral in T1w hypointense, in T2w und STIR hyperintense Läsion • Innerer Randsaum in T1w muskelisointens • Meist relativ breiter, in allen Sequenzen hypointenser äußerer Randsaum • In Einzelfällen peripheres Halo-Zeichen (hypointens in T1w) • Keine KM-Anreicherung im Zentrum der Läsion (Ausdruck der Nekrose), aber KM-aufnehmender Randsaum • Evtl. peripheres Ödem im Knochenmark und in parossären Weichteilen • Ausdehnung scheint mit Akuität zu korrelieren.

Klinik

- **Typische Präsentation**
  Oft schleichender Beginn • Nur gering ausgeprägte und häufig auch gar keine Allgemeinbefunde • Oft umschriebene druckschmerzhafte Schwellung • Laborbefund unauffällig (im Gegensatz zur akuten Osteomyelitis).
- **Therapeutische Optionen**
  Kürettage • Operative Ausräumung • Antibiotische Therapie.

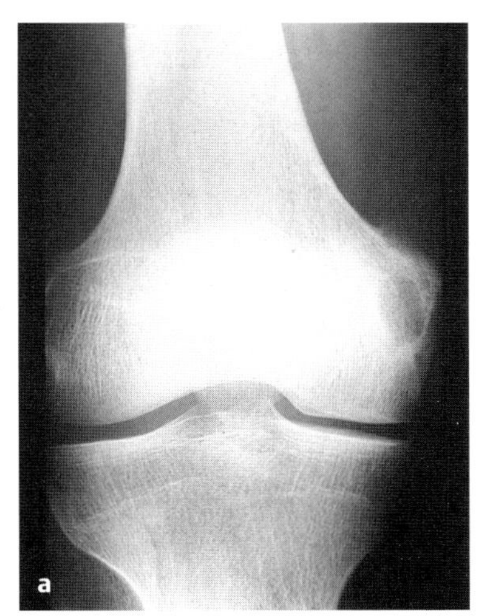

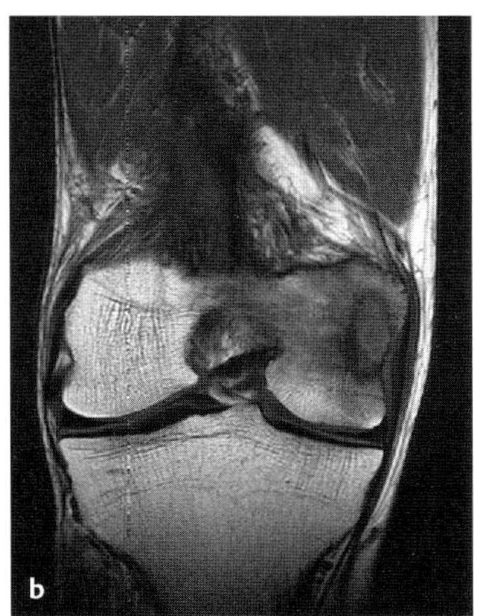

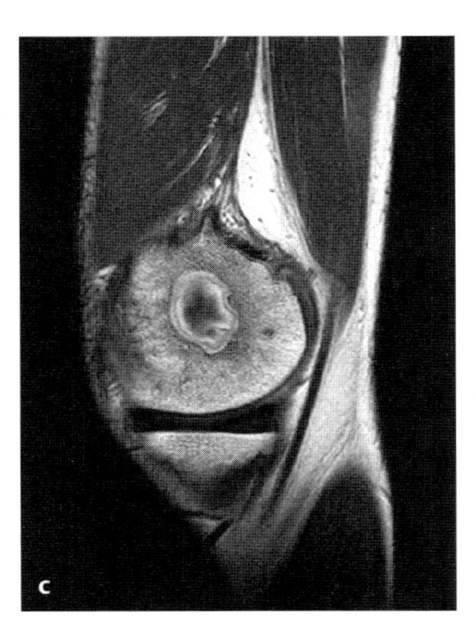

Abb. 47 a–c Brodie-Abszess bei 20-Jährigem, der über Jahre unter rezidivierenden Episoden mit Schwellung, Überwärmung und Rötung am Knie leidet. Keine systemischen Entzündungszeichen.
a Röntgen. Metaphysäre Osteolyse mit umgebender Sklerose und periostaler Reaktion.
b Koronare MRT, T1w. Abszesstypisches Einschmelzungsareal.
c Sagittale MRT, T1w nach KM-Gabe. Randständige KM-Aufnahme und perifokales Ödem.

- **Verlauf und Prognose**
  Nach kompletter operativer Entfernung keine Rezidivgefahr.
- **Was will der Kliniker von mir wissen?**
  Lage und Ausdehnung • Anzahl (singulärer Befund, multiple Läsionen) • Kontakt zur Epiphyse.

Differenzialdiagnose

eosinophiles Granulom	– häufig keine umgebende Sklerose – keine Einschmelzung
Osteoidosteom	– typischer Nidus – meist kleiner als 1 cm
traumatische Läsion	– weniger umschrieben – Anamnese
aneurysmatische Knochenzyste	– oft gekammerte Hohlräume – keine so ausgedehnte Umgebungssklerose – Spiegelbildung – allmähliche Vergrößerung
andere Knochentumore	– solide Läsionen

Typische Fehler

Diagnose der lytischen Läsion als Knochentumor.

Literatur

Glaser C, Matzko M, Reiser M. Chronische Infektionen des Skelettsystems und ihre Diagnose. Radiologe 2000; 40(6): 547 – 556

Greenspan A. Skelettradiologie. München: Urban & Fischer, 2003: 633 – 637

Guernazi A, Mohr A, Genant H. Brodie Abscess: another type of chronic posttraumatic osteomyelitis. Eur Radiol 2003; 13: 1750 – 1752

Marti-Bonmati L, Aparisi F, Poyatos C, Vilar J. Brodie-Abscess: MR appearance in 10 patients. J Magn Reson Imaging 1993; 3: 543 – 546

Resnick D, Kransdorf M. Bone and Joint Imaging. Philadelphia: Elsevier, 2005: 718 – 719

Kurzdefinition

- **Epidemiologie**

  Betroffen sind 2% der Bevölkerung • Häufigkeitsgipfel (Diagnosestellung) im 4. – 5. Lebensjahrzehnt • Frauen sind 3- bis 4-mal häufiger betroffen als Männer • Familiäre Häufung • Bei bis zu 70% der Patienten HLA-Antigen DR4.
- **Ätiologie/Pathophysiologie/Pathogenese**

  Chronisch entzündliche Erkrankung • Bevorzugter Befall der Synovialmembran • Im weiteren Verlauf ossäre Destruktionen der betroffenen Gelenke • Ätiologie ist komplex und teils unklar • Zelluläre Immunreaktion auf noch unklares Antigen • Primär betroffenes Endorgan verschiedener immunologischer Kaskaden ist die Synovia, die mit entzündlich proliferativen Veränderungen (Pannus) reagiert • Sekundär Destruktion des Kapselbandapparates, des Knorpels und des Knochens.

Zeichen der Bildgebung

- **Methode der Wahl**

  Röntgenaufnahmen • MRT
- **Röntgenbefund**

  Anfangs keine radiologisch nachweisbaren Skelettveränderungen • Häufig beidseitiger symmetrischer, meist polyartikulärer Befall • Prädilektionsstellen sind Finger-, Zehen- und Handgelenke • Die Befunde werden nach Dihlmann in 3 Gruppen unterteilt:
  - Weichteilschwellung • Gelenkerguss • Synovitis
  - arthritisches Kollateralphänomen: bandförmige, gelenknahe Osteoporose
  - Direktzeichen: Gelenkspalterweiterung (v. a. durch Gelenkerguss) • Symmetrische Gelenkspaltverschmälerungen sind ein indirektes Zeichen der Gelenkdestruktion (besonders ausgeprägt an den Handwurzelknochen) • Erosionen, Prädilektionsstellen: Hand (MCP-Gelenk II – V, PIP, Handwurzelknochen, Processus styloideus ulnae), Fuß (MCP-Gelenk II – V, IPG) • Frühzeitig sichtbare Unterbrechung der subchondralen Grenzlamelle • Subchondrale Zysten • Ulnare Deviation der Finger • Knopflochdeformität und Schwanenhalsdeformität der Finger • Ankylose als Endzustand

  Bei Befall der HWS Treppenleiter-Phänomen, atlantoaxiale Dislokation und pseudobasiläre Impression.
- **MRT-Befund**

  Charakteristisch ist das symmetrische Befallsmuster (vgl. Röntgenbefund; DD degenerative Veränderungen, Psoriasisarthritis, Arthritis urica) • Durch Nachweis der Synovitis in KM-verstärkten Sequenzen frühe Diagnosestellung, Abschätzung der Krankheitsaktivität und frühe Medikation teils noch vor Auftreten der knöchernen Destruktionen möglich • Knochenmarködemähnliche Signalveränderungen (v. a. fettgesättigte T2w Sequenzen) ohne Korrelation im konventionellen Röntgenbild entsprechen präerosiven, noch potenziell reversiblen Veränderungen • Bei Sehnenscheidenentzündung erhöhtes Signal in T2w • Direkte Darstellung der Knorpeldestruktion • Dynamische KM-verstärkte Sequenzen mit hoher (unter 10 s pro Datensatz) zeitlicher Auflösung scheinen die Krankheitsaktivität hinsichtlich der entzündlichen Veränderungen in der Synovia widerzuspiegeln.

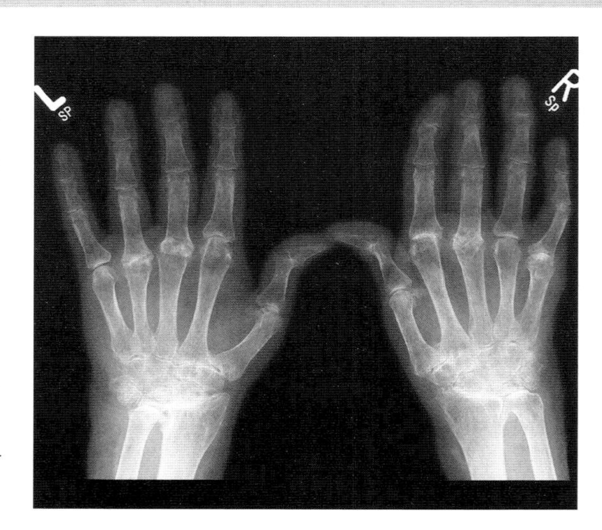

Abb. 48 Langjährig bestehende rheumatoide Arthritis. Röntgenbild beider Hände. Generalisierte Osteopenie. Symmetrisches Befallsmuster mit Beteiligung von Karpus, MCP- und (diskreter) PIP-Gelenken. Teils komplette Gelenkdestruktion, teils lediglich Gelenkspaltverschmälerung. Sekundäre degenerative Veränderungen. Links karpale Höhenminderung und ulnare Translokation des Karpus.

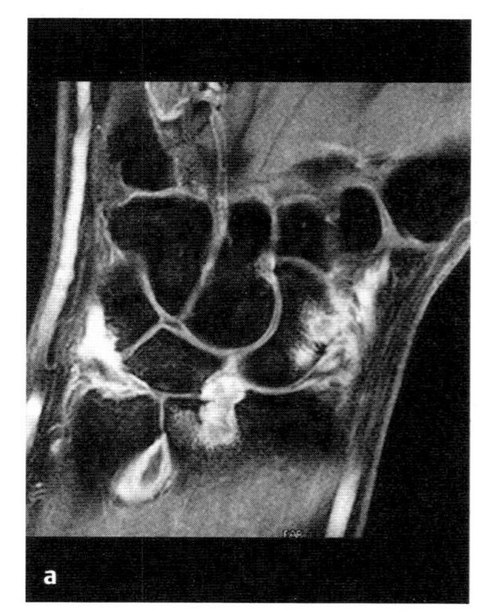

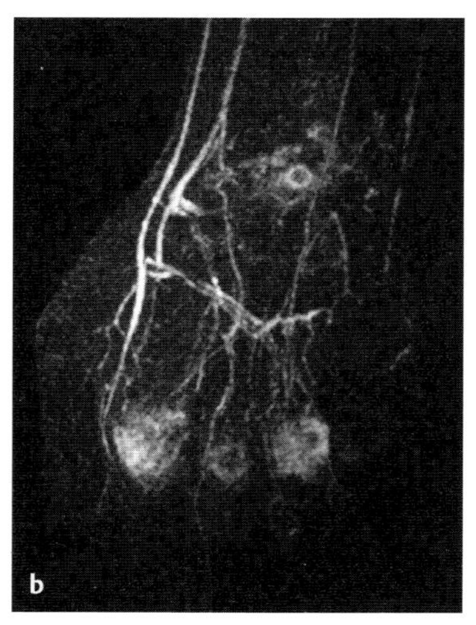

Abb. 49 a, b Rheumatoide Arthritis. MRT.

- **a** Fettgesättigte T1w SE-Sequenz nach KM-Gabe. Synoviale KM-Anreicherung im Karpus, radiokarpal und im distalen Radioulnargelenk. Affektion des scapholunären Bandes und ossäre Erosionen des Scaphoids.
- **b** Dynamische, KM-verstärkte MIP bei einem anderen Patienten. Früharteriell KM-Aufnahme um die MCP-Gelenke D II – IV und karpal als Ausdruck einer floriden Entzündung.

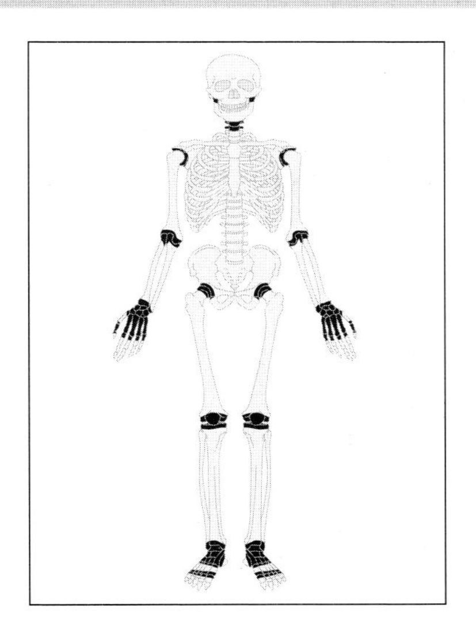

Abb. 50 Befallsmuster bei rheumatoider Arthritis.

- **Szintigraphie**
  3-Phasen-Skelettszintigraphie • Überblick über das Befallsmuster • Kann bei negativem Röntgenbefund Hinweise liefern.
- **Sonographie**
  Pannus (synoviale Hypertrophie, echoreich) • Gelenkerguss • Darstellung der Sehnenscheiden (Möglichkeit zur gezielten Injektion von Antiphlogistika) und Bursae (meist echoarm) • Baker-Zysten • Sehnenrupturen • Power-Doppler: Beurteilung der Durchblutung (synoviale Hyperämie als Indikator der Krankheitsaktivität).

Klinik

- **Typische Präsentation**
  Unspezifische Allgemeinsymptome • Schmerzhaft geschwollene, bewegungseingeschränkte Gelenke (Gaenslen-Zeichen: schmerzhafter Händedruck) • Rheumaknoten • In späteren Stadien schwere Fehlstellung, Subluxationsstellung und fibröse Ankylose • Typisch sind Exazerbationen und Remissionen • Selten schwere allgemeine Krankheitszeichen, Fieber oder extraartikulärer Befall.
- **Therapeutische Optionen**
  - physikalisch (Thermo-, Kryo-, Bewegungs-, Massagetherapie, Krankengymnastik)
  - medikamentös (NSAR, Glucocorticoide, Basistherapeutika, Biologicals: direkt in den Prozess der Immunmodulation eingreifende Wirkstoffe)
  - Radiosynoviorthese, Synovektomie
  - rekonstruktive Chirurgie und prothetischer Gelenkersatz

- **Verlauf und Prognose**
  Prognostisch ungünstig: polyartikulärer Befall, hoher Rheumafaktor-Titer, hoher CRP-Wert, hohe BSG • Bei ⅓ nach einigen Jahren invalidisierende Gelenkveränderungen • Lebenserwartung kann durch Komplikationen reduziert sein (z. B. sekundäre Amyloidose vom AA-Typ mit nephrotischem Syndrom und möglicher Niereninsuffizienz).
- **Was will der Kliniker von mir wissen?**
  Stadium und Lokalisation • Therapiekontrolle (Sistieren oder weiteres Fortschreiten der Gelenkdestruktion unter Therapie?).

Differenzialdiagnose

Psoriasis	– Befall des ISG und der gesamten Wirbelsäule – Enthesitiden – asymmetrischer Gelenkbefall häufiger – Nebeneinander proliferativer und erosiver Veränderungen
Morbus Reiter	– asymmetrische Oligarthritis v. a. der unteren Extremitäten – Anamnese: Darm-, Urogenitalinfekt – meist einseitiger ISG-Befall
Fingerpolyarthrose, -arthritis	– distale Interphalangealgelenke meist stärker befallen als die proximalen, MCP-Gelenke nicht beteiligt – abgesehen von der erosiven Form („Möwenflügel") keine Erosionen
Kollagenosen	– meist deutliche Fehlstellung der Hand- und Fingergelenke, aber keine knöchernen Destruktionen

Typische Fehler

Fehldeutung als eine der Differenzialdiagnosen.

Literatur

Keen HI, Brown AK, Wakefield RJ, Conaghan PG. MRI and musculoskeletal ultrasonography as diagnostic tools in early arthritis. Rheum Dis Clin North Am 2005; 31(4): 699 – 714

Rau R, Lingg G, Wassenberg S, Schorn C, Scherer A. Kommission „Bildgebende Verfahren" der Deutschen Gesellschaft für Rheumatologie. Imaging techniques in rheumatology: conventional radiography in rheumatoid arthritis. Z Rheumatol 2005; 64 (7): 473 – 487

Reiser M, Kuhn FP, Debus J. Duale Reihe – Radiologie. Stuttgart: Thieme, 2004: 360 – 361

Sommer OJ, Kladosek A, Weiler V, Czembirek H, Boeck M, Stiskal M. Rheumatoid arthritis: a practical guide to state-of-the-art imaging, image interpretation, and clinical implications. Radiographics 2005; 25(2): 381 – 398

Kurzdefinition

► **Epidemiologie**

Psoriasis: Dispositionskrankheit der Haut, Schleimhaut, Enthesien und Gelenke • Polygene multifaktorielle Vererbung mit Schwellenwerteffekt • Inzidenz in Europa: 2–3% • Keine Geschlechtsbevorzugung.

Psoriasisarthritis: Betrifft 5–7% der Psoriatiker • Tritt vorwiegend bei Psoriasis Typ I mit familiärer Häufung und frühem Manifestationsalter (10.–25. Lebensjahr) auf • Häufig assoziiert mit HLA-B27 • Rheumafaktor negativ.

► **Ätiologie/Pathophysiologie/Pathogenese**

Ätiologie unbekannt • Familiäre Häufung von HLA-Antigenen • Nebeneinander von erosiven und proliferativen knöchernen Veränderungen • Zunehmende Bedeutung wird den Enthesiopathien beigemessen.

Zeichen der Bildgebung

► **Methode der Wahl**

Röntgenaufnahmen • MRT

► **Röntgenbefund**

Gelenknahe Periostreaktion in Form einer flauen Knochenneubildung (bei periartikulärer Lage ergibt sich zusammen mit den erosiven Veränderungen das Bild der „Mäuseohren") • Enthesiopathien an IP-Gelenken, Kalkaneus, Tuber ischiadicum, Trochantermassiv, Malleolen, Patella, Olekranon, Femurkondylen und proximaler Tibia • Periartikulär beginnende Knochenerosionen • Später „Pencil-in-cup"-Deformität • Periostitis entlang der Diaphyse der Röhrenknochen • Weichteilschwellung (bei Strahlbefall „Wurstfinger") • Bei chronischer Sakroileitis gleichzeitig erosive und sklerosierende Veränderungen („buntes Bild", ein- oder beidseitiger Befall möglich) • Chronisch entzündliche Veränderungen der Wirbelkörperecken mit Sklerosierung („shining corners") • Syndesmophyten • Keine oder nur minimale gelenknahe Osteoporose.

► **CT-Befund**

Zusätzliche Information über die lokale Ausprägung der Veränderungen, vor allem im ISG, temporomandibulär, sternal.

► **MRT-Befund**

Nachweis der Enthesiopathien in frühem Stadium, vor dem Auftreten von knöchernen Veränderungen • Periartikulär: synoviale Entzündungreaktion (starke KM-Anreicherung), Erguss • Wurstfinger: diffuses Weichteilödem, evtl. Sehnenscheidenentzündung • Fingerendglieder: Ödem, KM-Anreicherung im Nagelbett • Temporomandibulär: leichte anteriore Diskusdislokation, Erosionen am Kondylus, Gelenkerguss.

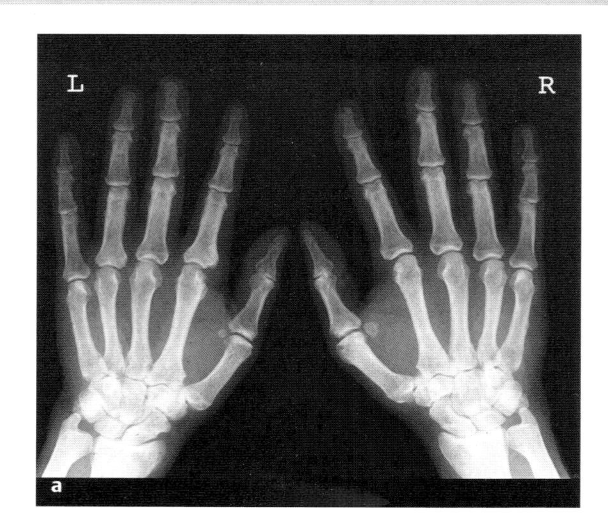

Abb. 51 a–c
Psoriasisarthritis.
a Röntgen beider Hände. Befall des MCP-Gelenks D2 links mit marginalen Erosionen, flauer Knochenneubildung und Weichteilschwellung. Erosionen auch am MCP D1 rechts. Metadiaphysäre Kompaktaausdünnung an den Mittelphalangen von D2 links und D3 rechts.

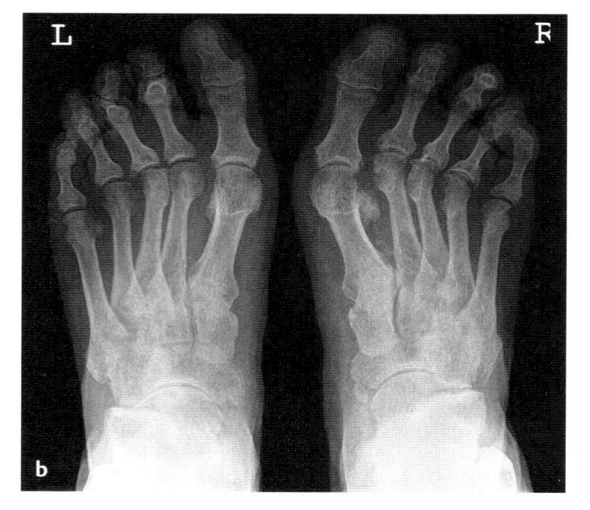

b Röntgen beider Füße. Befall des 1. Strahls und der MTP-Gelenke D1–4 mit erosiven Veränderungen, flauen Knochenneubildungen und beginnender seitlicher Deviation. Erosive enthesiopathische Veränderungen am Os naviculare pedis links.

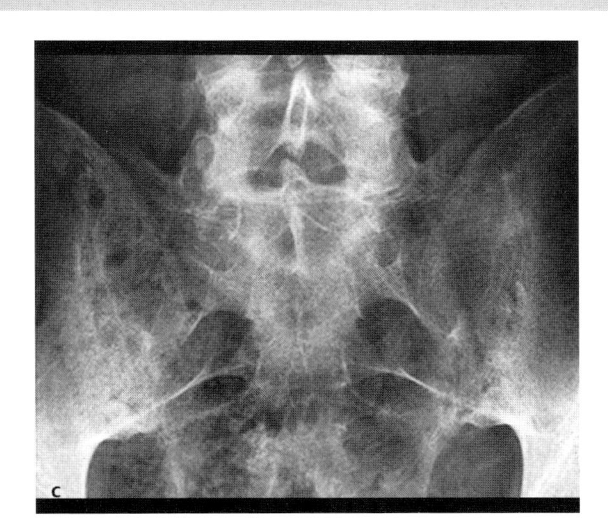

c Röntgenaufnahme des ISG. Asymmetrisch ausgeprägter Befall der ISG-Fugen mit Nebeneinander von erosiven und sklerosierenden Veränderungen („buntes Bild“).

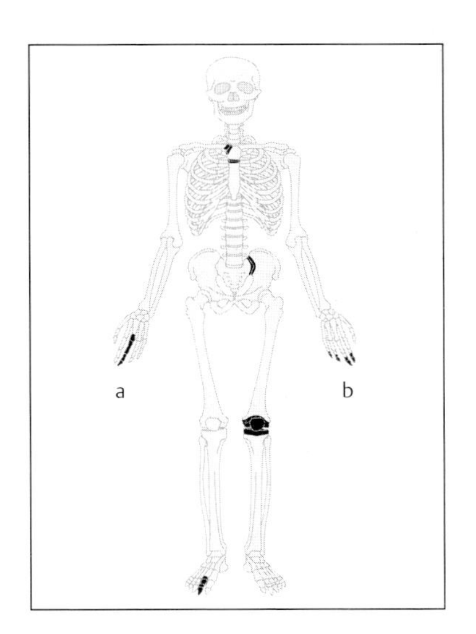

Abb. 52 a, b Befallsmuster der Arthritis psoriatica mit Strahlbefall (**a**) und mit Transversalbefall (**b**).

Klinik

- **Typische Präsentation**

  Häufige Befallsmuster:
  - Transversalbefall der DIP-Gelenke an Hand und Fuß
  - Strahlbefall („Wurstfinger")
  - asymmetrische Oligarthritis der großen Gelenke
  - Spondylitis
  - Sakroileitis

  Gelenkbeteiligung meist nach den ersten Hautveränderungen • Beim häufigeren peripheren Typ Befall eines oder mehrerer kleiner Gelenke mit akuten, sehr schmerzhaften, geröteten Auftreibungen • Typisch ist der Befall aller Gelenke eines Fingers („Wurstfinger"). Beim axialen Typ zusätzlich Versteifung der Iliosakralgelenke und der Wirbelsäule.

  Einteilung der klinischen Zeichen in 5 Untergruppen arthritischer Syndrome:
  - Gruppe 1: klassische Psoriasisarthritis • Nagelveränderungen (Erosion der Nagelkranzfortsätze: Akroosteolyse) • Zuerst DIP-Gelenke, später PIP-Gelenke befallen
  - Gruppe 2: Arthritis mutilans mit „Operngläsdeformität" der Hand • Ausgiebige Zerstörung der Phalangeal- und Metakarpalgelenke • „Pencil-in-cup"-Deformität • Häufig auch Befall anderer Gelenke wie Hüfte oder Ellenbogen • Oft Sakroileitis
  - Gruppe 3: symmetrische Polyarthritis • Evtl. Ankylose der DIP- und PIP-Gelenke • Oft nicht von rheumatoider Arthritis zu unterscheiden
  - Gruppe 4: asymmetrische Oligoarthritis • Beteiligung von DIP-, PIP- und MCP-Gelenken
  - Gruppe 5: Spondylarthropathie mit Merkmalen, die dem Morbus Bechterew ähneln

- **Therapeutische Optionen**

  Basis der Therapie ist die Entzündungshemmung • Gabe von Steroiden lokal und systemisch möglich • Therapie der Hautmanifestation z. B. mit Retinoiden, PUVA oder TNFα-Hemmer.

- **Verlauf und Prognose**

  Die Erkrankung verläuft schubweise über Monate oder Jahre und wechselt oft das betroffene Gelenk • Im weiteren Verlauf Beeinträchtigung der Gelenkfunktion • Prognostisch ungünstige Faktoren: familiäre Häufung, früher Erkrankungsbeginn (vor dem 20. Lebensjahr), polyartikulärer Befall, erosive Veränderungen, ausgeprägte Hautveränderungen.

- **Was will der Kliniker von mir wissen?**

  Hilfe bei Diagnosestellung • Ausdehnung des Gelenkbefalls.

Differenzialdiagnose

Morbus Bechterew	– meist beidseitiger ISG-Befall – Befall der peripheren Gelenke steht im Hintergrund
Morbus Reiter	– asymmetrische Oligarthritis v.a. der unteren Extremitäten – Anamnese: Darm-, Urogenitalinfekt – meist einseitiger ISG-Befall
Rheumatoide Arthritis	– symmetrischer Befall der MCP-/MTP-Gelenke – keine Enthesitiden
Fingerpolyarthrose, -arthritis	– fehlende Hauteffloreszenzen – im Einzelfall problematisch

Typische Fehler

Fehldeutung als Arthropathie anderer Genese.

Literatur

Greenspan A. Skelettradiologie. München: Urban & Fischer, 2003: 544–548

Jung Ernst G (ed.). Duale Reihe – Dermatologie. Stuttgart: Hippokrates, 1998: 377–385

Kane D, Pathare S. Early psoriatic arthritis. Rheum Dis Clin North Am 2005; 31(4): 641–657

Klecker RJ, Weissman BN. Imaging features of psoriatic arthritis and Reiter's Syndrome. Semin Musculoskelet Radiol 2003; 7(2)115–126

Ory PA, Gladman DD, Mease PJ. Psoriatic arthritis and imaging. Ann Rheum Dis 2005; 64 (Suppl 2): II55-II57

Totterman SM. Magnetic resonance imaging of psoriatic arthritis: insight from traditional and three-dimensional analysis. Curr Rheumatol Rep 2004; 6(4): 317–321

Septische Arthritis

Kurzdefinition

- **Epidemiologie**
  Beide Geschlechter und alle Altersklassen gleichmäßig betroffen • Gehäuft bei älteren, chronisch Kranken, Alkoholikern, Immunsupprimierten, Drogenabhängigen und Patienten mit vorbestehender Gelenkerkrankung.
- **Ätiologie/Pathophysiologie/Pathogenese**
  Am häufigsten iatrogen (Gelenkinjektionen, Operation, Verletzung), per continuitatem (z. B. bei Osteomyelitis) oder hämatogen • Gelenkinfekt kann auf den Knochen übergreifen und zu einer Osteomyelitis führen • Häufigster Erreger: Staphylokokken (60%) • Weitere Erreger: Pseudomonaden, Streptokokken, Gonokokken, Enterokokken, Salmonellen • Intraartikuläre Freisetzung chemotaktischer Faktoren verursacht die Einwanderung polymorphkerniger Leukozyten • Lysosomale Enzyme zerstören zusammen mit Kollagenase und Kathepsin den Gelenkknorpel • Eine hypertrophierte Synovialmembran („Pannus") infiltriert und destruiert den Knorpel direkt • Ohne Therapie evtl. fibröse oder knöcherne Ankylose.

Zeichen der Bildgebung

- **Methode der Wahl**
  Primär konventionelles Röntgen in 2 Ebenen • MRT
- **Röntgenbefund**
  Frühe Zeichen: Weichteilschwellung, Erguss • 10 – 14 Tage nach Symptombeginn periartikuläre Osteoporose durch entzündliche Hyperämie • Rasch progrediente Gelenkspaltverschmälerung durch Knorpelzerstörung • Erosion des Knochens, insbesondere an den „bare areas" durch das Einwachsen von synovialem Pannus • Rasche Gelenkdestruktion mit Auflösung der gelenktragenden knöchernen Anteile • Gelenkfehlstellung.
- **MRT-Befund**
  Frühzeitiger Nachweis eines Gelenkerguss • Evtl. Abszesse • Sysnoviale KM-Anreicherung • Häufig reaktives Knochenmarködem der beteiligten Gelenkkörper (T1w hypointens, auf fettgesättigten Aufnahmen hyperintens, KM-Anreicherung) • Eine begleitende Osteomyelitis ist aufgrund gleichen Signalverhaltens schwer von den reaktiven Knochenmarködemen zu unterscheiden.

Klinik

- **Typische Präsentation**
  Schmerzhafte Bewegungseinschränkung • Starke Gelenkschmerzen • Überwärmung, Rötung und Schwellung • Leichtes Fieber, selten Schüttelfrost • Labor: Entzündungszeichen, positive Kultur des Ergusses.
- **Therapeutische Optionen**
  Systemische Antibiose • Gelenkpunktion und Spülung • Bei schweren Folgeschäden Gelenkersatz nach Abheilen der Infektion.

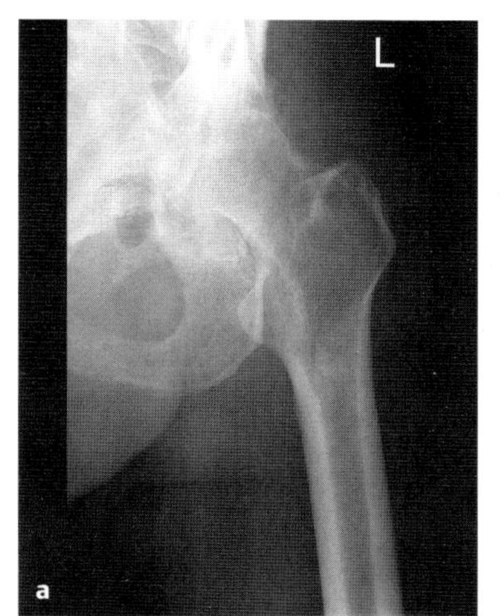

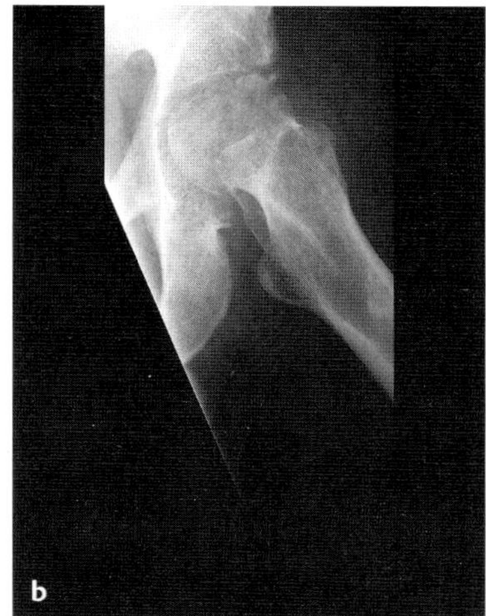

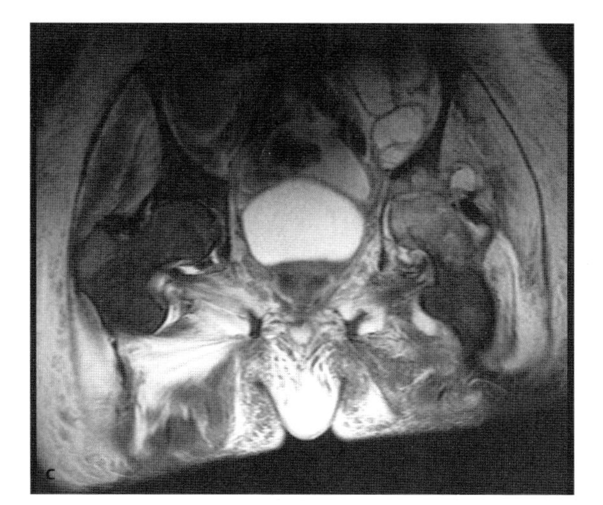

Abb. 53 a–c Septische Arthritis. 43-jähriger Patient mit Alkoholabusus und Leberzirrhose. Seit 2 Wochen Schmerzen in linker Hüfte, Fieberschübe und CRP-Erhöhung.

a, b Röntgenaufnahme des linken Hüftgelenks in 2 Ebenen. Ausgeprägte gelenknahe Kalksalzminderung, Gelenkspaltverschmälerung und beginnender Zerstörung des Hüftkopfs.

c MRT, STIR. Gelenkerguss mit Abszessen im M. iliopsoas, Knochenmarködem in Hüftkopf und Hüftpfanne.

► **Verlauf und Prognose**
Häufig rasch progredient • Signifikante Gelenkdestruktion • Komplikationen: Sepsis, Endokarditis, Arthrose, fibrinöse oder knöcherne Ankylose, Zerstörung der Wachstumsfuge mit konsekutiver Wachstumsstörung, Osteomyelitis.

► **Was will der Kliniker von mir wissen?**
Entzündungszeichen • Ausbreitung • Erguss • Gelenkdestruktion • Knorpeldestruktion • Abgrenzung von der Arthrose.

Differenzialdiagnose

Arthrose	– subchondrale Sklerose, Osteophyten, Geröllzysten – eine aktivierte bzw. destruierend verlaufende Arthrose mit Knochenmarködem kann ähnlich aussehen – Gelenkpunktat!
rheumatoide Arthritis	– gleichmäßige Gelenkspaltverschmälerung – Signalzysten – Gelenkzerstörung erst im fortgeschrittenen langjährigen Stadium (langsamer Verlauf) – Befallsmuster, Anamnese
PVNS	– rezidivierende Ergüsse – geleknahe Zysten mit Sklerosesaum – Hämosiderinablagerung im MRT erkennbar

Typische Fehler

Fehldiagnose Arthrose, bei Verdacht immer Gelenkpunktion!

Literatur

Resnick D, Kransdorf M. Osteomyelitis, septic arthritis and soft-tissue infection: mechanisms and situations In: Resnick D, Kransdorf M (eds.). Bone and Joint Disorders. Philadelphia: Saunders, 2002: 2377–2481

Sang Kwon Lee MD et al. Septic Arthritis versus Transient Synovitis at MR Imaging: Preliminary Assessment with Signal Intensity Alterations in Bone Marrow. Radiology 1999; 211: 459–465

Greenspan A, Tehranzadeh J et al. Imaging of infectious arthritis. Radiol Clin North Am 2001; 39(2): 267–276

Graif M, Schweitzer ME, Deely D, Mattencci T. The septic versus the nonseptic inflamed joint. Skeletal Radiol 1999; 28: 616–620

Kurzdefinition

- **Epidemiologie**
  Kristallarthropathie mit artikulären und extraartikulären (z. B. Niere) Uratkristallablagerungen • Manifestation bei 10% der Hyperurikämiker (Serumharnsäure > 6,4 mg/dl, bei 20–25% der männlichen Bevölkerung, v. a. in Wohlstandsländern) • Männer sind 20-mal häufiger betroffen als Frauen • Manifestationsalter nach dem 40. Lebensjahr (bei Frauen erst nach der Menopause) • Betroffen ist in 60% der Fälle das Großzehengrundgelenk (Podagra) • Außerdem v. a. Sprung-, Knie-, Daumengrundgelenk • In 40% begleitende CPPD.
- **Ätiologie/Pathophysiologie/Pathogenese**
  Störung der Bilanz zwischen Harnsäurebildung und -ausscheidung • Überschreitung des Löslichkeitsprodukts und Ausfallen von Uratklristallen mit Ablagerung im Gewebe • Phagozytose von Uratkristallen durch Leukozyten • Apoptose mit Freisetzung gelenkschädigender Enzyme und Mediatoren.
  Primäre (familiäre) Hyperurikämie: 90–95% • Enzymatische Störung der Harnsäureausscheidung oder Überproduktion von Harnsäure • Fehlernährung.
  Sekundäre Hyperurikämie: Niereninsuffizienz • Erkrankungen mit hohem Anfall von Purinderivaten (myelo- und lymphoproliferative Erkrankungen) • Zytostatika und Diuretika • Psoriasis • Endokrine Störungen (z. B. Hyperparathyreoidismus) • Alkohol.
  Akuter Gichtanfall: Auslösende Faktoren sind u. a. Ess- und Trinkexzesse („Fasten und Feste") und auch Stress.

Zeichen der Bildgebung

- **Methode der Wahl**
  Röntgenaufnahmen in 2 Ebenen • Sonographie • MRT
- **Röntgenbefund**
  Frühphase oder akuter Gichtanfall: Asymmetrische gelenknahe Weichteilschwellung.
  Spätphase: 4–6 Jahre Latenz bei inadäquat behandelter Gicht • (Peri-) artikuläre, scharf begrenzte, oft sklerotisch berandete Erosionen (Usuren) • Teils überhängende Ecken ohne ausgeprägte Osteoporose • Im Verlauf sekundäre Arthrose • Keine gelenknahe Osteopenie • Begleitende Chondrokalzinose möglich.
  Tophi: Entzündliche Weichteilherde um Uratkristalle • Verkalken bei Nierenschädigung • „Tophusstachel": spikulaartige Periostreaktion • Ossäre Tophi: scharf begrenzte, rundliche Osteolysen mit oder ohne Sklerosesaum.
- **Sonographie**
  Echoreiche Weichteiltophi • Zentraler Schallschatten als Ausdruck der zentral sitzenden Kristalle.
- **MRT-Befund**
  Bei unbekannter Grunderkrankung zum Ausschluss eines Tumors • Präoperativ zur besseren Beurteilung der Tophusausprägung und seiner Beziehung zu den angrenzenden anatomischen Strukturen • Tophi selbst heterogen, teils hypointens in T2w Sequenzen • Uratkristalle signalarm.
  Weichteile: Mäßige Signalerhöhung in T1w • Deutlichere Signalerhöhung in T2w • Kräftige KM-Anreicherung.

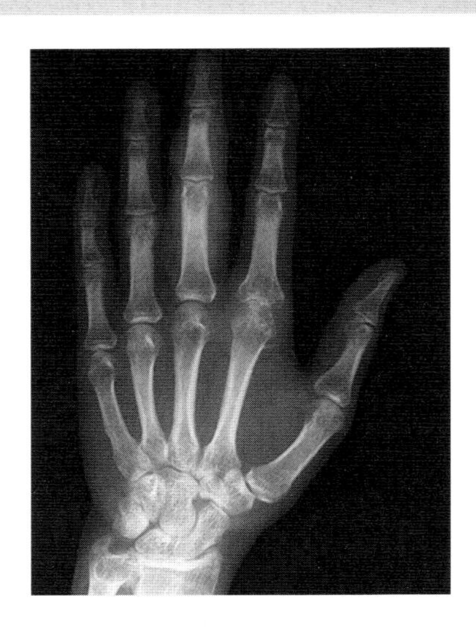

Abb. 54 Fortgeschrittene Gicht. Röntgenaufnahme der Hand. Ausgeprägte tophöse Veränderungen an D3. Marginale Erosionen und Weichteilschwellung am MCP-Gelenk D2. „Gichtstachel“ am Os metacarpale II. Chondrokalzinose im Discus triangularis. Destruktion auch im distalen Radioulnargelenk. Zystische Destruktion an der distalen Ulna.

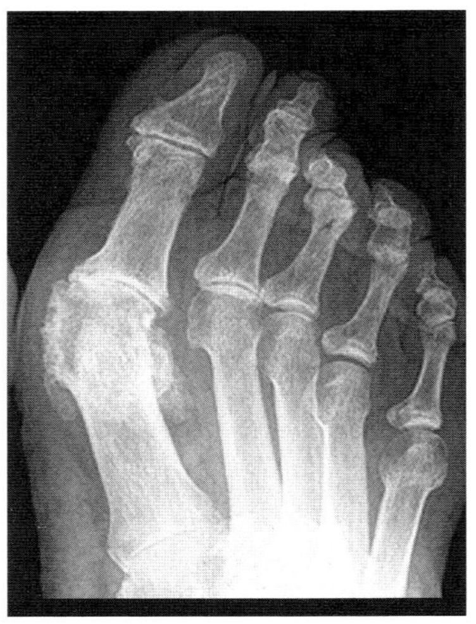

Abb. 55 Bekannte Gicht. Röntgenaufnahme des Fußes. Erosive Veränderungen medial am Köpfchen des Os metatarsale I überlagern die degenerativen Veränderungen und weisen darauf hin, dass zusätzlich zur Valgusfehlstellung eine Gicht vorliegt.

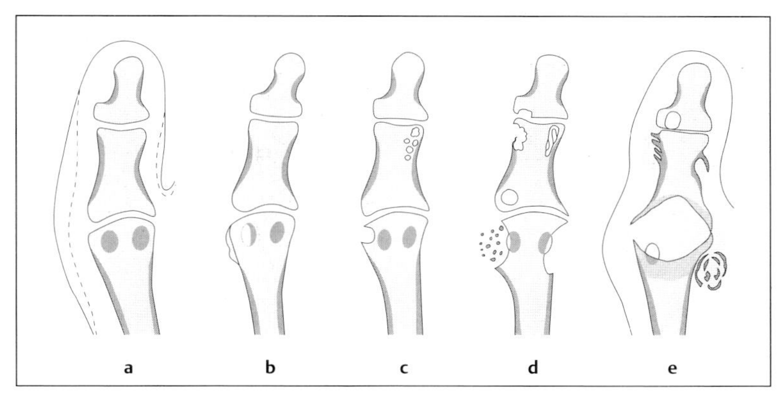

Abb. 56a–e Typische Befunde am großen Zeh bei Gicht.
a Weichteilschwellung um das Grundgelenk bei Gichtanfall (Podagra).
b Aufhellung im Köpfchen des Os metatarsale I durch medulläre Tophusbildung, medial diskrete Knochenapposition.
c Manifeste Erosion.
d „Hellebardenform" bei zunehmender Tophusausdehnung.
e Ausgedehnte topöse Destruktionen im Grundgelenk mit becherförmiger Auswalzung der Gelenkflächen und Tophusstachel am Grundglied.

Klinik

► **Typische Präsentation**

Klinische Einteilung in 4 Stadien:

- asymptomatische Hyperurikämie (viel häufiger als manifeste Gicht)
- akuter Gichtanfall
- interkritisches Stadium (symptomloses Intervall zwischen 2 Gichtanfällen)
- chronische Gicht mit Tophusbildung und irreversiblen Gelenkveränderungen

Akuter Gichtanfall: Plötzliche, oft nachts auftretende, extrem schmerzhafte Monarthritis • Hautrötung • Überwärmung • Schwellung • Allgemeine Entzündungszeichen (Fieber, Leukozytose, BSG erhöht).

Chronische Gicht: Arthralgien • Gichttophi • Heute nur noch selten (bei Patienten ohne konsequente Therapie).

► **Therapeutische Optionen**

- Diät: Gewichtsreduktion, purinarme Kost, Verzicht auf Alkohol
- medikamentös: im akuten Anfall NSAR und Colchicin • Zur Dauerbehandlung Urikostatika und Urikosurika

► **Verlauf und Prognose**

Unter adäquater Prophylaxe und Therapie ist die Prognose günstig • Bei inkonsequenter oder keiner Therapie drohen chronische Gelenk- und Nierenschäden.

► **Was will der Kliniker von mir wissen?**

Schweregrad der Gelenkläsionen • Evtl. Bestätigung der Verdachtsdiagnose.

Differenzialdiagnose

Pseudogicht (CPPD)	– Synoviaanalyse – Harnsäure nicht erhöht – meist keine erosiven Veränderungen
akute Mon-/oligarthritis	– Klinik, Harnsäure nicht erhöht – Periostitis und knöcherne Appositionen bei seronegativen Spondylarthropathien – erosive Veränderungen meist unscharf
aktivierte Arthrose (Großzehengrundgelenk)	– keine erosiven Veränderungen – weniger Weichteilschwellung

Typische Fehler

Fehldeutung der Läsionen als aktivierte Arthrose oder akute Monarthritis.

Literatur

Bittner RC, Rossdeutscher R. Leitfaden Radiologie. Stuttgart: Fischer, 1996: 602

Hahn JM. Checkliste Innere Medizin. Stuttgart: Thieme, 1997: 458 – 459

Monu JU, Pope TL jr. Gout: a clinical and radiologic review. Radiol Clin North Am 2004; 42(1): 169 – 184

Sheldon PJ, Forrester DM, Learch TJ. Imaging of Intraarticular Masses. RadioGraphics 2005; 25: 105 – 119

Uri DS, Dalinka MK. Imaging of arthropathies. Crystal disease. Radiol Clin North Am 1996; 34(2): 359 – 374

Kurzdefinition

Syn.: Spondylitis ankylopoetica (SpA)

- **Epidemiologie**
  0,2 – 0,3% der Bevölkerung zwischen dem 16. und 45. Lebensjahr • Männer sind 7-mal häufiger betroffen als Frauen.
- **Ätiologie/Pathophysiologie/Pathogenese**
  Seronegative Spondylarthritis • Genetische Prädisposition • HLA B27 positiv.

Zeichen der Bildgebung

- **Methode der Wahl**
  Röntgen • Bei Frühformen MRT
- **Pathognomonische Befunde**
  Syndesmophyten • Bambusstabwirbelsäule • Verlust der anterioren Konkavität der Wirbelkörper • Sakroileitis.
- **Röntgenbefund/CT-Befund**
  Wirbelsäule: Tritt meist in folgender Reihenfolge auf: Romanus-Läsionen = Spondylitis anterior: Osteitis der diskovertebralen Verbindung mit Erosionen an den Wirbelkörpervorderkanten, seltener auch der Wirbelkörperhinterkanten: Spondylitis marginalis • Kastenwirbel (Verlust der anterioren Konkavität der Wirbelkörper durch entzündlich induzierte Knochenneubildung an den Wirbelkörpervorderkanten) • Syndesmophyten (Ossifikationen im Anulus fibrosus) • „Shiny corners“: Ausheilung der Romanus-Läsionen mit Sklerosierung • Andersson-Läsion: entzündliche/nicht-entzündliche Diszitis • Osteoporose mit Ballonierung der Bandscheibe • Im Spätstadium Bambusstabwirbelsäule: Verknöcherungen des Anulus-fibrosus, Ossifikation der Längsbänder und der Ligg. supra- und interspinalia, Verknöcherung der Wirbelbogengelenke mit Gelenkkapseln und Ligg. flava • Diskusverkalkungen • Komplikationen: Querverlaufende Frakturen durch Wirbelkörper oder Bandscheibenraum und die posterioren Elemente/instabil, Querschnittsgefahr!), meist Ausbildung einer Pseudarthrose • Ankylose der Kostovertebralgelenke mit Behinderung der Atmung.
  Ileosakralgelenke: Entzündliche destruktive Veränderungen • Unscharfe Gelenkkonturen • Erosionen • Verstärkte reaktive Sklerosierung • Später Ankylose.
  Kalkaneus: Retrokalkaneare Bursitis • Erosionen an Sehnenansatzstellen mit flauer Periostitis.
  Periphere Arthritis: Häufigkeit 40% • Bevorzugt Knie-, Hüft- und Schultergelenk • Röntgenzeichen ähnlich der chronischen Polyarthritis.
- **MRT-Befund**
  Darstellung früher entzündlicher Veränderungen an den ISG und der Wirbelsäule • Knochenmarködem grenzt an die ISG an (hyperintens auf fettgesättigten Aufnahmen, KM-Anreicherung) • Diszitis (Flüssigkeitssignal im Bandscheibenraum) • Spondylitis anterior (entzündliches Ödem an der Wirbelkörpervorderkante).

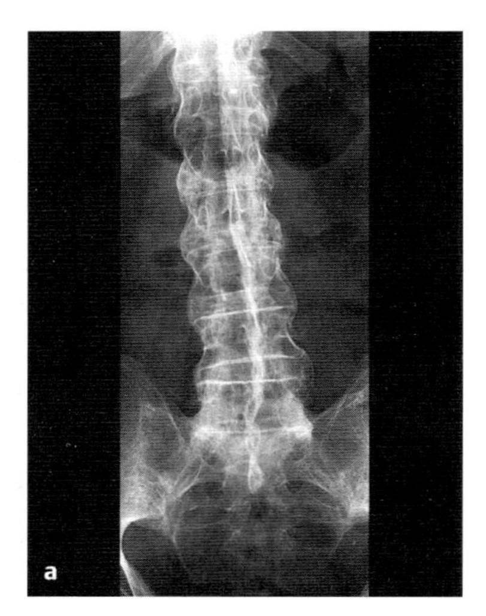

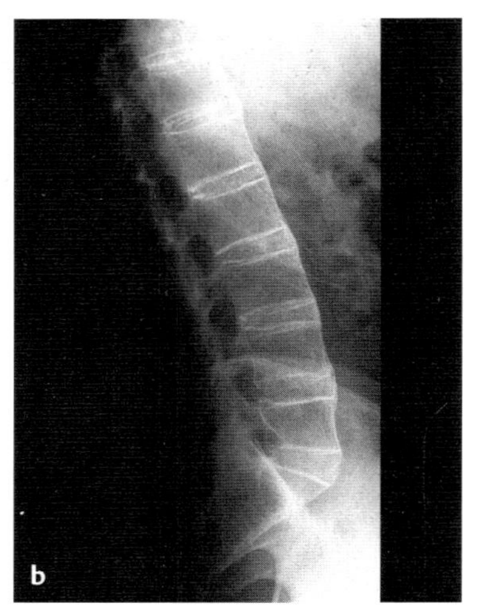

Abb. 57 a, b 65-jähriger Patient mit langjährigem Morbus Bechterew. Röntgenaufnahme der Wirbelsäule a.p. (**a**) und seitlich (**b**). Typische Bambusstabwirbelsäule mit Syndesmophyten und Verknöcherung der Längsbänder. Ankylosierung auch der Ileosakralgelenke.

Klinik

- **Typische Präsentation**
  Leitsymptom ist der tief sitzende, nächtliche Rückenschmerz mit Morgensteifigkeit (Sakroiliitis) • Versteifung der Wirbelsäule • Iridozyklitis (30 – 50%) • Herzbeteiligung • Lungenfibrose • Kolitis.
- **Therapeutische Optionen**
  Krankengymnastik • Nichtsteroidale Antirheumatika • Glucocorticoide • Immunsuppressiva.
- **Verlauf und Prognose**
  Verlauf über Jahrzehnte • Sehr variabel im Ausprägungsgrad • Meist Einsteifung der Wirbelsäule mit erheblicher Bewegungseinschränkung und Komplikationen im Spätstadium.
- **Was will der Kliniker von mir wissen?**
  Nachweis einer Sakroileitis • Ausmaß der Wirbelsäulenbeteiligung • Frakturen • Atlantoaxiale Instabilität.

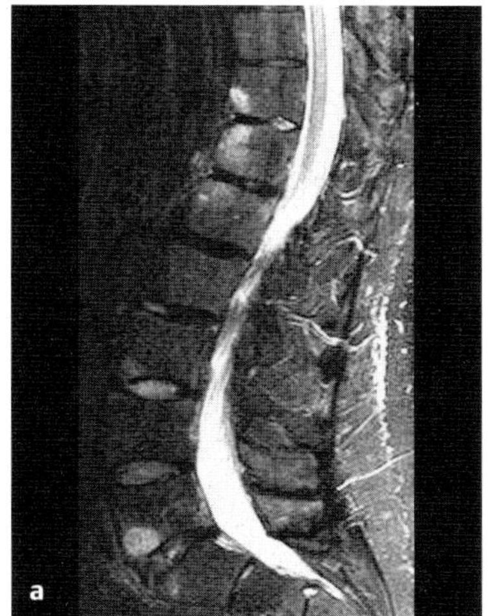

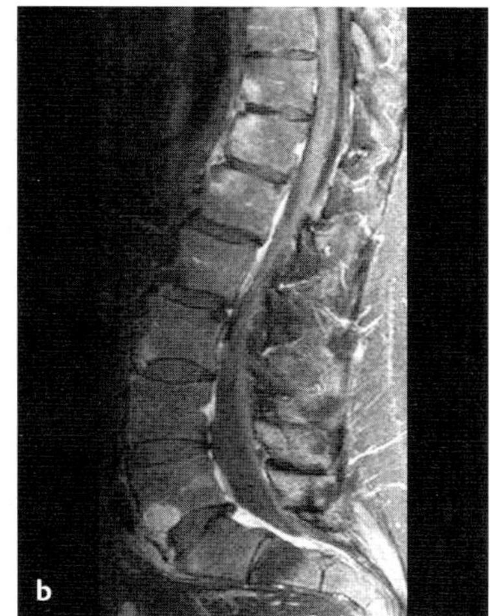

Abb. 58 a, b 39-jähriger Patient mit Morbus Bechterew. MRT der LWS.

a STIR. Multiple hyperintense entzündliche Herde an den Wirbelkörpervorderkanten. Romanus-Läsionen an LWK 3 und 5. Spondylitis anterior an BWK 11 bis LWK 1.

b T1w fettgesättigte SE-Sequenz nach KM-Gabe. Deutliche KM-Aufnahme in den entzündlichen Läsionen.

Differenzialdiagnose

Morbus Reiter
- meist einseitige Sakroileitis, grobe Parasyndesmophyten

Psoriasis
- typische Hautveränderungen, periphere Gelenke befallen, grobe Parasyndesmophyten

Rheumatoide Arthritis
- typische Arthritis an den Händen und Füßen
- keine Syndesmophyten
- bei HWS-Befall Treppenstufenphänomen, „abgelutschte" Dornfortsätze

DISH
- große überbrückende Spondylophyten bei erhaltenem Bandscheibenraum
- keine Sakroileitis

Typische Fehler

Frühform nicht erkannt • Fehldiagnose „Degeneration".

Literatur

Bollow M. Magnetic resonance imaging in ankylosing spondylitis. Fortschr Röntgenstr 2002; 174: 1489 – 1499

Pennekamp W, Rduch G, Nicolas V. Feasibilities and bounds of diagnostic radiology in case of back pain. Schmerz 2005; 19(2): 117

Spondylitis und Spondylodiszitis

Kurzdefinition

- **Epidemiologie**
  1–3% aller pyogenen Infektionen des Skelettsystems • Erster Erkrankungsgipfel bei Kleinkindern • Sonst Manifestation meist im 5. und 6. Dezennium • Keine Geschlechtsbevorzugung • Mortalität bis 5%.
- **Ätiologie/Pathophysiologie/Pathogenese**
  Die Spondylitis ist eine Wirbelentzündung • Spondylodiszitis bezeichnet eine Infektion des Bandscheibenraums und des/r angrenzenden Wirbelkörper/s • Meist bakterielle Infektion nach hämatogener Streuung, Bandscheibenoperationen oder Punktion • Seltener kontinuierliche Ausbreitung bei (z.B. retropharyngealem, präsakralem) Abszess • Erreger: Staphylococcus aureus, Streptokokken und E. coli, gramnegative Erreger bei älteren Patienten mit Harnwegsinfekten, Darmoperationen und bei i. v. Drogenabusus • Prädisponierend wirken Systemerkrankungen wie Diabetes mellitus, Alkoholismus, Corticosteroide • Sonderform: tuberkulöse Spondylitis • Vorwiegend lumbale oder thorakale Wirbelsäule betroffen • Seltener zervikale bakterielle Spondylodiszitis.
  Pathogenese: Hämatogene Streuung ins Knochenmark (v.a. nahe der Endplatten, da dort gute Vaskularisierung) • Ausbreitung über intersegmentale Gefäßverzweigung in benachbarte Wirbelkörper • Infektion der dazwischenliegenden avaskulären Bandscheibe über die Endplatten perforierende Gefäße (bis 20 Jahre) bzw. (über 20 Jahre) über die vaskularisiert Periphereie des Anulus fibrosus • Meist monosegmentaler, seltener auch polysegmentaler Befall (Tbc) • Auch Ausbreitung über Batson-Venenplaxus (Kommunikation mit Becken) sowie subligamentär • Ausbreitung in die paraspinale Muskulatur • Einbruch in Paravertebralraum oder Epiduralraum (bis 20% Letalität) zusammen mit den neurologischen Komplikationen gefürchtet.

Zeichen der Bildgebung

- **Methode der Wahl**
  Röntgenaufnahmen • MRT • CT
- **Röntgenbefund**
  Im Frühstadium (cave: konventionelle Röntgenaufnahme oft falsch negativ!) Höhenminderung eines Zwischenwirbelraums • Zunehmende Unschärfe der angrenzenden Grund- und Deckplatten • Im weiteren Verlauf Destruktion der Abschlussplatten und der Wirbelkörpervorderkante • Im Rahmen der Heilung zunehmende Sklerosierung der Wirbelkörperendplatten und der betroffeen Anteile der Wirbelkörper.
- **CT-Befund**
  Exakte Darstellung der knöchernen Destruktionen • In der akuten Phase Wirbelkörperfragmentation mit mottenfraßähnlichem Aspekt an den Abschlussplatten • Im weiteren Verlauf reaktive Spongiosasklerose • Zunahme der Knochendichte • Reparatur der Erosionen • Evtl. paraspinale Abszesse • CT zur Steuerung von diskovertebraler Biopsie • Drainage von Abszessen.

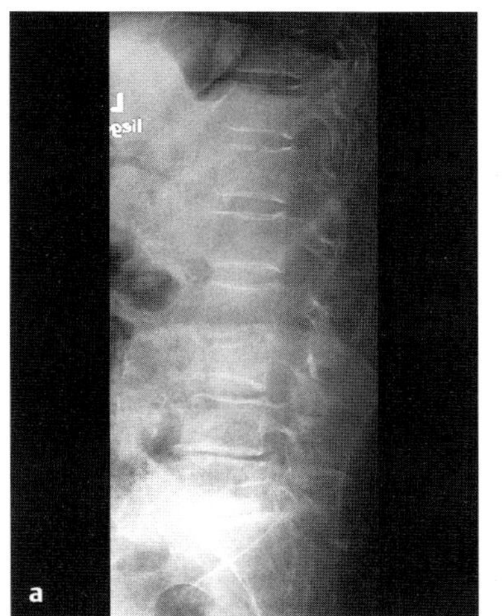

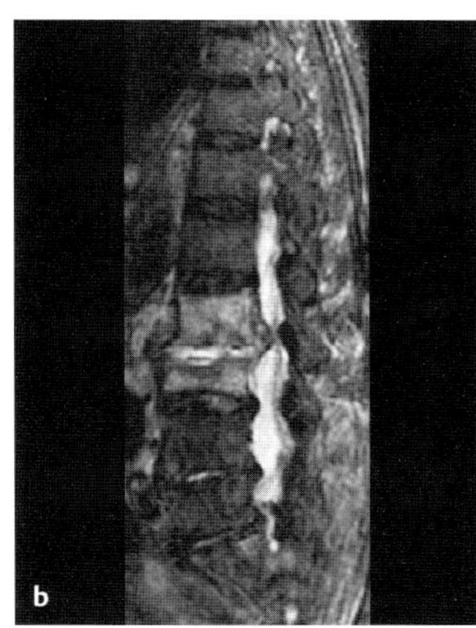

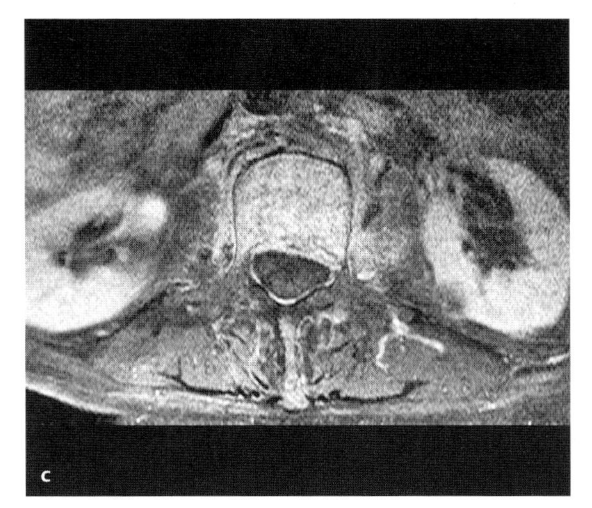

Abb. 59 a–c Spondylodiszitis LWK 2/3 mit Einschmelzung im Zwischenwirbelraum.

a Seitliche Röntgenaufnahme. Höhenminderung des Zwischenwirbelraums LWK 2/3 und unscharfe Abgrenzbarkeit der Endplatten.

b MRT, STIR sagittal. Paravertebrale Ausdehnung des Abszesses mit Verdacht auf. Beginnende Affektion des linken M. psoas. Epidurale entzündliche Veränderungen.

c MRT, T1w mit Fettsättigung nach KM-Gabe.

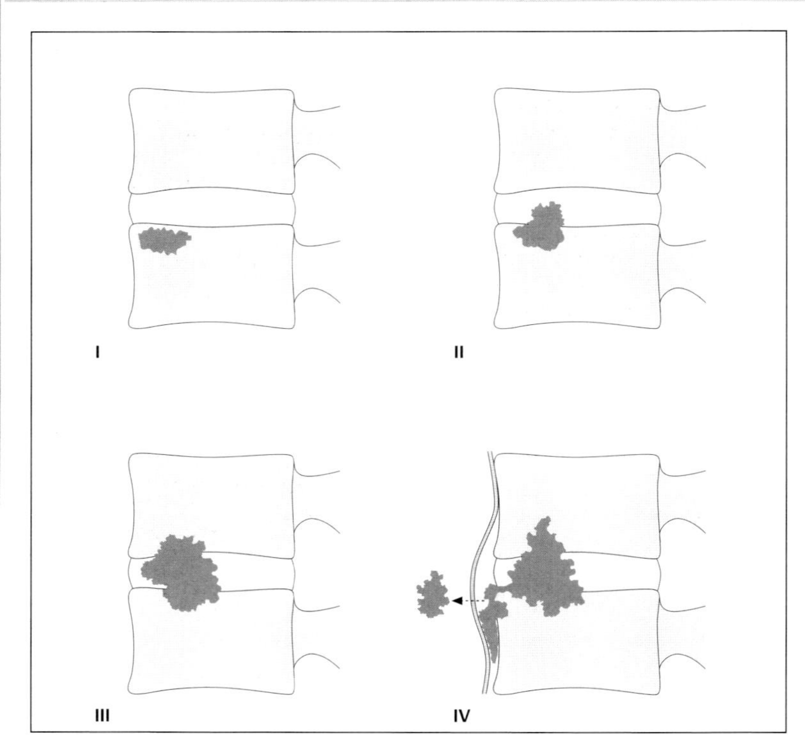

Abb. 60 Ausbreitungsmuster der hämatogenen Spondylodiszitis. Zunächst Erregerabsiedlung in den gut vaskularisierten endplattennahen Wirbelkörperanteilen (I) mit Einbruch in den Zwischenwirbelraum (II). Dort zunehmende Einschmelzung und konsekutiv Höhenminderung (III). Weitere Ausbreitung in benachbarte Wirbelkörper und unter das vordere/hintere Längsband und weiter in die paravertebralen Weichteile (IV). Gefürchtete Komplikationen sind epidurale Abszesse bei Ausbreitung der Infektion nach dorsal.

► **MRT-Befund**

Höchste Sensitivität (90 – 100 %) aller bildgebenden Verfahren • Ein zu Flüssigkeit isointenses Signal und randständige KM-Aufnahme sprechen für diskale Einschmelzung • Wirbelkörperendplatten nicht abgrenzbar • Ödemtypische Veränderungen der Wirbelkörper im befallenen Bewegungssegment, die sich über mehr als die Hälfte des Wirbelkörpers ausdehnen • Meningeale KM-Anreicherung • Epidurale Abszesse sind nach KM-Gabe gut nachweisbar • Eine paravertebrale Ausbreitung ist gut erkennbar.

Klinik

- **Typische Präsentation**
  Umschriebene Rückenschmerzen (verstärken sich bei Perkussion) • Radikuläre Beschwerden • Rückenmarksymptome • Fieber • BSG-, CRP- und Leukozytenerhöhung.
- **Therapeutische Optionen**
  Bei unkomplizierter Spondylodiszitis Ruhigstellung und parenterale Antibiotika • Sonst operative Sanierung • Keimsicherung vor Antibiosebeginn.
- **Verlauf und Prognose**
  In bis zu ⅔ der Fälle Blockwirbelbildung • Teils deutliche Höhenminderung • Kyphosierung • Gibbusbildung • Skoliose.
- **Was will der Kliniker von mir wissen?**
  Diagnose • Stadium • Lokalisation • Ausdehnung der Erkrankung • Paravertebrale oder epidurale Abszesse.

Differenzialdiagnose

Tumoren	– Aussparung der Bandscheibe – oft Affektion der hinteren Wirbelelemente
Osteochondrose	– Endplatten besser erkennbar – Ödemausdehnung meist geringer als die halbe Wirbelkörperhöhe – typischerweise lumbosakraler Übergang betroffen

Typische Fehler

Fehldeutung als eine der o. g. Differenzialdiagnosen.

Literatur

Flamme CH et al. MRT bei Spondylitis und Spondylodiszitis. Orthopäde 2001, 30: 514–518

Longo M, Granata F, Ricciardi K, Gaeta M, Blandino A. Contrast-enhanced MR imaging with fat suppression in adult-onset septic spondylodiscitis. Eur Radiol 2003; 13(3): 626–637

Reiser M, Kuhn FP, Debus J. Duale Reihe – Radiologie. Stuttgart: Thieme, 2004: 631–632

Rodiek SO. Bildgebende Verfahren bei spinalen Infektionen. Radiologe 2001; 41: 976–986

Stabler A, Baur A, Kruger A, Weiss M, Helmberger T, Reiser M. Differential diagnosis of erosive osteochondrosis and bacterial spondylitis: magnetic resonance tomography (MRT). Röfo 1998; 168(5): 421–428

Varma R, Lander P, Assaf A. Imaging of pyogenic infectious spondylodiskitis. Radiol Clin North Am 2001; 39 (2): 203–213

Morbus Sudeck

Kurzdefinition

Syn.: sympathische Reflexdystrophie, Algoneurodystrophie, „complexe regional pain syndrome" (CRPS).

► **Epidemiologie**
90% posttraumatisch nach Fraktur der distalen Extremitäten (Inzidenz nach Colles-Fraktur 10–35%, nach Tibiaschaftfraktur 30%) • 10% idiopathisch • Tritt in allen Altersklassen auf • Altersgipfel um das 50. Lebensjahr • Frauen sind doppelt so häufig betroffen wie Männer.

► **Ätiologie/Pathophysiologie/Pathogenese**
Meist nach (Mikro-) Trauma oder kleineren Operationen an den Extremitäten (z. B. Dekompression bei Karpaltunnelsyndrom, Arthroskopie) • Pathogenese weitgehend ungeklärt • Störungen der nervalen Afferenzen und Efferenzen des sympathischen Nervensystems sowie der Mikrozirkulation • Überaktivität des sympathischen Nervensystems führt zu einer übermäßig starken regionalen Entzündungsreaktion.

Zeichen der Bildgebung

► **Methode der Wahl**
Röntgen, am besten im Vergleich zur Gegenseite

► **Röntgenbefund/CT-Befund**
Zunächst nur Weichteilschwellung • Ossäre Veränderungen frühestens nach 4 Wochen und nur in 40% der Fälle nachweisbar • Fleckige oder bandförmige subchondrale Entkalkungszonen • Evtl. Schwund der subchondralen Grenzlamelle und kortikale Ausdünnung durch Resorptionsvorgänge.

► **MRT-Befund**
Keine spezifischen Befunde für die Diagnose • Geeignet zum Ausschluss anderer Erkrankungen • Anfangs Weichteilödem mit KM-Anreicherung • Knöcherne Strukturen meist über den gesamten Verlauf unauffällig • Teils fokale bis lineare fleckförmige diskrete Ödemzonen, insbesondere subkortikal • Diese entsprechen vermutlich sekundären Insuffizienzfrakturen.

► **Szintigraphie**
Knochenszintigraphie mit ^{99m}Tc-Diphosphonat • Im Stadium 1 und 2 verstärkte Anreicherung in der Weichteilphase (5–15 Min. nach Injektion) und der Knochenphase (nach 3 h) • Verstärkte Tracer-Aufnahme in Gelenknähe • Im Stadium 3 (Atrophie) oft Normalisierung des szintigraphischen Befundes.

► **Pathognomische Befunde**
Kein pathognomonisches Bild • Meist fleckförmige Entkalkungen im betroffenen Skelettanteil.

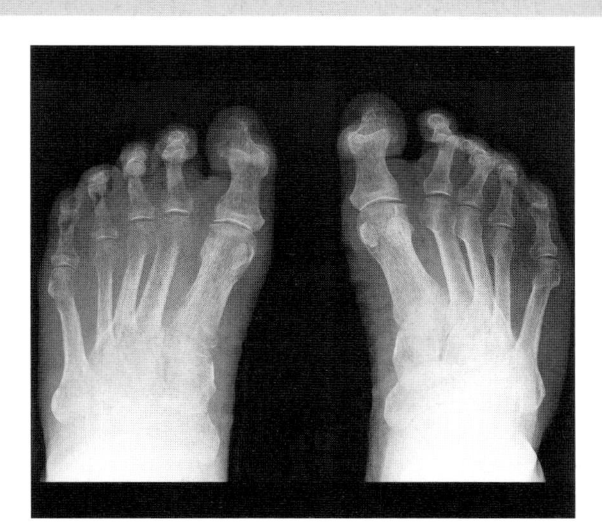

Abb. 61 87-jähriger Patient nach Weber-C-Fraktur. 5 Wochen nach Stellschraubenentfernung traten dystrophe Weichteilveränderungen auf. Röntgenbild des rechten Vorfußes. Fleckförmige und subchondrale Entkalkungen.

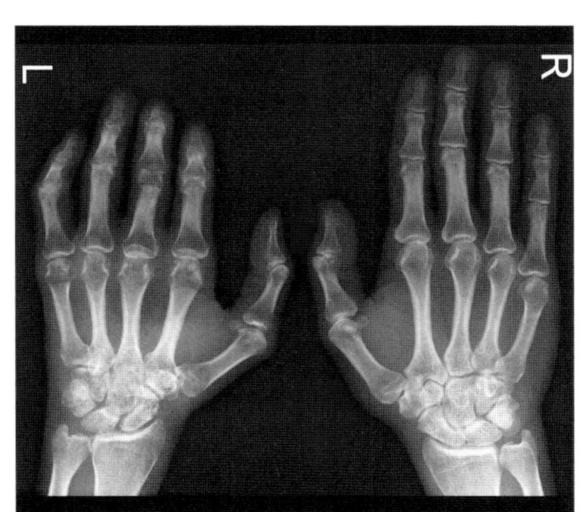

Abb. 62 50-jähriger Patient 3 Monate nach Kreissägenverletzung der Finger D II und III links. Klinisch typisches CRPS mit Kontrakturen der Finger. Röntgenaufnahme beider Hände. Im Seitenvergleich deutliche Entkalkung an der gesamten linken Hand einschließlich des Karpus, insbesondere gelenknah.

Klinik

- **Typische Präsentation**
  Klassisch (jedoch nicht immer vorhanden) sind 3 Krankheitsstadien:
  - Stadium I: Entzündung • Nach Tagen bis Wochen • Brennende Schmerzen • Starker Spontan- und Belastungsschmerz • Schwellung • Betroffene Extremität wärmer oder kühler im Vergleich zur Gegenseite • Feuchte, warme und oft glänzende (rötlich-livide verfärbte Haut • Hyper- oder Hypästhesie • Hyper- oder Hypalgesie • Evtl. verstärktes Haarwachstum und vermehrtes Schwitzen
  - Stadium II: Dystrophie • Nach Wochen bis Monaten • Bewegungsschmerz mit zunehmender Bewegungseinschränkung • Geringerer Ruheschmerz • Blass-livide, kühle, trockene Haut • Trophische Veränderungen • Kontrakturen
  - Stadium III: Atrophie (irreversibel) • Zunehmende Funktionsstörung infolge Muskelatrophie • Fibrosierung von Kapseln und Bändern • Atrophische, trockene „Wachshaut“ • Anhidrose • Kontrakturen • Irreversibel
- **Therapeutische Optionen**
  Multidisziplinäres Therapiekonzept • Meist ambulante Behandlung • Evtl. stationäre Behandlung mit Schmerztherapie, Physiotherapie, Ergotherapie, physikalischer Therapie und Psychotherapie • Ggf. Bisphosphonate.
- **Verlauf und Prognose**
  Variabler Verlauf • Die Prognose ist, auch wenn das Syndrom bei konsequenter frühzeitiger Behandlung reversibel ist, insgesamt ungünstig • Irreversibel im Stadium III.
- **Was will der Kliniker von mir wissen?**
  Zeichen für Entkalkungen • Ausschluss von Differenzialdiagnosen.

Differenzialdiagnose

Inaktivitätsosteoporose	– homogenere Entkalkung im betroffenen Skelettabschnitt – keine Hyperperfusion in der Szintigraphie – keine Schmerzen und keine Weichteilschwellung
Knochenmarködem-Syndrom	– umschriebenes Ödem in einem Knochen – klinisch keine Weichteildystrophie
Osteomyelitis	– im Röntgenbild teilweise ähnlich, jedoch meist auf einen Knochen beschränkt – im MRT deutliche Knochenmarkveränderungen

Typische Fehler

Teils schwierig von einer Inaktivitätsosteoporose zu unterscheiden.

Literatur

Köck FX, Borisch N, Koester B, Grifka J. Das komplexe regionale Schmerzsyndrom Typ I (CRPS I). Ursachen, Diagnostik und Therapie. Orthopäde 2003; 32: 418–432

Van der Laan L, Goris RJA. Sudeck-Syndrom. Hatte Sudeck recht? Unfallchirurg 1997; 100: 90–99

Kurzdefinition

► **Epidemiologie**

Große sozialmedizinische Bedeutung • Inzidenz von bis zu 80% ab dem 65. Lebensjahr • Häufigste Manifestationen: Hüfte, Knie, Hand • Oligo- und polyartikuläre Verläufe.

► **Ätiologie/Pathophysiologie/Pathogenese**

Klinisches Syndrom auf Basis einer heterogenen Gruppe von Erkrankungsformen, die alle Gewebe eines Gelenks involviert • Ergebnis mechanischer und biologischer Ereignisse, die das normale Gleichgewicht von Abbau und Synthese des Knorpels und subchondralen Knochens destabilisieren.

- primäre Form: idiopathisch
- sekundäre Form: posttraumatisch • Inflammatorisch • Assoziiert mit angeborenen Erkrankungen • Neuropathisch
- Sonderform: erosive Arthrose

Multifaktorielles Geschehen • Zusammenwirken von mechanischen (z. B. Gelenkfehlstellung, neuromuskuläre Fehlfunktionen, ligamentäre Läsionen (Instabilität), Trauma) und biologischen (enzymatische Schädigung) Faktoren • Destruktion des Gelenkknorpels • Umbauvorgänge im subchondralen Knochen • Letztlich Destruktion und functio laesa des gesamten Gelenks.

Veränderungen am Knorpel: Schädigung der Kollagenfasern im Knorpel • Reduzierte Biosynthese der Chondrozyten • Zunehmende Fibrillationen mit Verlust der mechanischen Festigkeit • Durch den Knorpelabrieb Induktion einer Synovitis mit Ergussbildung • Fortschreiten der Knorpelschädigung bis zur Knorpelglatze.

Periartikuläre Veränderungen: Subchondrales Markraumödem • Mikroblutungen • Reaktive Hyperämie • Zellinfiltration • Bildung von fibrovaskulärem Gewebe • Subchondrale Zysten • Subchondrale Sklerosierung • Durch lokale Aktivierung von Wachstumsfaktoren Knochenneubildung (Osteophyten).

Auch die Menisci sind in den Prozess der Gelenkdegneration eingebunden.

Zeichen der Bildgebung

► **Methode der Wahl**

Röntgenaufnahmen • CT • MRT

► **Röntgenbefund**

Aufnahme in 2 Ebenen • Beim Knie auch Belastungsaufnahme (Kniegelenk a. p. im Stehen) • Gelenkspaltverschmälerung • Osteophyten • Subchondrale Sklerose • Subchondrale Zystenbildung • „Mövenflügelzeichen“ bei erosiver Form an den Fingergelenken.

Klassifizierung: Gradingsystem nach Kellgren-Lawrence (K-L), das auf Hände, Knie und Hüfte angewendet wird • Abstufung von 0 (keine Arthrose) bis 4 (fortgeschrittene Arthrose) • Nur eingeschränkte Korrelation zwischen klinischer Symptomatik und K-L-Grading.

K-L-Gradeinteilung der Arthrose

K-L-Grad	Osteophyten	Gelenkspaltreduktion	Sklerose
0	keine	keine	keine
1	zweifelhaft	keine	keine
2	gering	möglich	keine
3	moderat, mehrere	vorhanden	möglich
4	groß	deutlich	deutlich

- **CT-Befund**
  Befunde wie im Röntgen, nur früher und überlagerungsfrei • Dient auch dem Ausschluss freier Gelenkkörper (ggf. auch CT-Arthrographie) oder einer Chondrokalzinose • Darstellung komplexer knöcherner Details (Sakroiliakalgelenke, Akromioklavikulargelenke, kleine Wirbelgelenke).
- **MRT-Befund**
  Detaillierte Darstellung der Knorpelschädigung und der meniskalen Veränderungen • Subchondrale Veränderungen (ähnlich Knochenmarködem) in Regionen veränderter mechanischer Belastung • Inwiefern diese mit Schmerzen korrelieren, ist noch unklar • Nach KM-Gabe kann eine reaktive Synovitis erkennbar sein • Subchondrale Zysten und Sklerose • Kleinere nekrotische Areale im subchondralen Knochen, meist in den Hauptbelastungszonen.

Klinik

- **Typische Präsentation**
  Schmerzen • Eingeschränkte Beweglichkeit • Morgensteifigkeit • Zunahme der Beschwerden unter Belastung • Abnahme unter Entlastung • Krepitationen bei Bewegung.
  Fortgeschrittenen Form: Schwellung • Erguss • Fehlstellung • Subkutane Weichteilknoten • Muskelverspannungen • Ankylose.
  Erosive Form: Schwellung • Rötung • Starke Schmerzen • Erguss.
  Diese Symptome sind mit radiologischen Veränderungen in den ACR-Kriterien für die Diagnosestellung der Arthrose zusammengefasst.
- **Therapeutische Optionen**
  Abhängig von Stadium, subjektiven Beschwerden, Alter und Lebensgewohnheiten • Im Frühstadium konservativ, NSAR, intraartikuläre Steroidinjektionen • Im fortgeschrittenen Stadium operativ (Osteotomie, Mikrofrakturierung, autologe Chondrozyten- oder osteochondrale Transplantation, Gelenkersatz).
- **Verlauf und Prognose**
  Variabel • Meist langsame Entwicklung mit zunehmender Funktionseinschränkung • Erosive Form an den DIP-Gelenken • Bei älteren Patienten an den Hüftgelenken evtl. innerhalb weniger Wochen völlige Gelenkdestruktion („Postel-Arthropathie“).
- **Was will der Kliniker von mir wissen?**
  Ausdehnung der Veränderungen • OP-Indikation • Präoperative Planung.

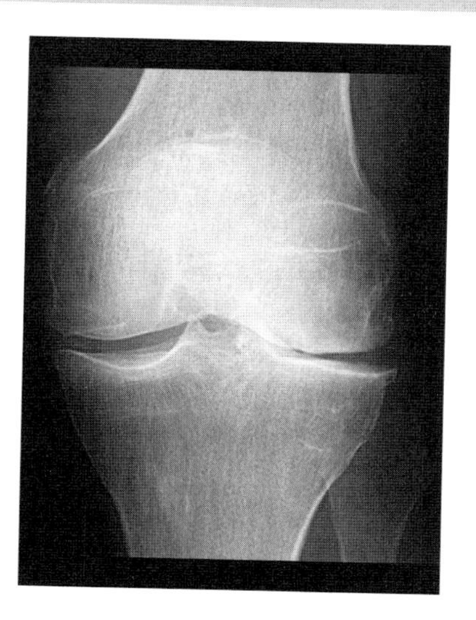

Abb. 63 Lateral betonte femorotibiale Arthrose. A.p. Röntgenaufnahme des Knies. Gelenkspaltverschmälerung, subchondrale Sklerose und zentrale und periphere Osteophyten. Chondrokalzinose. Verkalkung am Ansatz des medialen Kollateralbandes nach Ruptur vor mehreren Jahren.

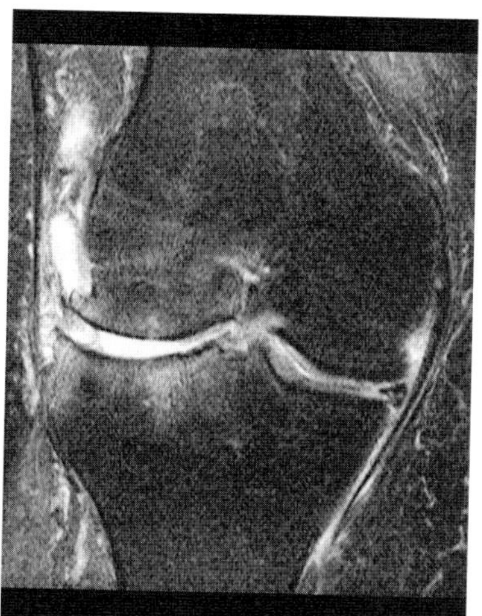

Abb. 64 Gonarthrose. MRT (koronar, STIR). Knorpelverlust im lateralen Kompartiment. Gelenkerguss. Degeneration des Meniskus. Ödem im subchondralen Knochen, vermutlich reaktiv bei inadäquater Biomechanik.

Differenzialdiagnose

Erkrankungen des rheumatischen Formenkreises	– typisches Verteilungsmuster – erosive Veränderungen – Klinik (CRP, Dauer, Morgensteife) – auch bei sekundären degenerativen Veränderungen stehen die erosiven/destruktiven Veränderungen im Vordergrund

Typische Fehler

Im Einzelfall kann die Graduierung früher Stadien problematisch sein.

Literatur

Buckland-Wright JC, Verbruggen G, Haraoui PB. Imaging. Radiological assessment of hand OA. Osteoarthritis Cartilage. 2000; 8[Suppl A]: S55-S56

Felson DT. An update on the pathogenesis and epidemiology of osteoarthritis. Radiol Clin North Am 2004; 42: 1 – 10

Haq I, Murphy E, Darce J. Osteoarthritis. Postgraduate Medical Journal 2003; 79: 377 – 383

Lang P, Noorbakhsh F, Yoshioka H. MR imaging of articular cartilage: current state and recent developments. Radiol Clin North Am 2005; 43(4): 629 – 639

Watt I. Arthrose – eine oder viele Erkrankungen? Radiologe 2000; 40: 1134 – 1140

Kurzdefinition

- **Epidemiologie**
  Die Osteochondrose ist eine der häufigtsen Ursachen für Rückenschmerz • Die Bandscheibendegeneration ist bei der vorzeitigen Berentung eine der Hauptursachen • Sie besteht bei nahezu 100% der über 70-Jährigen • Asymptomatische Bandscheibendegeneration bei 35% der 20-Jährigen (nachweisbar in der MRT).
- **Ätiologie/Pathophysiologie/Pathogenese**
  Wasserverlust des Nucleus pulposus • Fragmentierung und Einrisse im Anulus fibrosus • Höhenminderung der Bandscheibe • Reaktiv verstärkte Sklerosierung der Wirbelkörperabschlussplatten • Mögliche Komplikation: Bandscheibenprolaps • Meist segmentale Hypomobilität im Segment • Evtl. segmentale kompensatorische Hypermobilität im angrenzenden Segment.

Zeichen der Bildgebung

- **Methode der Wahl**
  Röntgen • MRT
- **Pathognomonische Befunde**
  Höhenminderung der Bandscheibe • Sklerosierung an den angrenzenden Wirbelkörperabschlussplatten.
- **Röntgenbefund**
  Am häufigsten betroffen sind HWK 5 – 7 und LWK 4 bis SWK 1 • Höhenminderung des Bandscheibenraums • Verstärkte Sklerosierung der angrenzenden Grund- und Deckplatten.

  Begleitende Veränderungen sind Spondylarthrose, Spondylose und Spondylolisthese.
  Spondylarthrose: Arthrotische Veränderungen der Facettengelenke • Verschmälerung des Gelenkspalts • Sklerosierung der Gelenkflächen.
  Spondylose: Osteophytäre Randkantenanbauten an den Wirbelkörperabschlussplatten • Dadurch evtl. neuroforaminale oder spinale Einengung.
  Spondylolisthese: Wirbelkörpergleiten • Vakuumphänomen: Bei vollständig desintegrierter Bandscheibe Austritt von Stickstoff in den Bandscheibenraum, vor allem in Extension • Verkalkung der vorderen und/oder hinteren Längsbänder.
- **CT-Befund**
  Evtl. zusätzlicher Bandscheibenvorfall • Evtl. spinale Enge durch Bandscheibenprotrusion oder -prolaps • Spondylarthrosen • Hypertrophie der Ligg. flava • Längsbandverkalkungen.

  Erosive Osteochondrose: Entsteht auf dem Boden einer Mikroinstabilität in einem Bandscheibensegment • Fibrovaskuläres Gewebe wächst in die hyalinknorpeligen Abschlussplatten und in den Bandscheibenraum ein • Dadurch unregelmäßige Konturierung der Grund- und Deckplatten in einem Bandscheibensegment.

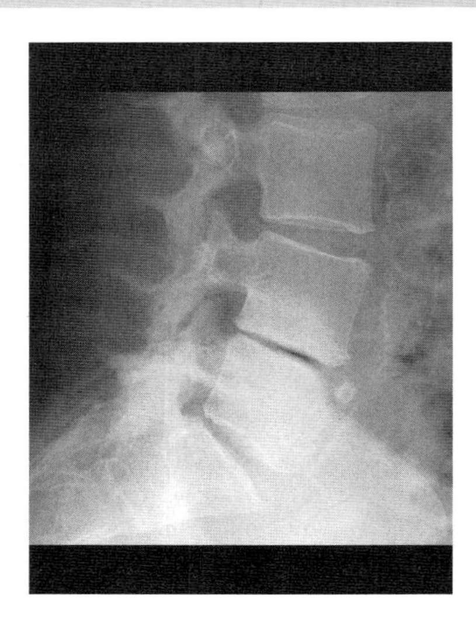

Abb. 65 58-jährige Patientin mit ausgeprägter Osteochondrose LWK 4/5. Seitliche Röntgenaufnahme der LWS. Höhenminderung des Bandscheibenraums mit reaktiver, halbmondförmiger Sklerosierung des Knochens, die an die Wirbelkörperabschlussplatten angrenzt. Vakuumphänomen im Bandscheibenraum. Nebenbefundlich Limbuswirbel an LWK 5 (anteriore Bandscheibenherniation). Spondylarthrosen an LWK 4 bis SWK 1.

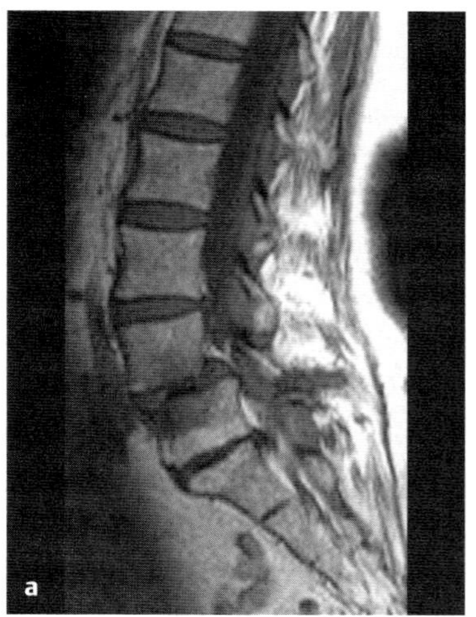

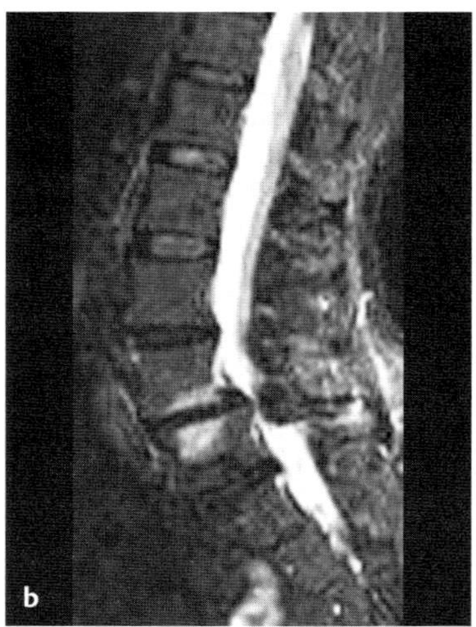

Abb. 66 a, b 60-jährige Patientin mit erosiver Osteochondrose Typ Modic I an LWK 4/5. MRT. Degenerativ bedingter Spondylolisthese.

a T1w SE. Bandförmige hypointense Zone im Knochenmark entlang der Wirbelkörperabschlussplatten.

b Fettgesättigte STIR. Hyperintenses Signal im Knochenmark als Zeichen des Ödems.

- **MRT-Befund**
  Signalminderung der Bandscheibe im T2w Bild durch Wasserverlust • Anulusriss: punktförmige oder lineare Signalanhebung im Anulus fibrosus im T2w SE-Bild • Erosive Osteochondrose wird eingeteilt nach Modic:
  - Modic 1: Knochenmarködem an den Wirbelkörperabschlussplatten • Bandförmiges hyperintenses Signal in T2w oder fettgesättigten Sequenzen • Hypointenses Signal in T1w
  - Modic 2: Fetteinlagerung als Zeichen der Abheilung • Hyperintenses Signal in T1w und T2w
  - Modic 3: Sklerosierung • Hypointenses Signal in T1w und T2w

Klinik

- **Typische Präsentation**
  Meist chronisch rezidivierende Rückenschmerzen ohne sensomotorisches Defizit • Bei erosiver Osteochondrose starke Beschwerden (Patienten können sich nicht aus der Rückenlage aufrichten, „rollen sich seitlich aus dem Bett").
- **Therapeutische Optionen**
  Physikalische Therapie • Schmerzmedikation • Bei Mikroinstabilität und konservativ nicht beherrschbaren Schmerzen Fusion des Segments.
- **Verlauf und Prognose**
  Meist heilt eine erosive Osteochondrose im Verlauf von Monaten bis Jahren aus • Versteifung durch Spondylophyten (im MRT: Fettzelleinlagerung) • Cave: Der röntgenologische Befund korreliert teilweise nicht mit dem klinischen Beschwerdebild • Starke degenerative Veränderungen auch bei fast beschwerdefreien Patienten möglich.
- **Was will der Kliniker von mir wissen?**
  Ausmaß der Höhenminderung • Aktivierte erosive Osteochondrose • Begleitende Veränderungen: Spondylose, Spondylarthrose, Einengung des Spinalkanals oder der Neuroforamina, Bandscheibenprotrusion/-prolaps.

Differenzialdiagnose

Spondylodiszitis	– Röntgen: unscharf begrenzte Wirbelkörperabschlussplatten mit Sklerosierungen – MRT: Flüssigkeitssignal im Bandscheibenraum, epiduraler Abszess, stärkeres Ödem in den angrenzenden Wirbelkörpern

Literatur

Baur-Melnyk A et al. Degenerative Erkrankungen der Wirbelsäule: Seltene und oft verkannte Ursachen von Schmerzsyndromen. Radiologe 2006; 46: 454–467

Niosi CA, Oxland TR. Degenerative mechanics of the lumbar spine. Spine 2004; 4: 202–208

Bandscheibenvorfall

Kurzdefinition

► **Epidemiologie**
Inzidenz ist nicht nicht bekannt • Bei bis zu ⅓ aller asymptomatischen Erwachsenen ist eine Diskushernie nachweisbar • In Deutschland jährlich pro 100 000 Einwohner 87 Bandscheibenprolapsoperationen.

► **Ätiologie/Pathophysiologie/Pathogenese**
Altersbedingt Risse im Anulus fibrosus • Durch Überdruck im Nucleus pulposus zunächst Bandscheibenvorwölbung (Protrusion, die äußeren Anteile des Anulus fibrosus und hinteres Längsband bleiben erhalten) • Später Bandscheibenvorfall mit Herniierung von Anteilen des Nucleus pulposus und/oder des Anulus in den Epiduralraum.
- Bandscheibenprotrusion: fokal oder zirkulär
- fokale Bandscheibenprotrusion: fokale Vorwölbung der äußeren Bandscheibenkontur durch Hernieren von Nucleus-pulposus-Material in den Anulus fibrosus (die äußeren Anteile des Anulus fibrosus bleiben erhalten) • Vorstadium des Bandscheibenvorfalls
- zirkuläre Bandscheibenprotrusion: breitbasige Vorwölbung des Anulus fibrosus nach peripher • Meist zirkulär oder semizirkulär • Ursache ist der Wasserverlust und damit Druckverlust im Nucleus pulposus) • Kein Vorstadium des Bandscheibenvorfalls
- Bandscheibenvorfall/-prolaps/-extrusion: Hernierung von Bandscheibengewebe über die Begrenzung des Anulus fibrosus hinaus in den Spinalkanal

Zeichen der Bildgebung

► **Methode der Wahl**
MRT • Alternativ CT/CT-Myelographie

► **Pathognomonische Befunde**
Hernierung von Nucleus-pulposus-Gewebe in den Spinalkanal • Bikonvexe Vorwölbung des Anulus fibrosus nach dorsal (axiale Aufnahmen) • Bandscheibengewebe ober- und/oder unterhalb des Niveaus der Wirbelkörperabschlussplatten.

► **Röntgenbefund**
Keine direkte Darstellung der Hernie möglich • Eine areaktive Minderung der Höhe eines Zwischenwirbelraums und eine schmerzbedingte skoliotische Verbiegung kann ein indirekter Hinweis sein.

► **CT-Befund**
Falls MRT nicht verfügbar oder nicht durchführbar • Zur Darstellung knöcherner Einengungen durch Spondylophyten • Diskushernie stellt sich als weichteilisodense (70 HE), extradurale, ventral im Spinalkanal gelegene Raumforderung dar, die Kontakt mit der Bandscheibe im Zwischenwirbelraum hat • Sagittale Rekonstruktionen erleichtern die Segmentzuordnung.

► **MRT-Befund**
Methode der Wahl: sagittale T1w und T2w TSE-Sequenzen, axiale (parallel der Grund- und Deckplattten der angrenzenden Wirbelkörper) und koronare T2w SE-Sequenzen • Koronare Sequenzen erlauben eine exakte Höhenlokalisierung (letztes Kostovertebralgelenk).

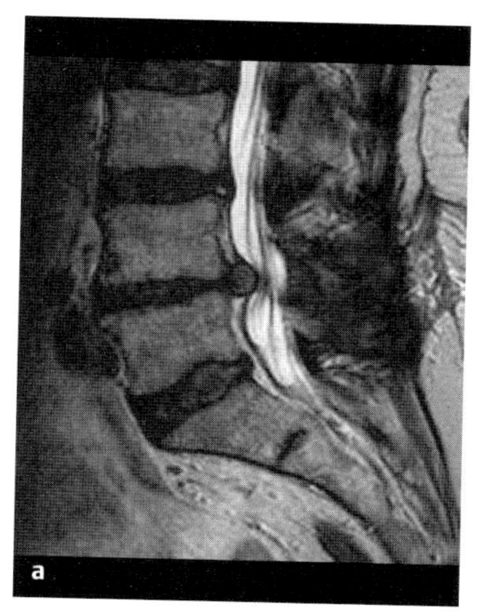

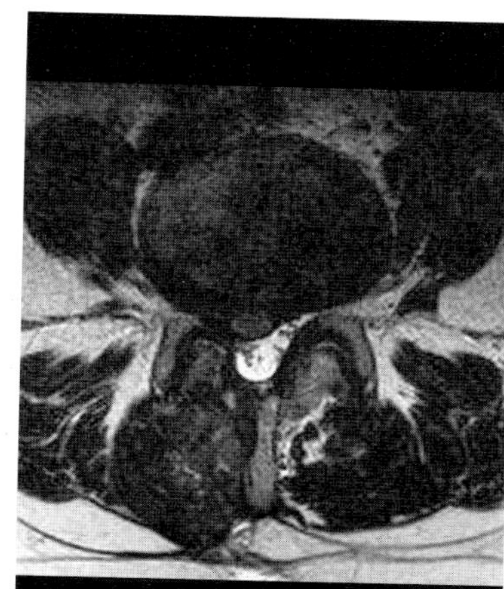

Abb. 67 a – c 59-jährige Patientin nach Bandscheiben-OP an LWK 4/5 vor 2 Monaten. MRT.

a Sagittale T2w TSE. Gut erkennbarer Rezidivprolaps. Zusätzlich Anulusriss (hyperintense fokale Läsion im Anulus fibrosus) in Höhe LWK 3/4.

b Axiale T2w TSE. Der Bandscheibenvorfall liegt rechts mediolateral.

c Nach KM-Gabe nimmt der Rezidivprolaps peripher KM auf. Ödem und KM-Aufnahme in den dorsalen Weichteilen (frisches Narbengewebe).

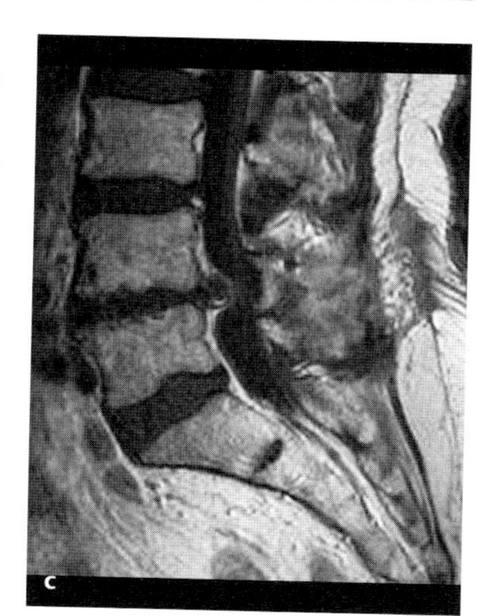

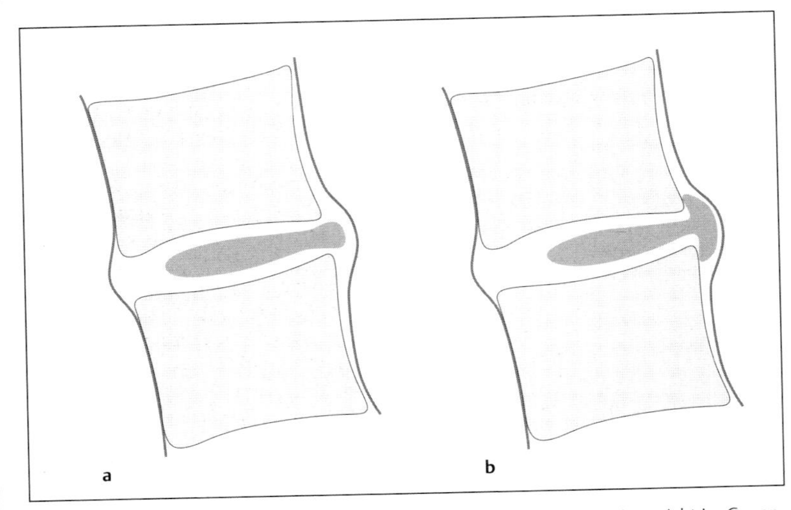

Abb. 68 a, b Bandscheibenprotrusion (**a**) und Extrusion (**b**). Bei der Extrusion reicht im Gegensatz zur Protrusion Bandscheibengewebe nach kranial oder kaudal über das Niveau der Abschlussplatten hinaus.

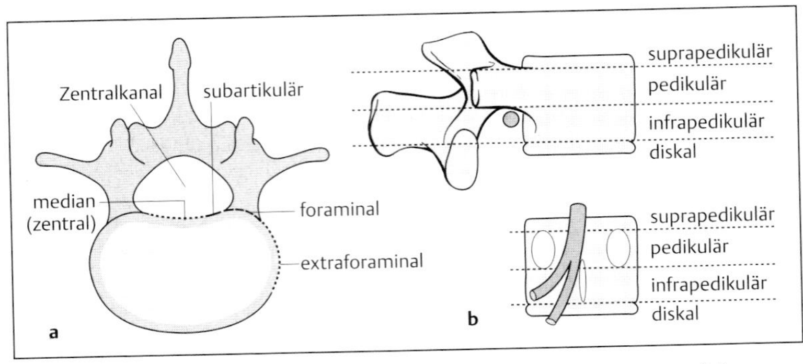

Abb. 69 a, b Horizontale und kraniokaudale Lagebeziehung des Bandscheibenvorfalls.

Anulusriss: T2w fokale oder lineare Signalerhöhung im hypointensen Anulus fibrosus • Meist KM-Aufnahme in das fibrosvaskuläre Reparationsgewebe, das in den Riss einsprosst.

Bandscheibenprotrusion: Bikonkave Vorwölbung des Anulus fibrosus nach dorsal (axiale Aufnahmen) • Vorwölbung nicht ober- oder unterhalb der Wirbelkörperabschlussplatte.

Bandscheibenvorfall/Extrusion: Bikonvexe Vorwölbung des Anulus fibrosus nach dorsal (axiale Aufnahmen) • Bandscheibengewebe liegt ober- und/oder unterhalb des Niveaus der Wirbelkörperabschlussplatten (sagittale Aufnahmen) • Hyperintenses Nucleus-pulposus-Material herniert über die Begrenzung der Anulusfasern hinaus nach dorsal in den Spinalkanal • Keine KM-Anreicherung im Bandscheibenmaterial selbst • In der Peripherie der Hernie evtl. KM-Anreicherung durch sekundäre Vaskularisierung der Bandscheibe oder erweiterten epiduralen Venenplexus • Evtl. legt sich Nucleus-pulposus-Gewebe dorsal dem Anulus an und erscheint wie eine Protrusion (periphere hyperintense Zone in T1w und T2w, anliegend an die hypointensen Anulusfasern).

Lage des Bandscheibengewebes muss exakt beschrieben werden • Auf axialen Aufnahmen: median, mediolateral, lateral; im Rezessus, intraforaminal, lateral; extraforaminal • Kraniokaudale Ausdehnung: in Diskushöhe, infrapedikulär, pedikulär, suprapedikulär • Subligamentär oder transligamentär (hinteres Längsband durchbrochen).

Sequestrierter Bandscheibenvorfall: Nach kranial oder kaudal verlagertes herniertes Bandscheibengewebe mit/ohne Verbindung zur Restbandscheibe • Bandscheibenmaterial liegt meist hinter dem Wirbelkörper, kann jedoch auch nach intraforaminal reichen.

Intravertebrale Hernie: Schmorl-Knötchen • Hernierung von Bandscheibenmaterial durch einen Defekt in der hyalinknorpeligen Abschlussplatte in den Wirbelkörper hinein.

- **Myelographie**

  Myelographie nur in Ausnahmefällen ergänzend sinnvoll, z. B. bei Diskrepanz zwischen klinischen Symptomen und Befunden aus Nativ-CT und/oder MRT • Epidurale KM-Aussparung auf Höhe des Zwischenwirbelraums • Nervenwurzeln durch die Raumforderung evtl. verkürzt und/oder verlagert.

Klinik

- **Typische Präsentation**

  Abhängig von betroffener Höhe, Lage und Größe der Hernie • Lumbalgie und radikuläre Schmerzen • Zusätzlich Sensibilitätsstörungen und Paresen im Versorgungsgebiet der betroffenen Nervenwurzeln möglich.

- **Therapeutische Optionen**

  Konservative Therapie: Nur wenn keine frischen Paresen und kein Kaudasymptomatik vorliegen • Kombination aus Schmerztherapie (NSAR, Steroide, Opioide) und physikalischer Therapie (Krankengymnastik, Fango, Massage).

  Minimalinvasive Interventionen: Nur bei fehlenden motorischen Ausfällen und Fehlen einer Blasen-Mastdarm-Störung • Epidurale Injektionen • Katheter.

Operative Therapie: Bei konservativ nicht beherrschbaren Schmerzen oder Paresen • Absolute Indikation: frische motorische Ausfälle und Kaudasyndrom (Blasen-Mastdarm-Störung, Sexualfunktionsstörung, Reithosenanästhesie).

▸ **Verlauf und Prognose**
Spontane Rückbildung eines Bandscheibenvorfalls ist möglich (35%) • „Failed back surgery syndrome“: Wiederauftreten radikulärer Beschwerden nach Operation durch Rezidivvorfall, Narbengewebe, Spondylodiszitis oder erosive Osteochondrose bei mechanischer Mikroinstabilität.

▸ **Was will der Kliniker von mir wissen?**
Höhe • Lage • Kompression einer Nervenwurzel • Einengung eines Neuroforamens • Sequester • Übergangsstörungen • Zuordnung des radiologischen Befundes zur neurologischen Symptomatik • Abgrenzung von den Differenzialdiagnosen: knöcherne Spinalkanalstenose, Tumor, Abszess.

Differenzialdiagnosen

epiduraler Abszess	– erstreckt sich meist über mehrere Höhen – ringförmige KM-Aufnahme – meist zusätzlich Zeichen einer Spondylodiszitis
Spondylophyt	– knöcherne Ausziehung an den Wirbelrandleisten – vor allem im CT nachweisbar

Typische Fehler

- Übersehen eines Sequesters im Neuroforamen. Die sagittalen Schichten müssen die Neuroforamen vollständig erfassen.
- Symptomatik nicht mit der Höhe des radiologischen Befundes korreliert. Dies führt zu einem „failed back surgery syndrome“, da Schmerzursache (z.B. erosive Osteochondrose, aktivierte Spondylarthrose) nicht behoben wurde
- falsche Höhenlokalisation (v.a. bei Stummelrippen an BWK 12 oder Übergangsanomalien), daher koronare Schichtführung wichtig

Literatur

Fardon DF et al. Nomenclature and classification of lumbar disc pathology. Recommendations of the Combined task force of the North American Spine Society, American Society of Spine Radiology, and American Society of Neuroradiology. Spine 2001; 26(5): E93-E113

Milette PC. The proper terminology for reporting lumbar intervertebral disorders. AJNR 1997; 18 (10): 1859 – 1866

Kurzdefinition

- **Epidemiologie**
  Inzidenz 5 : 100 000 • Keine Geschlechtsbevorzugung.
- **Ätiologie/Pathophysiologie/Pathogenese**
  Missverhältnis des Volumens der Nervenwurzeln bzw. des Myelons zur Spinalkanalweite • Selten angeborene Enge, z. B. gehäuft bei Achondroplasie • Meist degenerativ (sekundär) • Vorwiegend LWS betroffen • Enge des Rückenmarkkanals durch arthrotische Veränderungen der kleinen Wirbelgelenke, Spondylophyten und Hypertrophie der Ligg. flava und Bandscheibenprotrusionen/-prolaps, Spondylolisthese, epidurale Lipomatose, verkalktes posteriores Längsband (vor allem zervikal) • Kann mono- oder multisegmental auftreten.

Zeichen der Bildgebung

- **Methode der Wahl**
  CT-Myelographie • MRT
- **Pathognomische Befunde**
  Liquorreserveraum verschwindet im MRT und Myelo-CT • Einengung des Spinalkanals durch Bandscheibengewebe, Spondylarthrosen und Hypertrophie der Ligg. flava.
- **Röntgenbefund**
  Verschmälerter Sagittaldurchmesser des Spinalkanals im seitlichen Bild • Spinale Enge der HWS ist wahrscheinlich, wenn Sagittaldurchmesser < 1,5 cm (von Wirbelkörperhinterkante bis ventrale Basis des Dornfortsatzes) und Querdurchmesser < 2,0 cm (Interpedikulärdistanz) • Hinweise sind Osteochondrose, dorsale Spondylophyten und Spondylarthrosen.
- **(Funktions-) Myelographie**
  Einbringen von nicht-ionischem wasserlöslichem KM in den Subarachnoidalraum • Punktion meist in Höhe LWK 3/4, in jedem Fall unterhalb der Konusregion (BWK 12/LWK 1) • Aufnahmen a. p., seitlich, schräg (Nervenwurzelamputation), seitlich im Stehen sowie in Ventral- und Retroflexion (Gewichts- und Instabilitätskomponente) • Spinale Enge nimmt meist in Retroflexion in Höhe der Bandscheibenräume zu • Diese Funktionsbeurteilung ist wichtig zur OP-Planung.
- **Post-Myelo-CT**
  CT nach der Myelographie • Sehr gute Darstellung der Einengung durch KM-gefüllten Durasack • Absolute lumbale Spinalkanalstenose liegt vor, wenn kein Liquorreserveraum mehr verfügbar ist • Unterscheidung zwischen:
  - zentrale Spinalkanalstenose
  - Stenose der Recessus und Foramina
  - intervertebrale Stenose
- **MRT-Befund**
  Optimale Darstellung des Spinalkanals (Liquor-Reserveraum) und der diskoligamentären Strukturen • Bei absoluter Stenose kein Liquorreserveraum mehr vorhanden • Kaudafasern proximal der Stenose sind elongiert und wellig • Evtl. kompressionsbedingte Radikulitis: verdickte ödematöse Nervenwurzel.

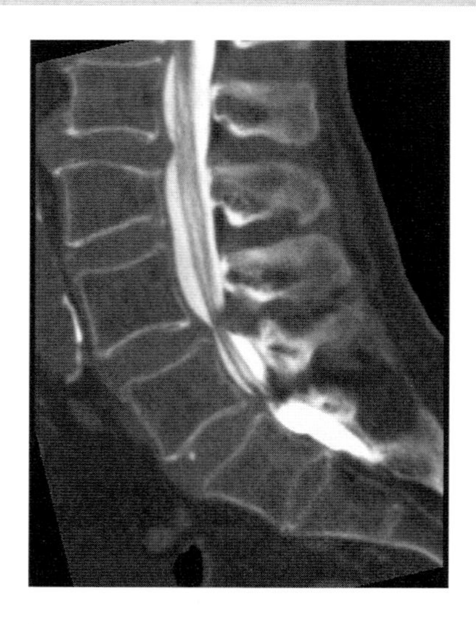

Abb. 70 69-jährige Patientin mit lange bestehenden lumbalen Schmerzen und typischer Claudicatio spinalis. Post-Myelo-CT in sagittaler Rekonstruktion. Hochgradige spinale Enge in Höhe LWK 4/5 und LWK 5/SWK1 durch Bandscheibenprotrusionen, Facettengelenksarthrose und Hypertrophie der Ligamenta flava.

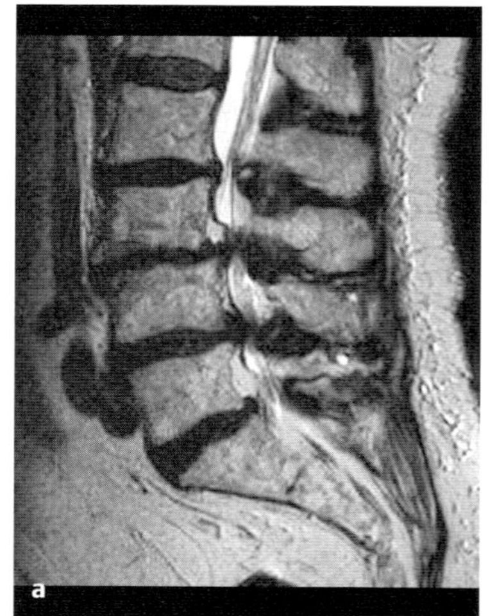

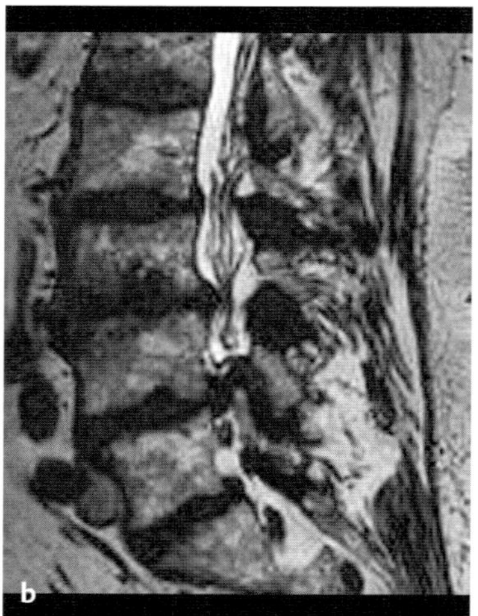

Abb. 71 a, b 80-jähriger Patient mit absoluter Spinalkanalstenose LWK 3/4 und 4/5.
a Sagittale T2w TSE. Spinalkanalstenose durch zirkuläre Bandscheibenprotrusion, Spondylarthrosen und Hypertrophie der Ligamenta flava.
b Sagittale CISS-Sequenz, 1 mm Schichtdicke. Die Caudafasern kranial der Stenose sind typischerweise wellig elongiert.

Klinik

► **Typische Präsentation**
Claudicatio spinalis: Schmerzen, die von der Lumbal- oder Gesäßregion ausgehen und in die Oberschenkel ausstrahlen • Meist Schwäche oder Schweregefühl, v.a. beim Bergabgehen (Hyperlordosierung) • Bei Kompression von Nervenwurzeln Sensibilitätsstörungen und Paresen • Flexion der Wirbelsäule bewirkt Besserung • Radfahren oft möglich (DD zur Claudicatio intermittens).

► **Therapeutische Optionen**
Akut: Kyphosierende Lagerung (Stufenbett) • Antiphlogistika.
Chronisch: Entlordosierende und stabilisierende Krankengymnastik • Bei Therapieresistenz Versuch mit epiduraler Steroidanwendung • Bei erhaltener Höhe der anterioren Bandscheibenanteile und weichteiliger Komponente können interspinöse Implantate als minimal invasive Option versucht werden • Sonst je nach Ausmaß von Stenose und Instabilität Dekompression (mikroskopisch assistierte Fensterung mit Undercutting-Dekompression oder Laminektomie, mit oder ohne Spondylodese).

► **Verlauf und Prognose**
Natürlicher Verlauf: nach 4 Jahren in 15% Verschlechterung • In 15% Verbesserung • in70% Konstanz der Beschwerden • Operative Maßnahmen teils kontrovers diskutiert.

► **Was will der Kliniker von mir wissen?**
Lage der Stenose • Absolute oder relative Enge • Mono- oder multisegmental • Zentrale, Rezessus- (laterale) oder Foramenstenose • Dynamik in der Myelographie.

Differenzialdiagnose

Bandscheibenprolaps	– Einengung des Duralsacks von ventral durch Bandscheibengewebe

Typische Fehler

Unterschätzen der Stenose, wenn keine Funktionsaufnahmen im Stehen nach der Myelographie angefertigt werden (Ventral- und Retroflexion bei Myelographie durchführen) • Fehldiagnose „Claudicatio intermittens" bei peripherer Verschlusskrankheit der Gefäße.

Literatur

de Graaf I et al. Diagnosis of lumbar spinal stenosis: a systematic review of the accuracy of diagnostic tests. Spine 2006; 31(10): 1168 – 1176

Reith W et al. Differentialdiagnose des Rückenschmerzes. Radiologe 2006; 46(6): 443 – 453

Schulte TL et al. Lumbale Spinalkanalstenose. Orthopäde 2006; 35(6): 675 – 694

Spondylolyse/Spondylolisthese

Kurzdefinition

► **Epidemiologie**
Inzidenz 3–6% • Geringstes Vorkommen bei schwarzen Frauen (1,1%) • Am häufigsten bei weißen Männern (6,4%) • Zu 85–95% ist der LWK 5 betroffen, gefolgt von LWK 4 (5–15%) und LWK 3 • Sowohl ein- als auch beidseitig möglich.

► **Ätiologie/Pathophysiologie/Pathogenese**
Spaltbildung in der Pars interarticularis des Wirbelbogens • Als Ursache wird eine Kombination aus genetisch bedingter Schwäche und Überlastung/Ermüdungsfraktur (Hyperextensionsbewegungen, z.B. bei Kunstturnern) diskutiert • Manifestation meist im Kindesalter • Assoziation mit Spina bifida • Defektbildung führt häufig zur Spondylolisthese (Wirbelgleiten).

Zeichen der Bildgebung

► **Methode der Wahl**
Röntgen der LWS in2 Ebenen, zusätzlich schräge Aufnahmen in 45° • Falls im Röntgen nicht sichtbar: CT.

► **Pathognomonische Befunde**
Defekt in der Pars interarticularis mit Listhese in diesem Segment • Ödem in der MRT bei akuter Spondylolyse.

► **Röntgenbefund**
Defekt in der Pars interarticularis, teils mit angrenzender reaktiver Sklerose • Hundehalsbandfigur • Röntgenaufnahmen teilweise falsch negativ.
Sekundäre Zeichen: Sklerose am kontralateralen Pedikel • Spondylolisthese: Versatz eines Wirbelkörpers gegenüber dem darunterliegenden • Entweder als Ventrolisthese (nach vorne) oder Retrolisthese (nach hinten) • Einteilung des Ausmaßes der Spondylolisthese nach Meyerding (Grad 1–4: ¼–4/4 des sagittalen Wirbelkörperdurchmessers).

► **CT-Befund**
Sensitiver als das konventionelle Röntgen zum Nachweis der Lysezone • Häufig angrenzende reaktive Sklerosierung oder Kallusbildung.

► **MRT-Befund**
Methode der Wahl in der akuten Phase • Im akuten Stadium auf fettgesättigten Aufnahmen flaues hyperintenses Signal in den Pedikeln und der Pars interarticularis (Knochenmarködem) • Eigentliche Fraktur: Kontinuitätsunterbrechung in der Pars interarticularis, T1w und T2w bandförmig hypointens • Bei älteren Frakturen reaktive Sklerose der Interartikularportion (T1w und T2w hypointens).

► **Szintigraphie**
Unterscheidung zwischen frischer und älterer Spondylolyse • Verstärkte Anreicherung bei frischer oder drohender Ermüdungsfraktur • Ältere Frakturen reichern nur selten an • Hohe Sensitivität • Niedrige Spezifität.

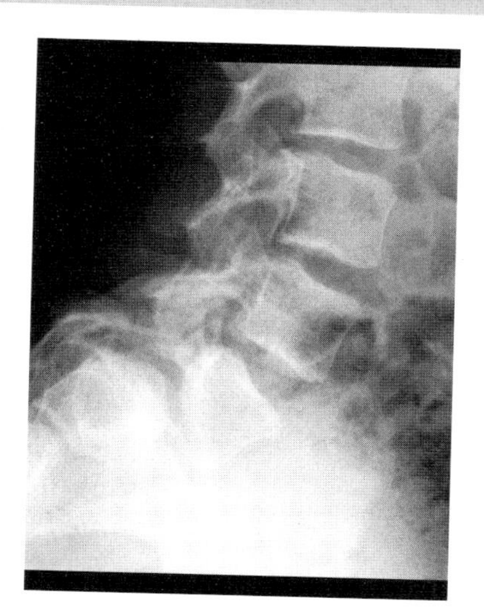

Abb. 72 Spondylolyse der Interartikularportion. 14-jähriger Junge mit Lumbago. Seitliche Röntgenaufnahme der LWS. Ausgeprägte Spondylolisthese LWK 5/SWK 1, Meyerding-Grad III.

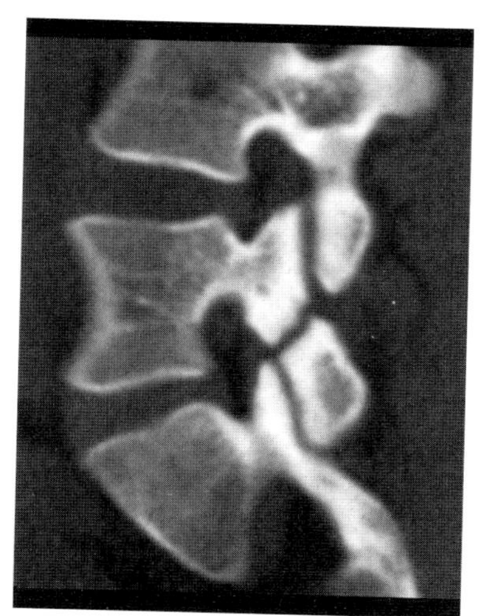

Abb. 73 26-jähriger Patient, seit 2 Jahren Schmerzen links lumbal mit Ausstrahlung nach gluteal ohne radikuläre Symptomatik. Die sagittale Rekonstruktion der CT-Aufnahmen. Spondylolyse der Interartikularportion LWK 5/SWK 1. Keine Spondylolisthese.

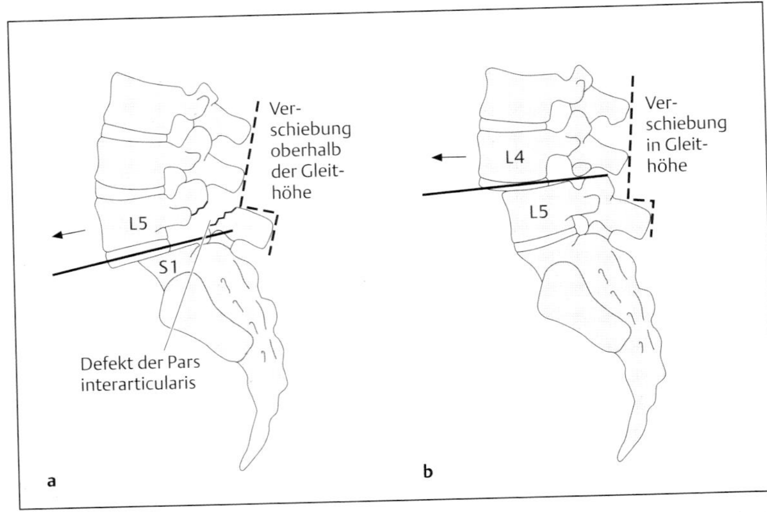

Abb. 74 a, b Schema der Spondylolyse mit Spondylolisthese (**a**) und Pseudospondylolisthese (**b**) bei Degeneration.

Klinik

- **Typische Präsentation**
  Lumbago verstärken sich bei Extension • Teils asymptomatisch • Gelegentlich Nervenwurzelirritation.
- **Therapeutische Optionen**
  Therapie ist abhängig vom Alter, Beschwerdegrad und Lokalisation.
  Konservativ: Krankengymnastik zur Kräftigung der rumpfstabilisierenden Muskulatur, v.a. der Bauchmuskulatur (Entlordosierung) • Physikalische Therapie • Vorübergehende Korsettbehandlung.
  Operativ: Interkorporelle Spondylodese • Indikationen: konservativ nicht beherrschbare Schmerzen, Haltungsprobleme, progredientes Wirbelgleiten oder ausgeprägtes Ventralgleiten, neurologisches Defizit.
- **Verlauf und Prognose**
  Meist gutartiger Verlauf • Überbrückung des Defektes durch fibrokartilaginäres Gewebe • Komplikation: spinale Enge, Pseudarthrose mit Instabilität.
- **Was will der Kliniker von mir wissen?**
  Defektbildung • Ausmaß der Listhese • Einengung des Spinalkanals • Begleitende degenerative Veränderungen.

Differenzialdiagnose

degenerative Spondylolisthese	– Wirbelgleiten, jedoch ohne Defektbildung in der Pars interarticularis – begleitend bei Osteochondrose und Facettengelenkarthrose

Typische Fehler

In axialen CT-Aufnahmen kann die Spaltbildung mit dem inferior gelegenen Facettengelenk verwechselt werden, daher immer sagittale Rekonstruktionen anfertigen.

Literatur

Campbell RSD, Grainger AJ, Hide IG, Papastefanou S, Greenough CG. Juvenile Spondylolysis: a comparative analysis of CT, SPECT and MRI. Skeletal Radiol 2005; 34: 63 – 73

Ulmer JL, Mathews VP, Elster AD, Mark LP, Daniels DL, Mueller W. MR Imaging of lumbar spondylolysis: The importance of ancillary observations. Am J Roentgenol 1997; 169: 233 – 239

Wittenberg RH, Willburger RE, Krämer J. Spondylolyse und Spondylolisthese. Orthopäde 1998; 25: 51 – 63

Endoprothesenlockerung

Kurzdefinition

- **Epidemiologie**
  Lebensdauer von Hüft- oder Knieprothesen bis 20 Jahre • Lockerungsrate nach 10 Jahren bis zu 1%.
- **Ätiologie/Pathophysiologie/Pathogenese**
  Infektion (septische Lockerung, frühe Komplikation, also innerhalb der ersten 3 Monate nach Operation) • Mechanische Faktoren (Spätkomplikation).

Zeichen der Bildgebung

- **Methode der Wahl**
  Röntgenaufnahmen in 2 Ebenen
- **Röntgenbefund**
  Zeichen für Lockerung bei zementfreier Verankerung:
  - Saumbildung über mehr als ⅓ der Prothesenzirkumferenz an der Knochen-Prothesen-Grenze (signifikant ab 2 mm Weite), die im Verlauf zunimmt • Der Verdacht steigt mit der Ausdehnung der Saumbildung
  - Positionsänderung des Prothesenmaterials • Als Hinweis auf eine Lockerung gilt eine Änderung von über 5 mm bzw. 5°

  Zeichen für Lockerung bei zementierter Prothese:
  - Saumbildung zwischen Knochen und Zement, die im Verlauf zunimmt
  - Spaltbildung zwischen Zement und Prothesenmaterial spricht eher für einen fehlenden Kontakt und somit für eine mangelhafte Verankerung der Prothese im Zement
  - Positionsänderung des Prothesenmaterials zum Zement
  - Brüche am Zementköcher und Positionsveränderungen des Zements im Markraum
- **Arthrographie**
  Nach intraartikulärer KM-Injektion ist KM-Übertritt zwischen Knochen bzw. Zement und Prothese beweisend für eine Lockerung • Spätaufnahme nach 30 Minuten Belastung zum Ausschluss einer okkulten Prothesenlockerung bei fehlendem KM-Übertritt • Vor der KM-Injektion Gewinnung von Gelenksflüssigkeit für die mikrobiologische Untersuchung.
- **Szintigraphie**
  Nuklidspeicherung weist auf Lockerung hin • Bei aseptischer, mechanisch bedingter Prothesenlockerung eher herdförmige Speicherung • Diffuse Speicherung in der Zirkumferenz der Prothese spricht für septische Lockerung • Interpretation oft problematisch, da auch bei klinisch Beschwerdefreiheit länger als 1 Jahr nach Operation eine Mehrspeicherung nachweisbar sein kann.

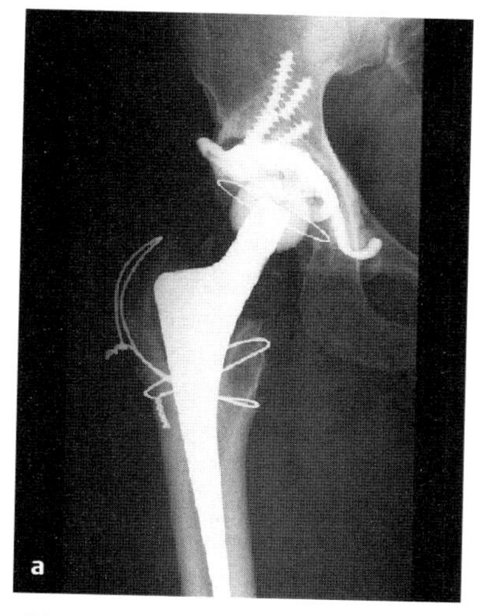

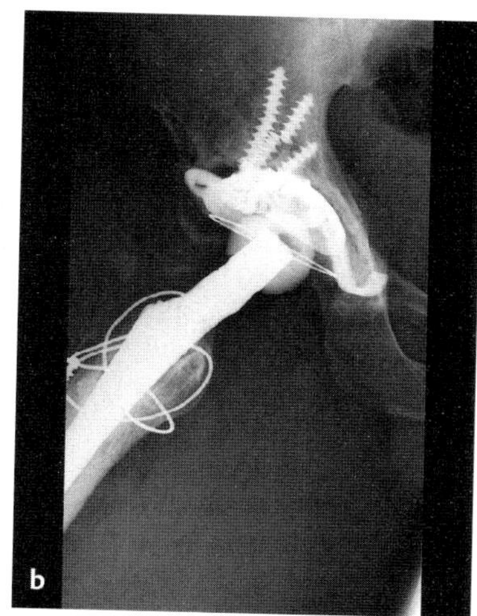

Abb. 75 a, b Lockerung einer Abstützschale nach Hüft-TEP-Revision. Röntgen a. p. (**a**) und axial (**b**). Der Bruch der Verankerungsschrauben weist auf Instabilität und Auslockerung der Schale hin. Zuggurtung am Trochantermassiv nach Absprengung bei Operation. Geringe periartikuläre Ossifikationen.

Klinik

- **Typische Präsentation**
  Schmerzen • Bewegungseinschränkung • Bei Infektion Rötung, Schwellung, Erguss.
- **Therapeutische Optionen**
  Prothesenrevision.
- **Verlauf und Prognose**
  Abhängig vom Alter, Belastung, Knochen, Prothesentyp.
- **Was will der Kliniker von mir wissen?**
  Hinweis auf Lockerung.

Differenzialdiagnose

Zementretraktion	– Saumbildung meist unter 2 mm breit und über die Zeit konstant

Typische Fehler

Die beginnende Lockerung kann – v. a. bei ausgeprägter Osteopenie – leicht übersehen bzw. als Zementretraktion fehlinterpretiert werden.

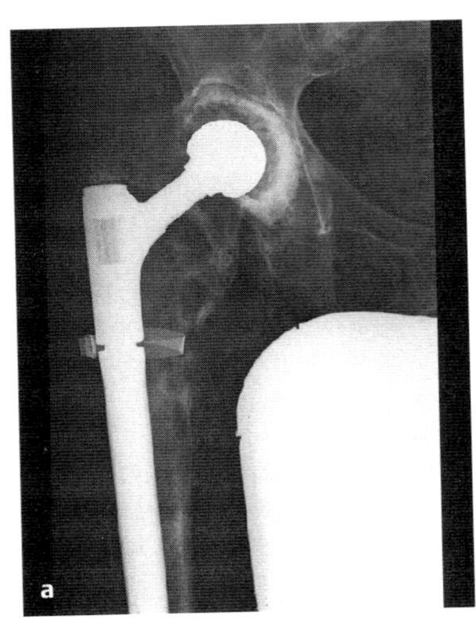

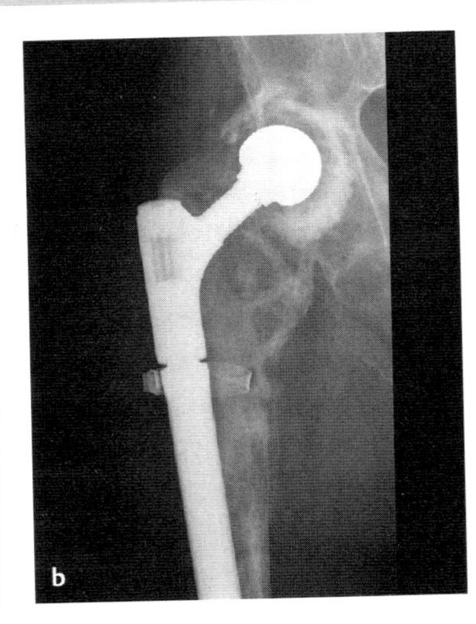

Abb. 76 a, b Pfannenrevision einer HTEP.

a Röntgen a. p. Saumbildung zwischen Pallakos und Acetabulum. Cerclage am Femurschaft wegen periprothetischer Fraktur.

b Röntgen a. p. 1 Jahr später. Wanderung der Cerclage. Auswandern des Prothesenschafts nach lateral aus dem Femur. Zusätzlich weist die nun deutlich steiler geneigte Pfanne auf eine erneute Pfannenlockerung hin.

Literatur

Aldinger PR, Ludwig K. Postoperative radiologische Beurteilung von Gelenkendoprothesen. Radiologie Up to date 2006; 6(2): 152 – 169

DeLee JG, Charnley J. Radiological demarcation of cemented sockers in total hip replacement. Clin Orthop 1976; 121: 20 – 32

Gruen TA, Mc Neice GM, Amstutz HC. “Modes of failure” of cemented stem-type femoral components. A radiographic analysis of loosening. Clin Orthop 1978; 141: 17 – 27

Diffuse idiopathische skeletale Hyperostose

Kurzdefinition (DISH, Morbus Forestier)

- **Epidemiologie**
  Inzidenz 3–15% • Männer sind etwas häufiger betroffen als Frauen • Manifestation meist nach dem 50. Lebensjahr.
- **Ätiologie/Pathophysiologie/Pathogenese**
  Ursache unklar • Gehäuft bei Patienten mit Adipositas, Diabetes mellitus oder Hyperurikämie.

Zeichen der Bildgebung

- **Methode der Wahl**
  Röntgen
- **Pathognomonische Befunde**
  Zuckergussartige osteophytäre Überbrückungen mehrerer Wirbelsegmente bei relativ normal weitem Bandscheibenraum.
- **Röntgenbefund**
  „Zuckergussartige" überbrückende Osteophyten an den Vorderflächen der Wirbelkörper über mindestens 4 Wirbelkörper • Relativ unauffällige Bandscheibenräme, Intervertebralgelenke und ISG • Fibroostosen: Knochenneubildungen an fibroossären Übergängen.
- **CT-Befund**
  Wie Röntgenbefund • Mitunter Verkalkung des hinteren Längsbandes, durch die der Spinalkanal eingeengt wird.
- **MRT-Befund**
  Indiziert zur Diagnose einer Myelopathie (in T2w verstärktes Signal im Myelon).

Klinik

- **Typische Präsentation**
  Teils asymptomatisch als Zufallsdiagnose • Manchmal Bewegungseinschränkungen, v. a. der HWS und unteren BWS.
- **Therapeutische Optionen**
  Bisher keine zufriedenstellenden Therapieoptionen • Physiotherapie und Analgetika • Chirurgische Abtragung der Osteophyten als Ultima Ratio bei Komplikationen.
- **Verlauf und Prognose**
  Bei chronisch progredientem Verlauf zunehmende Bewegungseinschränkungen • Frakturen der Ossifikationen • Schluckbeschwerden bei ausgeprägten Osteophyten der HWS • Probleme bei der Intubationsnarkose • Bei Verkalkung des hinteren Längsbandes Einengung des Spinalkanals und dadurch Myelopathie möglich.
- **Was will der Kliniker von mir wissen?**
  Abgrenzung zu den Differenzialdiagnosen Spondylose und Morbus Bechterew • Periphere Beteiligung • Verlauf der Ossifikationen im zeitlichen Verlauf • Komplikationen.

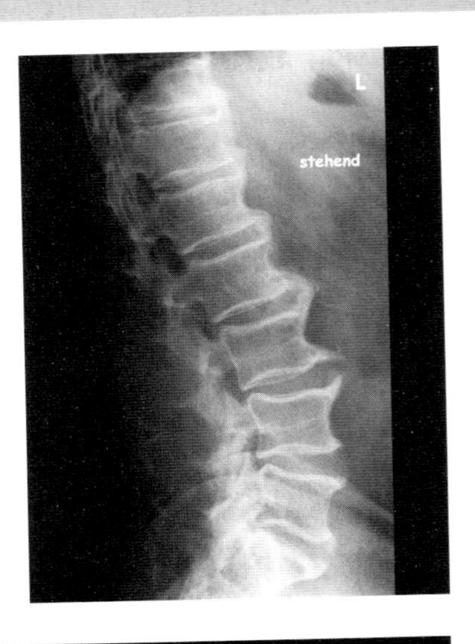

Abb. 77 67-jähriger Patient mit DISH des thorakolumbalen Übergangs. Röntgen. Zuckergussartige überbrückende Spondylophyten bei relativ normal weitem Bandscheibenraum.

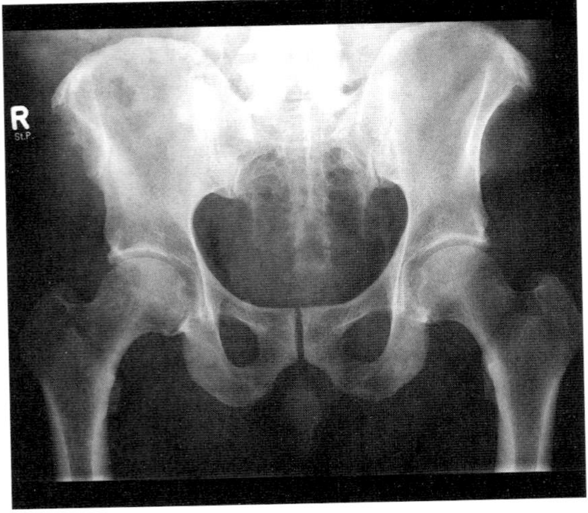

Abb. 78 DISH. Röntgen Beckenübersicht. Bürstenartige Knochenneubildungen an den Sehnenansätzen am Darmbeinkamm im Sinne einer Fibroostose.

Differenzialdiagnosen

Spondylose	– nasenartige osteophytäre Anbauten an den Wirbelkörpern bei degenerativ verändertem, erniedrigtem Bandscheibenraum – meist vergesellschaftet mit Spondylarthrose
Morbus Bechterew	– Syndesmophyten (zarte Verkalkungen des Anulus fibrosus) – ISG-Arthritis

Typische Fehler

Fehlinterpretation als Spondylosis deformans.

Literatur

http://www.rheuma-online.de/a-z/m/morbus-forrestier.html
Sarzi-Puttini P, Atzeni F. New developments in our understanding of DISH (diffuse idiopathic skeletal hyperostosis). Curr Opin Rheumatol 2004, 16: 287 – 292

Neuropathische Osteoarthropathie (Charcot-Gelenk)

Kurzdefinition

► **Epidemiologie**
Häufigste Ursache ist das diabetische Fußsyndrom • Der reine Charcot-Fuß ohne Ulzera tritt bei Diabetikern mit einer Prävalenz von 0,2% auf, in Deutschland ca. 16000 Patienten • In spezialisierten Fußambulanzen jedoch häufig anzutreffen.

► **Ätiologie/Pathophysiologie/Pathogenese**
Ursache sind u.a. Diabetes mellitus, Syphilis, Lepra, Syringomyelie und Spina bifida mit Meningomyelozele • Akute oder chronisch destruierende Gelenkerkrankung durch gestörte neurovaskuläre Versorgung des Knochens und der Weichteile • Arthroseähnliche Veränderungen, jedoch in schwerstem Ausmaß • Fragmentierung von Knochen und Knorpel • Dieser wird als Debris innerhalb des Gelenks zerrieben • Folge ist eine Synovitis mit Gelenkerguss • Häufig (Sub-)Luxationsstellung.

Zeichen der Bildgebung

► **Methode der Wahl**
Röntgen • MRT

► **Pathognomische Befunde**
Ausgeprägt destruiertes und desintegriertes Gelenk bei entsprechender Grunderkrankung, vor allem Diabetes.

► **Röntgenbefund/CT-Befund**
Bei Diabetikern bevorzugt am Fuß • Bei Syringomyelie bevorzugt obere Extremität (Schultergelenk).

Frühe aktive Phase: Gelenknahe Demineralisierung bis zur Osteolyse • Gelenkspalteinengung • Einbruch der Gelenkflächen • Insuffizienzfrakturen.

Späte reparative chronische Phase: Sklerosierung der beteiligten Knochen • Osteophyten • Subluxationsstellungen • Knöcherner Abrieb im Gelenk • Synostosen/Ankylosen.

Einteilung des diabetischen Fußes nach Eichenholtz:

- Stadium I: Röntgen negativ oder lokalisierte Osteoporose
- Stadium II: Verschmelzen kleiner Knochenfragmente • Absorption von feinem Knochendebris
- Stadium III: Konsolidierung und Remodeling von Frakturfragmenten

► **MRT-Befund**
Nachweis von Weichteil- und Knochenmarködemen (T1w hypointens, auf fettgesättigten Aufnahmen hyperintens) • Synoviale KM-Aufnahme (Synovitis) • Gelenkerguss.

► **Szintigraphie**
Tracer-Anreicherung (Tc-Diphosphatkomplexe), v.a. in der Spätphase.

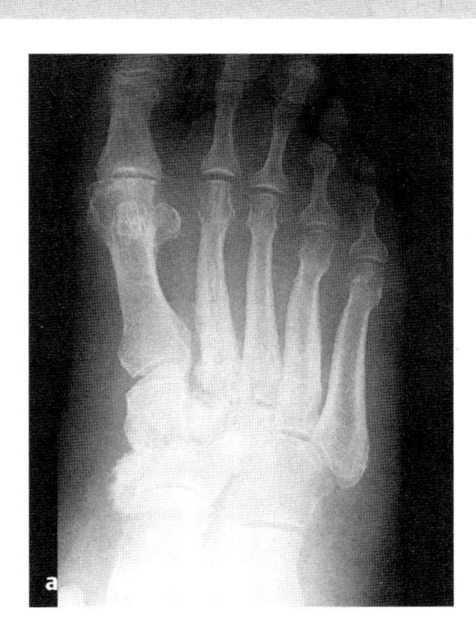

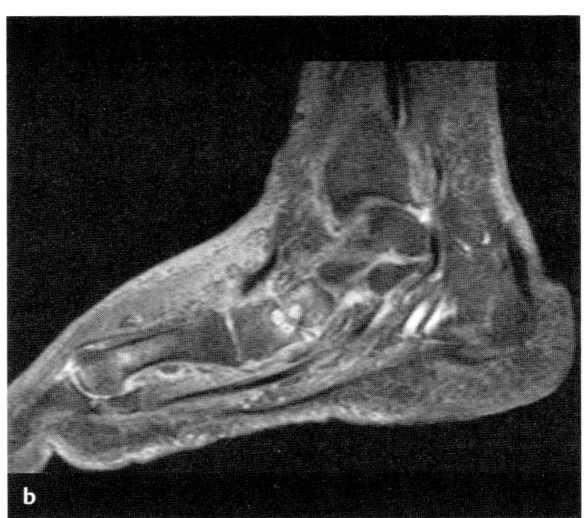

Abb. 79a, b Neuropathische Osteoarthropathie des Fußes. 69-jähriger Patient mit langjährigem Diabetes mellitus.
a Röntgenaufnahme des Fußes. Ossäre Destruktionen an der Basis des Os metatarsale II. Osteosklerotische Veränderungen im Os naviculare zum Os cuneiforme mediale und im Os cuneiforme intermedium zum Os metatarsale II hin.
b MRT, T1w SE-Sequenz nach KM-Gabe. Weichteilödem und Ödeme in den Tarsalia. Zystische Veränderungen und Synovitis.

Neuropathische Osteoarthropathie (Charcot-Gelenk)

Klinik

- **Typische Präsentation**
  Zunehmende Schmerzen im Gelenk • Teilweise Schwellung • Wegen der Hyposensibilität meist erhebliche Diskrepanz zwischen ausgeprägtem radiographischem Befund und geringer subjektiver Symptomatik.
- **Therapeutische Optionen**
  Orthesen • Druckstellen vermeiden • Hautpflege.
- **Verlauf und Prognose**
  Meist progredient.
- **Was will der Kliniker von mir wissen?**
  Betroffene Gelenke • Unterscheidung von der Osteomyelitis.

Differenzialdiagnose

Osteomyelitis	– teils schwierig zu unterscheiden, da Patientenklientel und Klinik ähnlich – Röntgen: schnelles reaktionsloses Wegschmelzen von Knochen, Gaseinschlüsse – Szintigraphie: Hyperperfusion in Frühphase der 2-Phasenszintigraphie – MRT: abszesstypische Formationen, Fistelgänge zu oberflächlichen Hautulzera. Beschränkung auf das jeweilige Kompartiment des Fußes. Sonst sehr ähnliche Signalveränderungen wie die neurogene Osteoarthropathie mit Ödemen in Weichteilen und Knochen
Arthrose	– fokale Gelenkspalteinengung – subchondrale Sklerose – Osteophyten, aber meist keine Gelenkdestruktion und Fehlstellungen – kein Knochendebris

Typische

Fehldiagnose „Osteomyelitis“ oder „Arthrose“.

Literatur

Gold RH, Tong DJF, Crim JR, Seeger LL. Imaging the diabetic foot. Skeletal radiol 1995; 24: 563 – 572

Eichenholtz SN. Charcot Joints. Springfield, Ill.: Thomas, 1966

Sinha S, Munichoodappa C, Kozak GP. Neuro-arthropathy (Charcot Joints) in diabetes mellitus: A clinical study of 101 cases. Medicine (Baltimore) 1972; 51: 191 – 210

Kurzdefinition

- **Epidemiologie**
  Betrifft weltweit 1 von 3 Frauen und 1 von 8 Männern • Frauen sind 3-mal häufiger betroffen als Männer.
- **Ätiologie/Pathophysiologie/Pathogenese**
  Systemische Skeletterkrankung • Erniedrigte Knochenmasse • Störung der Mikroarchitektur des Knochens • Folge ist ein erhöhtes Frakturrisiko.
  - Typ 1: postmenopausale Osteoporose • Folge von Östrogen- und Testosteronmangel
  - Typ 2: senile Osteoporose (> 70 Jahre)
  - Typ 3: sekundäre Osteoporose • Durch Medikamente (z. B. Glucocorticoide, Phenytoin) oder Erkrankungen, die zu einem Knochenabbau führen (z. B. Morbus Cushing, Hyperparathyreoidismus, Hyperthyreose, Hypogonadismus, intestinale Malabsorption, multiples Myelom)

Zeichen der Bildgebung

- **Methode der Wahl**
  DXA • Alternativ QCT
- **Pathognomonische Befunde**
  Erhöhte Strahlentransparenz im Röntgenbild • Fisch- und Keilwirbel • Insuffizienzfrakturen • DXA-Messung.
- **Röntgenbefund**
  Erhöhte Strahlentransparenz • Akzentuierung der Zug- und Drucktrabekel an den Schenkelhälsen • Rahmenwirbel • Die verringerte Knochendichte ist im Röntgenbild meist erst nach einem Knochenmasseverlust von über 30 – 50% erkennbar • Deshalb Knochendichtemessung (DXA, QCT) zur Früherkennung.
- **Knochendichte-Messung (DXA)**
  Knochendichte als Flächenwert in g/cm^2 an LWK 1 – 4 und am Schenkelhals • Umrechnung in T- und Z-Wert anhand eines alters- und geschlechtsspezifischen Normalkollektivs:
  - T-Wert vergleicht mit einem jungen gesunden Normalkollektiv (30-Jährige)
  - Z-Wert vergleicht mit einem alterskorrigierten Normalkollektiv

  Die WHO-Einteilung der Osteoporose (1994) gilt für den T-Wert:
  - normale Knochendichte: T-Wert bis –1 SD
  - Osteopenie: T-Wert < –1 und > –2,5 SD
  - Osteoporose T-Wert < –2,5 SD
  - manifeste Osteoporose: wenn zusätzlich bereits Frakturen eingetreten sind

  Indikationen zur DXA: Verdacht auf Osteoporose im Röntgenbild • Distale Radiusfraktur • Schenkelhalsfraktur • Wirbelkörperfraktur ohne oder bei geringem Trauma • Cortisoneinnahme • Positive Familienanamnese • Rauchen.

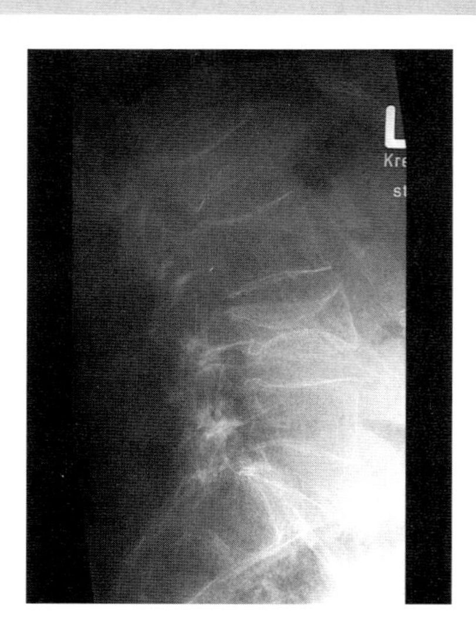

Abb. 80 Osteoporose. 66-jährige Patientin. Seitliche Röntgenaufnahme der LWS. Deutlich erhöhte Strahlentransparenz und Fischwirbelbildung des LWK 1, 2 und 4.

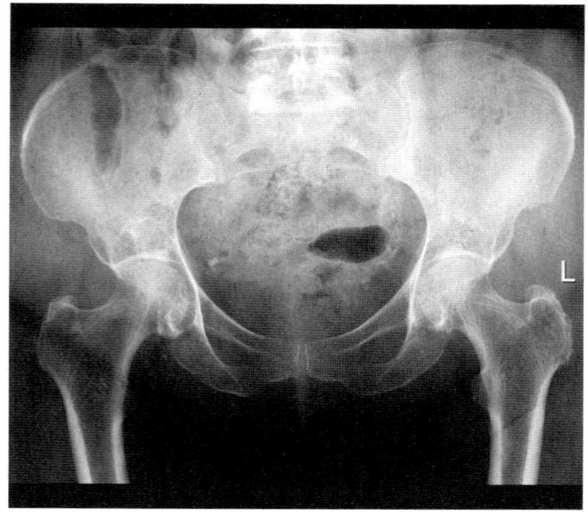

Abb. 81 Osteoporose. 79-jährige Patientin. Röntgen Beckenübersicht. Erhöhte Strahlentransparenz und typische Akzentuierung der Zug- und Drucktrabekel.

- **Knochendichtemessung: Quantitatives CT (QCT)**
  Knochendichte als Volumenwert in mg/ml an LWK 1 – 3 • QCT kann alternativ zur DXA eingesetzt werden • WHO Einteilung der Osteoporose gilt jedoch nicht für die QCT.
  - normale Knochendichte: > 120 mg Ca-Hydroxylapatit/ml
  - Osteopenie: 80 – 120 mg Ca-Hydroxylapatit/ml
  - Osteoporose: < 80 mg Ca-Hydroxylapatit/ml
- **Quantitative Sonographie**
  Erlaubt keine Quantifizierung der Knochendichte • Kann DEXA oder QCT nicht ersetzen • DXA in jedem Fall empfohlen.

Klinik

Anfangs immer klinisch stumm • Erstes Symptom sind meist osteoporotische Frakturen • Früherkennung wichtig • Typische mit der Osteoporose assoziierte Frakturen sind distale Radiusfraktur, Wirbelkörperfraktur und Schenkelhalsfraktur.

- **Therapeutische Optionen**
  Bei Osteopenie Calcium und Vitamin D, milchreiche Kost, Sport • Bei Osteoporose zusätzlich Bisphosphonate.
- **Verlauf und Prognose**
  Nach Frakturen ist das Risiko für eine Refraktur 13-fach erhöht • Bei frühzeitiger Erkennung gute Prognose • Bisphosphonate reduzieren die Inzidenz von Frakturen nach 2 Jahren um 50 – 70%.
- **Was will der Kliniker von mir wissen?**
  Frakturen • WHO-Score (T-Wert) • Hinweise auf sekundäre Osteoporose • Osteomalazie.

Differenzialdiagnose

Osteomalazie	– verwaschene Trabekelstruktur – Looser-Umbauzonen (kortikale quer verlaufende Aufhellungslinien/Insuffizienzfrakturen)
renale Osteodystrophie	– subperiostale Resorption an der Hand und subchondrale Resorptionen – Tunnelierung der Kortikalis – PTH erhöht!
Metastasen	– umschriebene Osteolysen – MRT zur Unterscheidung
multiples Myelom	– fokale Lysen oder diffuse Osteoporose – MRT zur Unterscheidung

Typische Fehler

Falsch negativer DXA-Wert: zu hoher Dichtewert u. a. bei Aortensklerose, Spondylose, Spondylarthrose und Osteomen • Bereits frakturierte Wirbelkörper müssen von der Messung ausgeschlossen werden • Fehldiagnose „Osteoporose“ bei multiplem Myelom (bei Verdacht auf Myelom immer Elektrophorese).

Literatur

Guglielmi G, Perta A, Palladino D, Crisetti N, Mischitelli F, Cammisa M. Bone densitometry in the diagnosis and follow-up of osteoporosis. Radiol Med (Torino) 2003; 106: 29 – 35

Kanis JA. Diagnosis of osteoporosis and fracture risk. Lancet 2002; 359: 1929 – 1936

Melton LJ, Chrischilles EA, Cooper C, Lane AW, Riggs BL. How many women have osteoporosis? J Bone Mineral Res 1992; 7: 1005 – 1010

Royal College of physicians: Osteoporosis: Clinical guidelines for prevention and treatment (http://www.rcplondon.ac.uk/pubs/wp osteo update.htm)

Wagner S, Baur-Melnyk A, Sittek H, Stäbler A, Bonel, H, Laeverenz G, Reiser MF. Diagnosis of osteoporosis: Visual assessment of conventional and digital radiography in comparison with dual X-ray absorptiometry (DEXA) of the lumbar spine. Osteop International 2005; 16: 1815 – 1822

Kurzdefinition

- **Epidemiologie**
  Syn.: englische Krankheit • Früher waren v. a. Arbeiterkinder betroffen • Heute selten • Mädchen sind doppelt so häufig betroffen wie Jungen.
- **Ätiologie/Pathophysiologie/Pathogenese**
  Vitamin-D-Mangel im Wachstumsalter • Dadurch mangelnde Mineralisierung des Knochens • Histologisch dominiert unverkalktes Osteoid.
  Vitamin D wird in der Leber gebildet (7-Dehydrocholesterin) und in der Haut durch UV-Strahlung in Cholekalziferol umgewandelt • Es folgen 2 Hydroxylierungsschritte in Leber und Niere zum 1,25-Dihydroxycholekalziferol (aktives Vitamin D3).
  Ursachen: Fehl- oder Mangelernährung • Zu geringe Sonnenlichtexposition • X-chromosomal bedingte Hydroxylierungsschwäche in der Niere • Endorganresistenz am Knochen • Phosphatdiabetes: gestörte Resorption von Phosphat im proximalen Tubulus der Niere • Malabsorption (Zöliakie, Mukoviszidose) • Einnahme von Antikonvulsiva.

Zeichen der Bildgebung

- **Methode der Wahl**
  Konventionelles Röntgen
- **Pathognomonische Befunde**
  Becherförmig aufgetriebene und desorganisierte, unscharf begrenzte Metaphysen (v. a. am distalen Radius) • Erweiterte Epiphysenfugen • Verbogene Extremitäten.
- **Röntgenbefund**
  Veränderungen sind v. a. an den Wachstumsfugen der schnell wachsenden Knochen erkennbar: distale Ulna und Metaphysen des Knies • Erhöhte Strahlentransparenz aufgrund mangelnder Mineralisierung • Erweiterung der Epipysenfuge • Becherförmige Auftreibung der Metaphysen mit unscharfen Rändern • Auftreibungen der kostochondralen Verbindung am Thorax (rachitischer Rosenkranz) • Wachstumsretardierung • Verbiegung der langen Röhrenknochen • Skoliose • Dreieckige Beckenform (Kartenherz-Becken) • Basiläre Impression der Schädelbasis • Abgerutschte Femurkopfepiphysen.

Klinik

- **Typische Präsentation**
  Unproportionierter Zwergwuchs (langer Rumpf im Verhältnis zu kurzen Extremitäten) • Rachitischer Rosenkranz • Kraniotabes • O-Beine • Skoliose • Muskelhypotonie • Muskelkrämpfe • Erhöhte Infektneigung • Labor: Hypokalzämie, Hypophosphatämie.
- **Therapeutische Optionen**
  Je nach Ursache: UV-Lichtexposition • Vitamin D_3, Calcium • Da Muttermilch nur wenig Vitamin D enthält, kann bei ausschließlich gestillten Kindern eine Substitution erwogen werden.
- **Verlauf und Prognose**
  Die frühen röntgenologischen Veränderungen sind meist reversibel.

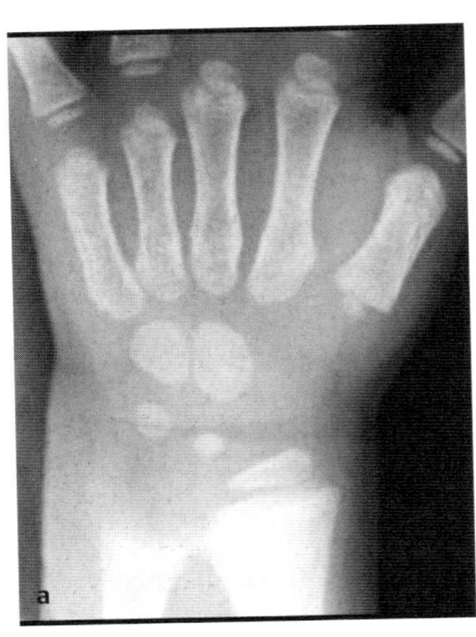

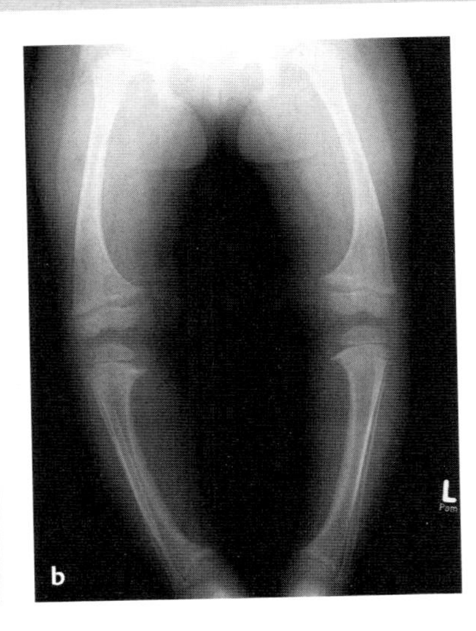

Abb. 82 a, b Rachitis. 2-jähriges Mädchen.
a Röntgenaufnahme des Handgelenks. Verbreiterte, becherförmig ausgezogene Epiphysenfuge des Radius, ausgefranste Metaphysen.
b Röntgenaufnahme beider Beine. Varische Verbiegung der unteren Extremitäten. Verbreiterung der medialen Epiphysenfugen mit Konturunschärfe.

► **Was will der Kliniker von mir wissen?**
Typische Veränderungen für Rachitis vorhanden • Verbiegungen • Frakturen.

Differenzialdiagnose

Skorbut (Vitamin-C-Mangel)	– metaphysär sklerotische Linie, angrenzend an strahlentransparente Linie – sklerotische Begrenzung der Epiphysen (Wimberger-Zeichen) – spornartige Ausziehungen an Metaphysen

Typische Fehler

Meist klassische Veränderungen • Da die Rachitis selten geworden ist, besteht die Gefahr, dass diese Erkrankung nicht mehr in Betracht gezogen wird.

Literatur

Pitt MJ. Rickets and osteomalacia are still around. Radiol Clin North Am 1991; 29(1): 97–118

Wharton B. and Bishop N. Rickets. Lancet 1993; 362: 1389–1400

Kurzdefinition

- **Epidemiologie/Inzidenz**
  Vorwiegend bei älteren Personen mit Vitamin-D_3-Mangel • In einer Studie wurde bei 60% aller Patienten mit Schenkelhalsfraktur ein Vitamin-D-Mangel festgestellt.
- **Ätiologie/Pathophysiologie/Pathogenese**
  Gestörte Knochenmineralisierung durch Vitamin-D_3-Mangel beim Erwachsenen • Dadurch Überschuss an unverkalktem, pathologischem Osteoid.
  - Vitamin-D-Mangel: Malassimilationssyndrom • Mangelnde Zufuhr • Fehlende UV-Bestrahlung
  - Störungen des Vitamin-D-Stoffwechsels, z.B. Leber- oder Niereninsuffizienz
  - von Vitamin D unabhängige Osteomalazien bei renalen tubulären Funktionsstörungen (Phosphatdiabetes, renale tubuläre Azidose) • Phosphatasemangel
  - paraneoplastisch • Assoziation mit mesenchymalen Weichteiltumoren (Hyperphosphaturie)

  Vitamin-D_3-Mangel führt über Calciummangel zu sekundärem Hyperparathyreoidismus • Dadurch Steigerung des Knochenabbaus • Schließlich Knochensubstanzverlust • Bei Kindern kommt es zur Rachitis, bei Erwachsenen zur Osteomalazie.

Zeichen der Bildgebung

- **Methode der Wahl**
  Konventionelle Röntgenaufnahmen von BWS und LWS (seitlich) sowie Femur und Becken.
- **Pathognomonische Befunde**
  Looser-Umbauzonen • Verwaschene Knochenstruktur • Erhöhte Strahlentransparenz.
- **Röntgenbefund**
  Transparenzerhöhung des Knochens • Verwaschene und unscharfe Spongiosastruktur (Radiergummi- oder Mattglasphänomen, entspricht unverkalktem Osteoid) • Tunnelierung der Kortikalis an kleinen Röhrenknochen (unspezifisch) • Skelettverformungen in späten Stadien als Zeichen der statischen Insuffizienz der Knochen • Kartenherzförmiges Becken mit Protrusio acetabuli • Kyphoskoliose • Glockenthorax • Verbiegungen der Röhrenknochen.
  Looser-Umbauzonen: Querverlaufende schmale Aufhellungslinien in der Kortikalis (entsprechen belastungsinduzierten kortikalen Insuffizienzfrakturen) • Kaum Zeichen der Konsolidierung • Typischerweise an Femur, Skapula, Rippen, Scham- und Sitzbein • Multiple Looser-Zonen werden als Milkman-Syndrom bezeichnet.

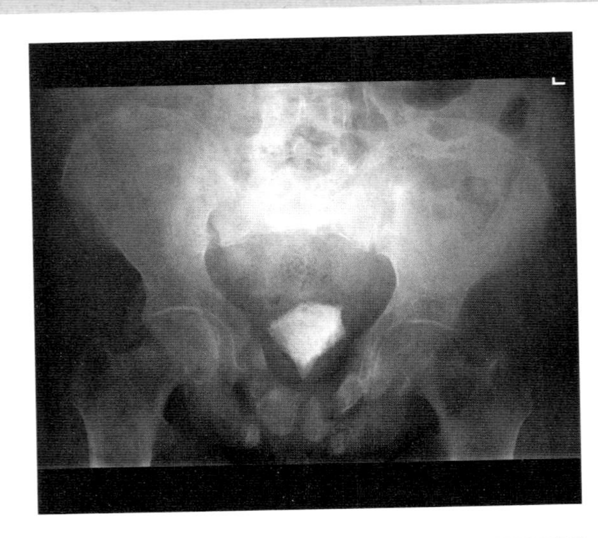

Abb. 83 55-jährige Patientin. Schwere Osteomalazie aufgrund verminderter Sonnenexposition. Röntgen Beckenübersicht: kartenherzförmig verformtes Becken. Ausgeprägt verwaschene Knochenstruktur und Insuffizienzfrakturen der Scham- und Sitzbeine beidseits. Ausgeprägtes Milkman-Syndrom.

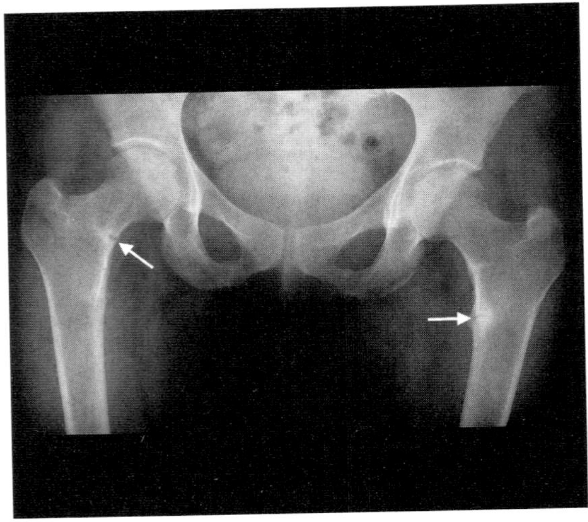

Abb. 84 Osteomalazie. 43-jährige Patientin. Röntgen Beckenübersicht. Typische Looser-Umbauzonen am medialen Schenkelhals beidseits.

Klinik

- **Typische Präsentation**
  Generalisierter, diffuser, dumpfer Knochenschmerz (Periostdehnungsschmerz durch Knochendeformierung), besonders an stark belasteten Skelettabschnitten wie LWS, Becken und Beinen • Schmerz lässt sich auch durch Druck auslösen • Symptome der Hypokalzämie wie Tetanie und Muskelschwäche • Charakteristische Laborbefunde: Hypophosphatämie, Erhöhung der alkalischen Phosphatase, erniedrigter Vitamin-D-Spiegel.
- **Therapeutische Optionen**
  Substitution von Vitamin D_3 und Calcium (1000 – 1500 mg täglich) • Ggf. Therapie der Grundkrankheit (Nieren- und Leberinsuffizienz).
- **Verlauf und Prognose**
  Unter Vitamin-D-Substitution gute Prognose • Unter Therapie Osteoidmineralisierung.
- **Was will der Kliniker von mir wissen?**
  Looser-Umbauzonen • Mineralisierung (Osteopenie?) • Frakturen • Skelettverformungen.

Differenzialdiagnose

Osteoporose	– keine Looser-Umbauzonen – erhöhte Strahlentransparenz, aber keine verwaschene Knochenstruktur
primärer Hyperparathyreoidismus	– subperiostale Resorptionen an Händen – braune Tumoren – Osteopenie, aber keine verwaschene Knochenstruktur

Literatur

Freyschmidt J. Osteomalazie. In: Freyschmidt J (ed.). Skeletterkrankungen – Klinisch radiologische Diagnose und Differentialdiagnose. Berlin: Springer; 1997: 185 – 194

Hodgson SF, Clarke BL, Tebben PJ et al. Oncogenic osteomalazia: localisation of underlying peripheral mesenchymal tumors with use of Tc 99 m sestamibi scintigraphy. Endocrin Pract 2006; 12: 35 – 42

Renton P. Radiology of rickets, osteomalacia and hyperparathyroidism. Hosp Med 1998; 59: 399 – 403

Hyperparathyreoidismus

Kurzdefinition

Syn.: Osteodystrophia fibrosa generalisata Recklinghausen

- **Epidemiologie**
  Prävalenz: 4 : 100 000 • Frauen sind doppelt so häufig betroffen wie Männer.
- **Ätiologie/Pathophysiologie/Pathogenese**
  Primärer Hyperparathyreoidismus: Autonome Überfunktion der Nebenschilddrüse (85 % solitäres, 15 % multiple Adenome), Hyperplasie oder Karzinom • Familiär gehäuft assoziiert mit multiplen endokrinen Neoplasien (MEN1 oder MEN2a) • Autonome Überproduktion von Parathormon • Folge ist eine starke Resorption von Calcium aus dem Knochen.
  Sekundärer Hyperparathyreoidismus: Langandauernde Hypokalzämie bei Vitamin-D_3-Mangel, z. B. durch chronische Niereninsuffizienz oder Malabsorption • Hyperplasie der Nebenschilddrüsen.
  Tertiärer Hyperparathyreoidismus: Entwicklung einer Autonomie der Nebenschilddrüsen bei lange bestehenden sekundären Hyperparathyreoidismus.

Zeichen der Bildgebung

- **Methode der Wahl**
  Konventionelles Röntgen (insbesondere Hände)
- **Pathognomische Befunde**
  Typische Veränderungen an den Händen: subperiostale radialseitige Resorptionen • Tunnelierung der Kortikalis • Braune Tumoren.
- **Röntgenbefund**
  Zeichen eines verstärkten Knochenabbaus im Sinne einer Osteoporose.
  - subperiostale Resorptionen: unregelmäßige oberflächliche Defekte der Kortikalis • Bevorzugt radialseitig an den Phalangen, an Schenkelhals, proximalem Humerus, proximaler Tibia, Rippen, submarginal an Gelenken (ACG, SCG, ISG, Symphyse)
  - intrakortikale Resorption: Tunnelierung/Auffaserung der Kortikalis der Phalangen • Subtendinöse Resorption an mechanisch beanspruchten Sehnenansätzen (z. B. Patella, Kalkaneus)
  - subchondrale Resorption: verdünnte Grenzlamelle an Gelenken
  - braune Tumoren: umschriebene Osteolysen (v. a. an Gesichtsschädel, Becken, Rippen, Femur)
  - Chondrokalzinose • Sklerotische Verdichtungsbänder in der Nähe der Wirbelkörperabschlussplatten.

  Unter Therapie sind die Resorptionszonen reversibel • Braune Tumoren verkalken und werden im Laufe von Jahren durch lamellären Knochen ersetzt.
- **MRT-Befund**
  Braune Tumoren: auf fettgesättigten T2w fokale flüssigkeitsisointense Strukturen • Evtl. Spiegelbildung durch Einblutung.

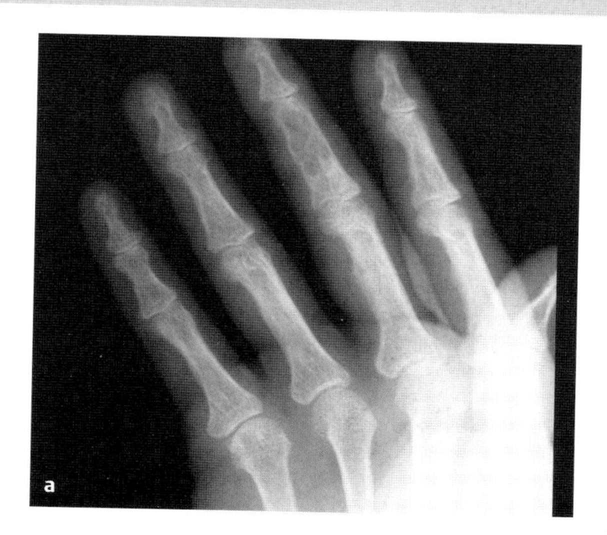

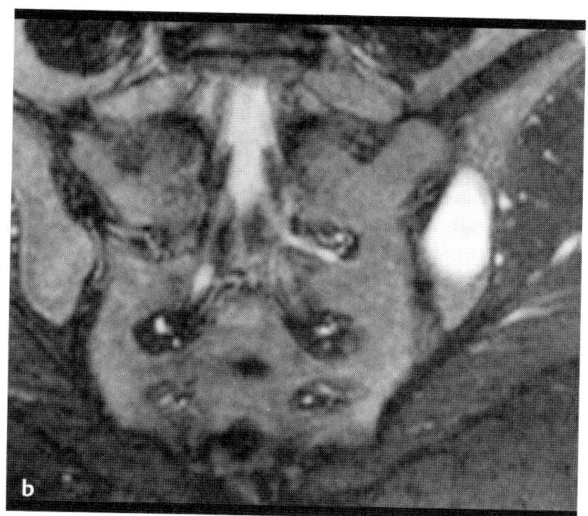

Abb. 85 a, b Primärer Hyperparathyreoidismus. 28-jährige Patientin.
a Röntgenaufnahme der Hand. Intrakortikale Resorptionen (Tunnelierung der Kortikalis), Osteopenie und subperiostale Resorptionen, insbesondere an den Grund- und Mittelphalangen des 3. und 4. Strahls. Brauner Tumor am Mittelglied des 3. Strahls rechts.
b Fettgesättigte parakoronare MRT des Os sakrums. Brauner Tumor im linken Os ileum. Typische zystische Signalintensitäten der Läsion.

Klinik

- **Typische Präsentation**
  Merkspruch: Stein- (Nierensteine), Bein- (Knochenveränderungen) und Magenpein (Magenulzera).
- **Therapeutische Optionen**
  Primärer Hyperparathyreoidismus: Resektion • Sekundärer Hyperparathyreoidismus: Vitamin-D-Gabe.
- **Verlauf und Prognose**
  Primär heilbar.
- **Was will der Kliniker von mir wissen?**
  Typische Befunde für Hyperparathyreoidismus • Abgrenzung von der rheumatoiden Arthritis.

Differenzialdiagnose

rheumatoide Arthritis	– in erster Linie an PIP- und MCP-Gelenken – verschmälerter Gelenkspalt – subchondrale Usuren – Synovialitis (im MRT nachweisbar)
ankylosierende Spondylarthritis	– buntes Bild (Erosionen, Sklerosierung) im ISG – Syndesmophyten an der Wirbelsäule
Osteoporose	– Fehlen der spezifischen Zeichen wie subperiostale Resorptionen

Typische Fehler

Fehldiagnose „Osteoporose".

Literatur

Bilezikian JP, Silverberg SJ. Clinical practice. Asymptomatic primary hyperparathyroidism. N Engl J Med 2004; 350(17): 1746 – 1751

Silverberg SJ, Shane E et al. Skeletal disease in primary hyperparathyroidism. J Bone Miner Res 1989; 4(3): 283 – 291

Kurzdefinition

- **Epidemiologie**
  Wachstumsstörung der volaren ulnaren Radiusepiphyse • Abweichung der Hand nach radial und palmar • Distal prominente Ulna (Bajonett-Stellung) • Häufiger bei jungen Mädchen in der Adoleszenz • Assoziation mit dem Turner-Syndrom • In 50% beidseitig.
- **Ätiologie/Pathophysiologie/Pathogenese**
  Einteilung nach Henry und Thornburn:
  - posttraumatisch nach wiederholten Mikrotraumen • Nach singulärem Trauma mit Heilungsstörung der volaren ulnaren Radiusepiphyse
  - dysplastisch • Assoziiert mit Knochendysplasien wie Osteochondromatose, Morbus Ollier, Achondroplasie, Mucopolysaccharidose
  - chromosomale Anomalien (X-chromosomale Mutation, Turner-Syndrom)
  - idiopathisch

Zeichen der Bildgebung

- **Methode der Wahl**
  Röntgenaufnahmen in 2 Ebenen
- **Röntgenbefund**
  Relevant ist die Artikulation der distalen Radiusgelenkfläche:
  - verstärkte Inklination der Radiusgelenkfläche nach ulnar: vergrößerter Winkel zwischen der distalen Radiusgelenkfläche und dem Lot zur Radiuslängsachse, gemessen auf der d. v. Aufnahme (normal 21 – 23°)
  - volarer Tilt: vergrößerter Winkel zwischen der distalen Radiusgelenkfläche und dem Lot zur Radiuslängsachse, gemessen auf der seitlichen Aufnahme (normal 10 – 15°)
  - Krümmung des distalen Radius nach radial und dorsal
  - Verkürzung des Radius • Ulnavorschub
  - fehlende Gelenkkongruenz • Teils Klaffen im distalen Radioulnargelenk
  - vorzeitiger Schluss der ulnarseitigigen Epiphysenfuge des distalen Radius
  - fokale Osteopenie ulnarseitig am distalen Radius
  - dreieckförmige Deformierung der distalen Radiusepiphyse („teardrop shaped radial epiphysis“) und V-förmige Konfiguration des proximalen Karpus
  - Exoxtose am distalen ulnaren Radius
  - relative dorsale Subluxationsstellung der Ulna gegenüber Radius und Karpus bzw. Subluxation der Handwurzelknochen nach palmar
- **CT-Befund**
  Ggf. CT zur dreidimensionalen Erfassung der Deformität.

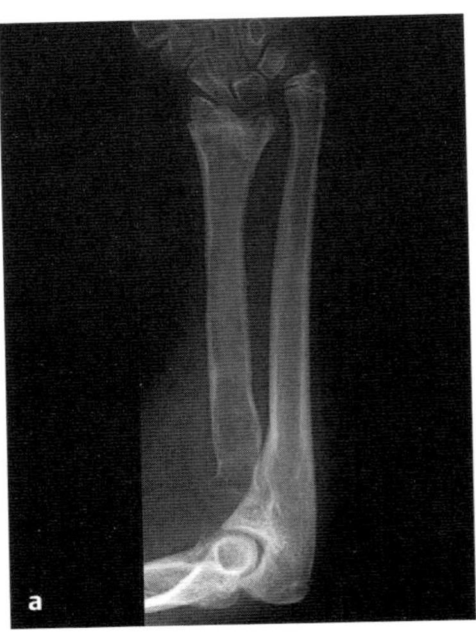

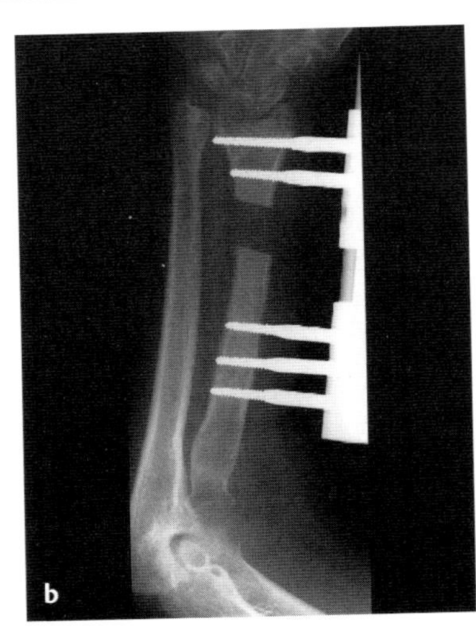

Abb. 86 a, b Madelung-Deformität. Röntgenaufnahme des Unterarms.
a Verkürzter Radius und V-förmige Konfiguration des Karpus.
b Verlaufskontrolle unter Kallusdistraktion des Radius.

Klinik

► **Typische Präsentation**
Verkürzung und Fehlstellung des Radius (Bajonnettstellung) • Bei ausgeprägten Fällen radiale Klumphandstellung • Deformität schreitet fort bis zum Wachstumsabschluss • Mit zunehmender Deformität auch zunehmende Schmerzen und Bewegungseinschränkung • Vor allem Einschränkung von Supination und Dorsalflexion.

► **Therapeutische Optionen**
Abhängig vom Alter und Ausmaß der Deformität, von den klinischen Symptomen und den radiologischen Befunden.

- Vicker-Epiphyseolyse: bei Erkennen der Deformität vor dem Wachstumsabschluss • Ulnares-volares Release mit partieller Resektion der betroffenen Epiphyse • Nur ein Teil der Epiphyse bleibt erhalten • Anregung kompensatorischen Wachstums
- Radiusosteotomie: bei später erkannter Deformität • Meist Umstellungsosteotomie des Radius zur Wiederherstellung einer ausreichenden Artikulation im distalen Radioulnargelenk • Bei ausgeprägter Ulnaplusvariante auch Ulnaverkürzungsosteotomie • Alternative Methode: Distraktion des Radius nach Ilizarov
- Resektion des distalen Ulnaköpfchens (Wiederherstellung der Rotation)
- Handgelenksarthrodese bei ausgeprägten sekundären degenerativen Veränderungen

- **Verlauf und Prognose**
  Progredienz der Fehlstellung bis zum Wachstumsabschluss • Postoperativ relativ gute Ergebnisse • Evtl. jedoch eingeschränkte Beweglichkeit.
- **Was will der Kliniker von mir wissen?**
  Ausmaß der Deformität (volares und radiales Tilt) • Stadium des Epiphysenfugenschlusses.

Typische Fehler

Übersehen diskreter Fälle.

Literatur

Anton JI, Reitz GB, Spiegel MB. Madelung's deformity. Ann Surg 1938; 108 (3): 411 – 439
De Billy B, Gastaud F, Repetto M. Treatment of Madelung's deformity by lengthening and reaxation of the distal extremity of the radius by Ilizarov's technique. European Journal of Pediatric Surgery 1994; 7: 296 – 298
Felman AH, Kirkpatrick JA jr. Madelung's deformity: observations in 17 patients. Radiology 1969; 93(5): 1037 – 1042
Schwartz RP, Sumner TE. Madelung's deformity as a presenting sign of Turner's syndrome. J Pediatr 2000; 136(4): 563
Villeco J. Case report and review of the literature: Madelung's deformity. J Hand Ther 2002; 15(4): 355 – 362

Hüftdysplasie

Kurzdefinition

► **Epidemiologie**
Häufigste angeborene Skelettfehlentwicklung (Reifungsstörung der Hüftpfanne) • Regional unterschiedliche Häufigkeit • In Mitteleuropa 2–4% • Mädchen sind 6-mal häufiger betroffen als Jungen.

► **Ätiologie/Pathophysiologie/Pathogenese**
Multifaktorielle Ätiologie mit endogenen und exogenen Faktoren • Risikofaktoren: Beckenendlage, familiäre Belastung, Frühgeburt, weibliches Geschlecht • Sekundär auch bei Bindegewebserkrankungen wie Ehlers-Dahnlos-Syndrom.
Primär verantwortlich ist eine Ossifikationsstörung des Pfannenerkers mit möglicher knorpeliger Deformierung (steile, abgeflachte und nach kranial ausgezogene Hüftpfanne) • Unbehandelt droht Dezentrierung des Hüftkopfs mit Subluxation, Luxation und evtl. Entwicklung einer Sekundärpfanne (präarthrotische Deformität) • Oft verzögerte Ossifikation des Hüftkopfkerns der betroffenen Seite • Sekundär Deformierung des Schenkelhalses (Coxa valga et antetorta) möglich.

Zeichen der Bildgebung

► **Methode der Wahl**
Röntgenaufnahmen (Beckenübersicht a.p., meist im Laufalter, bei vorher sonographisch oder klinisch vermuteter Dysplasie) • Sonographie (primäre Untersuchung bei Säuglingen) • Evtl. MRT • Im Erwachsenenalter ggf. direkte MRT-/CT-Arthrographie

► **Röntgenbefund**
Beckenübersicht: Verzögerte Epiphysenkernossifikation bei Instabilität (Ossifikation des Epiphysenkerns ab dem 2. Monat).
Pfannendachwinkel nach Hilgenreiner (AC-Winkel): Winkel zwischen der Hilgenreiner-Linie (horizontale Bezugslinie zwischen den beiden Y-Fugen) und der Linie vom kraniolateralen zum mediokaudalen Ende des Azetabulumrandes. • Bei der Geburt 30° • Im Schulalter 20° • Über 30° weist auf Hüftdysplysie hin.
Reimer-Index: Mit der Ombrédanne-Linie (Senkrechte vom Pfannenerker auf die Hilgenreiner-Linie) wird der Femurkopf in 2 Teile unterteilt • Reimer-Index = Anteil des horizontalen Durchmessers des äußeren Teils am Durchmesser des ganzen Epiphysenkerns • Normal über 20% • Bei unter 20% ist der Femurkopf lateralisiert • Bei luxierter Hüfte evtl. Darstellung in Flexion und Außenrotation zur Prüfung einer Repositionsmöglichkeit.

► **CT-Befund**
Beurteilung komplizierter Luxationen • Messung der femoralen und azetabulären Anteversion • Knöcherne Blockierungen nach Luxation.

► **MRT-Befund**
Prä- und postoperative Beurteilung komplizierter Luxationen • Beurteilung von Repositionsergebnis, Labrum, Kapsel und azetabulärem Knorpel • Kontrolle auf postoperative Komplikationen, z. B. Hüftkopfnekrose.

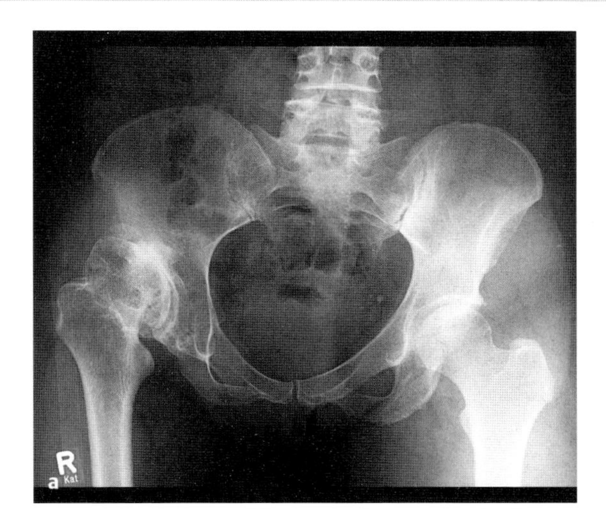

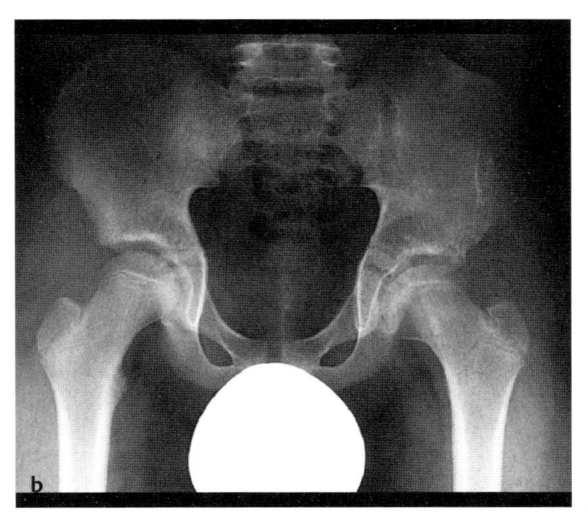

Abb. 87 a, b Hüftdysplasie rechts. Röntgen Beckenübersicht.
a Steilgestellte Pfanne, die nach kranial ausgeweitet ist (Ersatzpfannenbildung). Verbreiterter Femurkopf mit Außenrotation des Femurs (Trochanter minor ist in voller Ausdehnung sichtbar), überbetonte Valguskonfiguration.
b Gutes Ergebnis nach Beckenosteotomie mit im Acetabulum zentriertem Femurkopf links, der nur eine geringe Deformität aufweist.

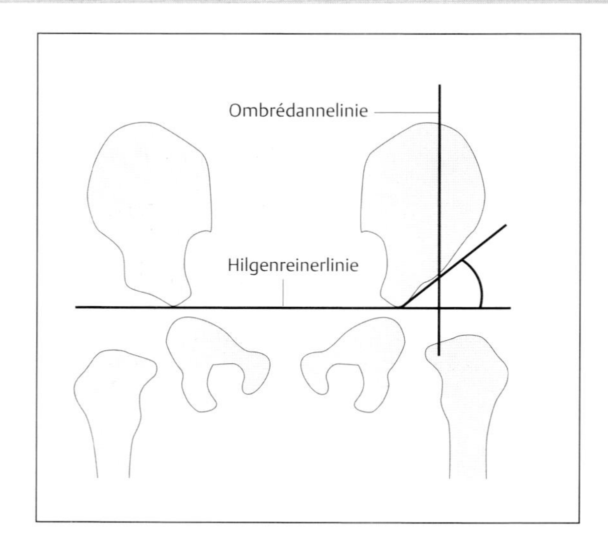

Abb. 88 Hilfslinien am Becken bei Hüftdysplasie.

Klinik

- **Typische Präsentation**
  Bewegungseinschränkung (Abspreizhemmung) • Faltenasymmetrie • Beinlängendifferenz • Ortolani-Zeichen.
- **Therapeutische Optionen**
  Konservativ: Ausreifungsbehandlung • Geschlossene Reposition • Retention.
  Operativ: Operative Reposition • Korrekturosteotomie am Becken (Azetabuloplastik, Salter-Osteotomie, Triple-Osteotomie, Beckenosteotomie nach Chiari) • Korrekturosteotomie am proximalen Femur (varisierende und derotierende intertrochantäre Osteotomie).
- **Verlauf und Prognose**
  Prognose umso besser, je früher die Behandlung beginnt • Bei maifester (Sub-)Luxation hängt die Prognose davon ab, ob eine stabile zentrierte Hüfte mit tragfähiger Überdachung des Hüftkopfs erreicht wird • Komplikationen: Reluxation, sekundäre Arthrose, Hüftkopfnekrose.
- **Was will der Kliniker von mir wissen?**
  Stadium der Erkrankung • Verlaufskontrolle.

Typische Fehler

Röntgenaufnahme nur einer Hüfte.

Literatur

Dillon JE, Connolly SA, Connolly LP, Kim YJ, Jaramillo D. MR imaging of congenital/developmental and acquired disorders of the pediatric hip and pelvis. Magn Reson Imaging Clin N Am 2005; 13(4): 783 – 797

Harcke HT. Imaging methods used for children with hip dysplasia. Clin Orthop Relat Res 2005; 434: 71 – 77

Hefti F. Kinderothopädie in der Praxis. Heidelberg: Springer, 1997: 180 – 205

Hofmann S, Tschauner C, Urban M, Eder T, Czerny C. Clinical and diagnostic imaging of labrum lesions in the hip joint. Orthopade 1998; 27(10): 681 – 689

Ihme N, Schmidt-Rohlfing B, Lorani A, Niethard FU. Nonsurgical treatment of congenital dysplasia and dislocation of the hip. Orthopade 2003; 32(2): 133 – 138

Marega L. The management of version abnormalities and angular deformities in developmental dysplasia of the hip. Orthopedics 2005; 28[9 Suppl]: S1097-S1099

Smergel E, Losik SB, Rosenberg HK. Sonography of hip dysplasia. Ultrasound Q 2004; 20(4): 201 – 216

Woolacott NF, Puhan MA, Steurer J, Kleijnen J. Ultrasonography in screening for developmental dysplasia of the hip in newborns: review. BMJ 2005; 18; 330 (7505): 1413

Tibia vara congenita (Morbus Blount)

Kurzdefinition

- **Epidemiologie**
  Wachstumsstörung unbekannter Ursache • Betrifft vorwiegend den medialen Anteil der proximalen Tibiaepiphyse und die medialen Anteile der Meta- und der Epiphyse • Konsekutive Varusfehlstellung • Seltener einseitig, meist beidseitig (80% bei der infantilen und 50% bei der „Late-onset"-Form) • Gehäuft bei farbigen Kindern in Südafrika und Jamaika.
- **Ätiologie/Pathophysiologie/Pathogenese**
  Ätiologie unklar • Evtl. abnorme Belastung an der posteromedialen proximalen Tibiaepiphyse • Risikofaktoren: frühzeitiges Laufen, Adipositas, Farbige (jüngeres Laufalter) • Medial leichte Dislokation der tibialen Epiphyse nach lateral • Wachstumsstörung des medialen Anteils der Epiphyse • Kompression der medialen Metaphyse • Mit zunehmendem Wachstum Zunahme der Varusfehlstellung.
  Unterschieden werden 3 Formen:
  - infantile Tibia vara: meist beidseitig • 1.–3,5. Lebensjahr • Häufigere Form • Schwerer Verlauf
  - juvenile Tibia vara: 4.–10. Lebensjahr
  - Tibia vara des Adoleszentenalters: meist einseitig • 10.–15. Lebensjahr

  Die beiden letzten Formen können gelegentlich Ausdruck einer nicht diagnostizierten infantilen Tibia vara sein.

Zeichen der Bildgebung

- **Methode der Wahl**
  Röntgenaufnahmen (Knie a.p. im Stehen) • Ggf. MRT
- **Röntgenbefund**
  Absenkung der medialen Tibiaepiphyse • Schnabelbildung • Varusdeformität der Tibia.
  6 Stadien nach Langeskjöld (Richtwert für Prognose und Therapie):
  - Stadium I: Varusdeformität der Tibia mit begleitender Unregelmäßigkeit der Wachstumsfuge • Kleiner Schnabel an der Innenseite der Metaphyse • 2.–3. Lebensjahr
  - Stadium II: sichere Absenkung des medialen Metaphysenanteils • Abschrägung des medialen Epiphysenanteils • 2.–4. Lebensjahr
  - Stadium III: fortschreitende Varusdeformität • Weit vorstehender Schnabel • Evtl. Fragmentation des medialen Metaphysenanteils • 4.–6. Lebensjahr
  - Stadium IV: markante Verschmälerung der Wachstumsfuge • Starke Abschrägung des medialen Epiphysenanteils (unregelmäßiger Rand) • 5.–10. Lebensjahr
  - Stadium V: betonte Deformität des medialen Anteils der Epiphyse, die nun durch ein deutlich sichtbares Band in 2 Teile getrennt ist (distaler Anteil: Dreieckform) • 9.–11. Lebensjahr
  - Stadium VI: knöcherne Brücke zwischen Epiphyse und Metaphyse • Mögliche Fusion des dreieckförmigen Fragments des abgeteilten Epiphysenanteils mit der Metaphyse • 10.–13. Lebensjahr

  In Stadium V und VI irreparable Strukturschädigungen.

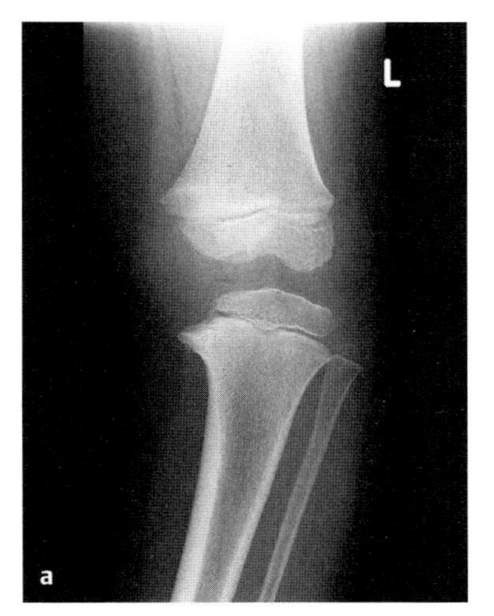

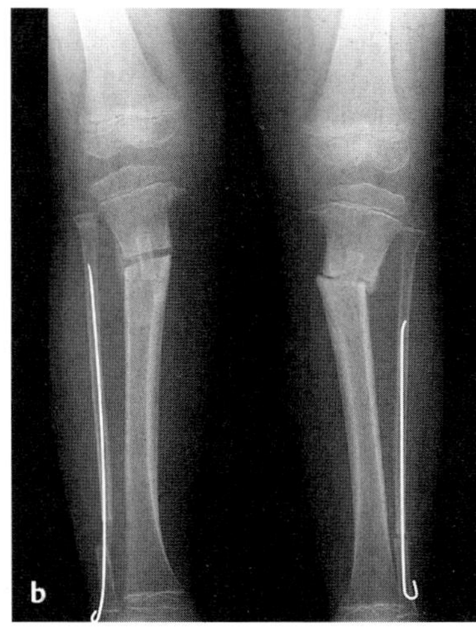

Abb. 89 a, b Morbus Blount.

a Röntgen linkes Kniegelenk a. p. im Stehen Spornbildung an der medialen Tibiametaphyse, Varuskonfiguration der proximalen Tibia und damit auch Varusfehlstellung im Kniegelenk. Reduzierte Ausbildung des medialen Femurkondylus.

b Röntgen beide Unterschenkel mit Kniegelenk a. p. Kontrolle nach proximaler Umstellungsosteotomie der Tibia und Endonagelung der Fibula. Wiederhergestellte Achse im Kniegelenk.

► **CT-Befund**

Die CT mit koronarer Rekonstruktion kann in Einzelfällen zur Beurteilung der Epiphysenfuge hilfreich sein.

► **MRT-Befund**

Diagnose der frühen Stadien • Beurteilung der Epiphysenfuge und der Epiphyse.

Klinik

► **Typische Präsentation**

Beginn mit Hinken im 2. (infantile Form) oder im 6. – 12. Lebensjahr (juvenile Form) • Genu varum • Distaler Femur nicht beteiligt • Beinlängendifferenz bei unterschiedlicher Ausprägung oder einseitigem Auftreten • Gelegentlich tastbare mediale Tibiametaphyse.

► **Therapeutische Optionen**

Konservativ: Behandlung mit Stützapparaten.

Operativ: Bei Fortschreiten der Deformität trotz konservativer Behandlung hohe valgisierende Umstellungsosteotomie der Tibia • Bei Fusion der Epiphyse zusätzlich zur Osteotomie Resektion der knöchernen Brücke und Epiphyseodese.

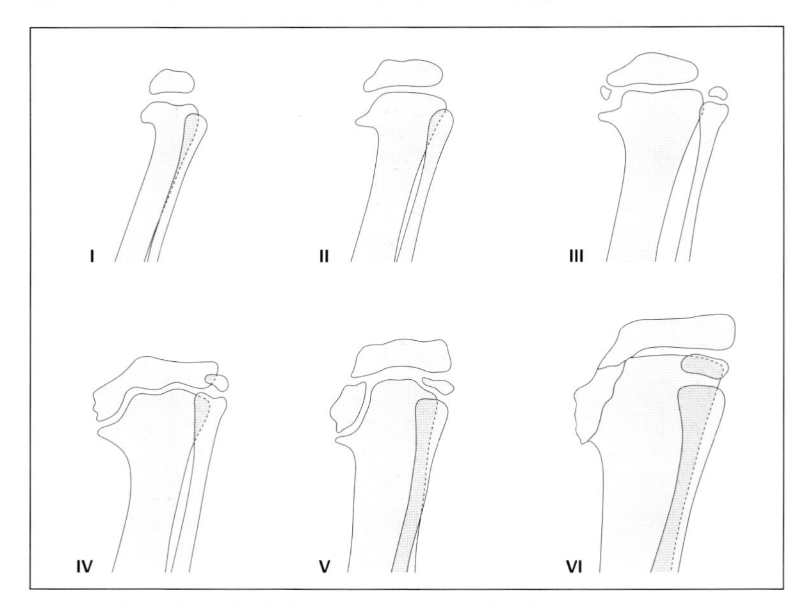

Abb. 90 Schema der stadienhaften Progredienz des Morbus Blount.

- **Verlauf und Prognose**
  Ohne Therapie (evtl. irreparables) Fortschreiten der Deformität.
- **Was will der Kliniker von mir wissen?**
  Stadium der Krankheit • Abgrenzung zu den Differenzialdiagnosen.

Differenzialdiagnose

Rachitis	– Wachstumsfugenverbreiterung – meist flaue Konturen der becherförmigen Auftreibung – keine Ossifikation der Metaphysen
Entwicklungsbedingtes O-Bein	– normale Wachstumsfugen – keine Depression der medialen Tibiaepiphyse – keine Schnabelbildung
Tibiaplateaufraktur	– keine Schnabelbildung – oft laterale Beteiligung – Anamnese
Osteomyelitis	– im Einzelfall schwierig zu unterscheiden – typischer MRT-Befund – Anamnese
Morbus Ollier	– Enchondrome: typischer Befund in Röntgenbild und MRT
metaphysäre Skelett-dysplasien	– immer symmetrisch
fokale fibrokartilaginäre Dysplasie	– immer einseitig – charakteristischer Defekt an der medialen tibialen metaphysären Kortikalis

Typische Fehler

Fehldeuten als entwicklungsbedingtes O-Bein.

Literatur

Adler CP, Herget GW, Uhl M. Radiologische Diagnostik der Knochenkrankheiten. Berlin, Heidlberg: Springer, 2004: 261

Bradway JK, Klassen RA, Peterson HA. Blount disease: a review of the English literature. J Pediatr Orthop 1987; 7(4): 472 – 480

Cheema JI, Grissom LE, Harcke HT. Radiographic characteristics of lower-extremity bowing in children. Radiographics 2003; 23(4): 871 – 880

Greenspan A. Skelettradiologie. München: Urban & Fischer, 2003: 1002 – 1007

Epiphyseolysis capitis femoris

Kurzdefinition

► **Epidemiologie**
Jugendliche im Präpubertäts- oder frühen Pubertätsalter • Epiphysenlösung am proximalen Femur und Dislokation des Femurkopfs, meist nach medial dorsal und inferior • Inzidenz: 2 : 100 000 Jugendliche unter 20 Jahren • Jungen sind 2- bis 3-mal häufiger betroffen als Mädchen • In bis zu 50% beide Seiten betroffen (!) • Altersgipfel bei Mädchen 12. Lebensjahr, bei Jungen 14. Lebensjahr • Bei 5 – 10% der Fälle gehäuftes familiäres Vorkommen.

► **Ätiologie/Pathogenese/Klassifikation**
Uneinheitliche Ätiologie: hormonelle Faktoren • Wachstumsschub • Körperliche Aktivität • Adipositas • Toxische Schädigung • Auch nach Chemotherapie oder Bestrahlung • Familiäre Häufung.
(Prä-) pubertäre Verbreiterung und Umorientierung der Ebene des Wachstumsknorpels • Minderung der mechanischen Resistenz (Überlastung durch Übergewicht oder starke sportliche Aktivität) • Erhöhter Scherkräfte durch schräge (im Gegensatz zu horizontaler) Ausrichtung • Zug der Abduktoren am Femur nach lateral und anterior: Epiphyse bleibt in der Gelenkpfanne fixiert, wird aber relativ zum Femurhals nach medial und posterior abgekippt • Typ-I-Fraktur nach Salter-Harris.

Zeichen der Bildgebung

► **Methode der Wahl**
Röntgenaufnahmen beider Hüften a. p. und axial (nach Lauenstein) • Evtl. MRT

► **Röntgenbefund**
a. p.: Verbreiterung der Epiphysenfuge • Scheinbare Verschmälerung der Epiphyse durch die Abkippung nach dorsal • Tangente am superolateralen Femurhals schneidet nicht die Epiphyse.
Axial: Direkte Visualisierung des Abkippens • Bestimmung des Gleitwinkels: Winkel zwischen Senkrechter zur Tangente an Femurhals und Schnittpunkten der Epiphysenfuge mit Kortikalis • Prognostisch für langfristige Arthroseentwicklung.
Remodellingzeichen bei Lenta-Form: Abrundung der Metaphyse • Defektauffüllung in der Fuge.

► **MRT-Befund**
Die Veränderungen der Epiphysenfuge sind früher als mit konventionellem Röntgen fassbar • Verbreiterung und Signalanhebung in T2w • Manchmal Knochenmarködem • Hilfreich bei schwieriger Diagnose, klinischem Verdacht und unauffälligem Röntgenbefund, ggf. zur Kontrolle der kontralateralen Seite • Methode der Wahl bei Frage nach Hüftkopfnekrose (bis 18% bei Acuta-Form).

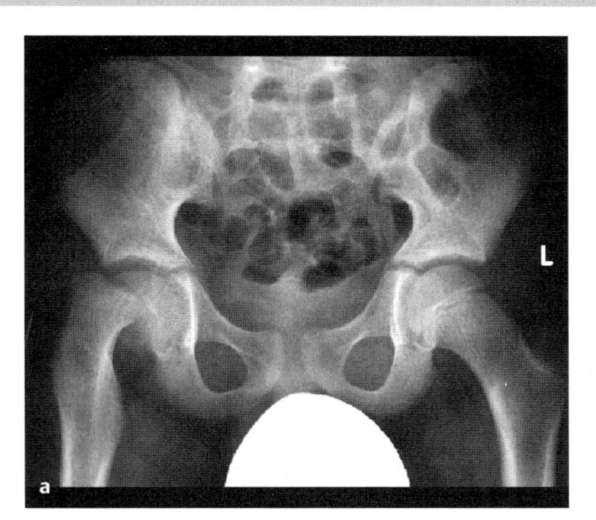

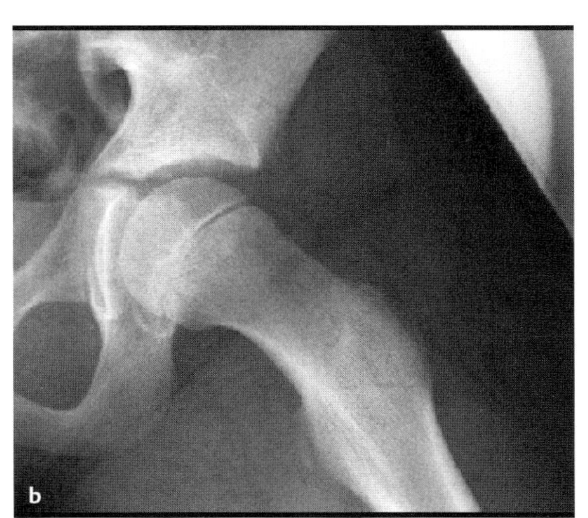

Abb. 91 a, b Epiphyseolysis capitis femoris (ECF). Akut abgerutschte ECF rechts. Risiko einer Hüftkopfnekrose durch Unterbrechung der Blutversorgung. Beginnendes Abrutschen auch links.
a Röntgen Beckenübersicht.
b Röntgen rechtes Hüftgelenk axial.

Abb. 92 a – c
Schmerzen und Schonhinken seit mehreren Wochen bei sportlicher Betätigung.
a Röntgen Beckenübersicht. Verbreiterung und Unschärfe der linken im Vergleich zur rechten Epiphysenfuge.
b Röntgen linkes Hüftgelenk axial. Auflockerung der proximalen Metaphyse. Bereits beträchtlich abgerutschter Femurkopf nach posteroinferior, beginnende Sklerosierung.

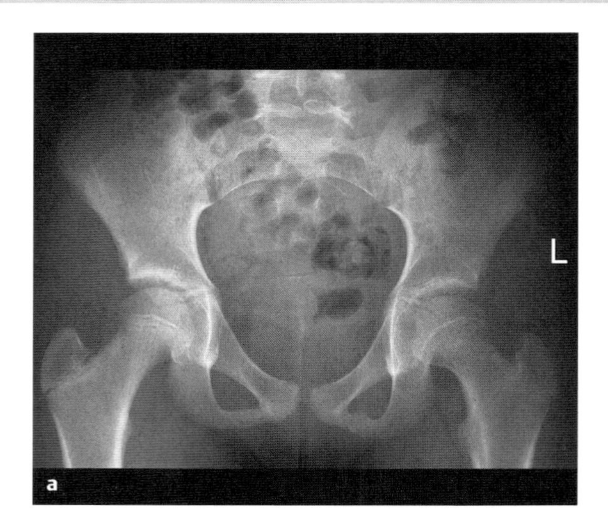

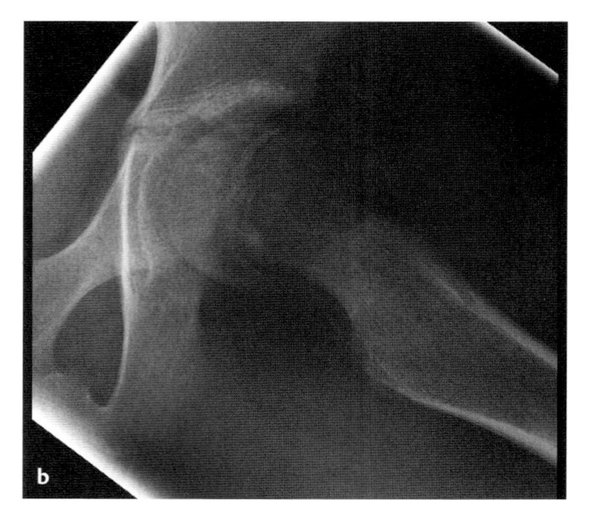

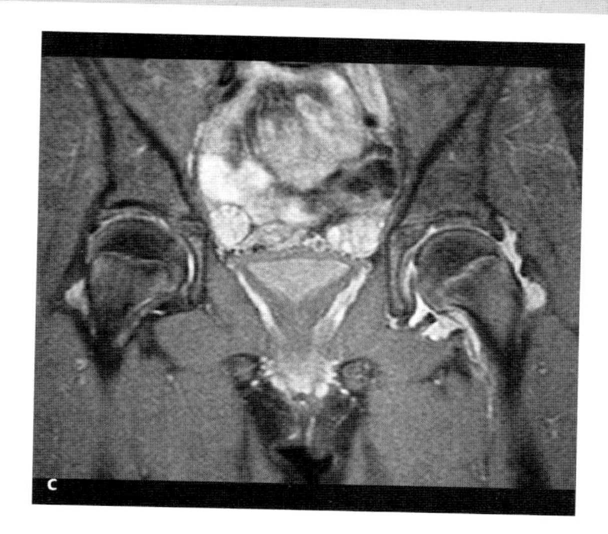

c MRT, koronar, T2w mit Fettsättigung. Abgerutschter Femurkopf.

Klinik

- **Typische Präsentation**
  Hüft- und Knieschmerzen • Hinken • Oft eingeschränkte Innenrotation des Hüftgelenks • Teils auch verminderte Abduktionsfähigkeit.
  - Epiphyseolysis capitis femoris imminens: typische Symptomatik ohne Anhalt für Abgleiten in der Bildgebung
  - Epiphyseolysis capitis femoris acuta: Symptomatik seit weniger als 2 Wochen mit drohendem weiterem Abrutschen. Akute Form kann sich auch im Sinne einer plötzlichen Verschlechterung aus der Lenta-Form entwickeln
  - Epiphyseolysis capitis femoris lenta/chronica: Symptomatik seit mehr als 2 Wochen mit langsamem Abgleiten, evtl. über Monate

  Einteilung nach der Gehfähigkeit: stabil (= gehfähiger Patient), instabil (= gehunfähiger Patient).
- **Therapeutische Optionen**
  Floride Phase: bei akuter und chronischer Form immer operative Therapie • Akute Epiphysenlösung ist eine Notfall-OP-Indikation in der Kinderorthopädie • Operative Fixierung (Nagelung, Verschraubung, Korrekturosteotomie) • Komplikationen: Chondrolyse, Femurkopfnekrose, vorzeitiger Fugenverschluss, Infektion, Schrauben-/Nagelbruch • Meist auch prophylaktische Stabilisierung der Gegenseite.
- **Verlauf und Prognose**
  Akuta-Form: kein spontanes Sistieren des Abrutschens • Lenta-Form: Selbstlimitierung durch Verknöcherung der Fuge, Aufsitzen der Kopfkalotte am Schenkelhals und Ossifikation des fibrokartilaginären Rings • In 40% der Fälle auch Gleitvorgang auf der Gegenseite • Erhöhtes Risiko für frühe Arthrose und Femurkopfnekrose.

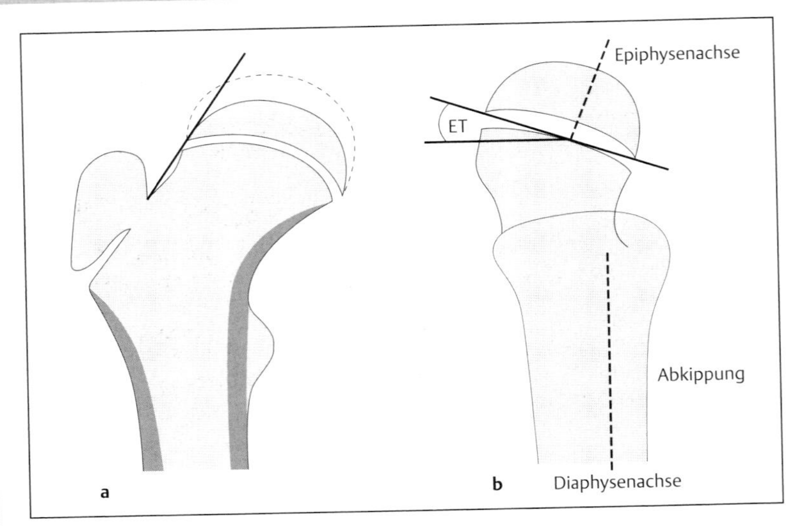

Abb. 93 a, b Graphische Bestimmung eines Abrutschens der Femurepiphyse.

a A. p. Projektion. Die Tangente an die obere Femurhalsbegrenzung schneidet die Epiphyse nicht mehr.

b Axiale Projektion. Die Achsen durch Femurhals und Femurepiphyse verlaufen nicht mehr parallel (Cave: projektionsbedingt sind bis zu 10° Abweichung nicht sicher pathologisch wertbar), es bildet sich der Gleitwinkel oder Epiphysentorsionswinkel (ET) ab. Er wird bestimmt aus der Tangente an den Femurhals und der Senkrechten zur Epiphysenbasislinie.

▸ **Was will der Kliniker von mir wissen?**
Diagnose • Ausmaß der Abkippung • Komplikationen.

Differenzialdiagnose

septische Koxitis	– Klinik – kein Abrutschen – Erguss
Hüftdysplasie	– regelmäßige Fuge – kein Abrutschen – charakteristische Deformität am Acetabulum
Morbus Perthes	– jüngere Altersgruppe – deformierter Knochenkern der Epiphyse

Typische Fehler

Übersehen/Verharmlosen eines diskreten Befundes.

Literatur

Ducou Le Pointe H, Sirinelli D. Limb emergencies in children. J Radiol 2005; 86(2 Pt 2): 237–249

Hefti F. Kinderorthopädie in der Praxis. Berlin, Heidelberg: Springer, 1998

Hell AK. Slipped capital femoral epiphysis and overweight. Orthopäde 2005; 34(7): 658–663

Liu SC, Tsai CC, Huang CH. Atypical slipped capital femoral epiphysis after radiotherapy and chemotherapy. Clin Orthop Relat Res 2004; 426: 212–218.

Parsch K, Zehender H, Buhl T, Weller S. Intertrochanteric corrective osteotomy for moderate and severe chronic slipped capital femoral epiphysis. J Pediatr Orthop B 1999; 8(3): 223–230

Reynolds RA. Diagnosis and treatment of slipped capital femoral epiphysis. Curr Opin Pediatr 1999; 11(1): 80–83

Uglow MG, Clarke NM. The management of slipped capital femoral epiphysis. J Bone Joint Surg Br 2004; 86(5): 631–635

Klumpfuß (Pes equinovarus)

Kurzdefinition

► **Epidemiologie**
Angeborene Deformität des Fußes mit Spitzfuß- und Varusstellung des Rückfußes sowie Adduktion und Supination des Vorfußes • Häufigkeit 1,2 – 2,3 : 1000 Geburten • Jungen sind doppelt so häufig betroffen wie Mädchen.

► **Ätiologie/Pathophysiologie/Pathogenese**
Genetische Faktoren (polygen) • Umwelteinflüsse während der Schwangerschaft • Als primäre Deformität gilt die Maldeviation des Talushalses nach medial bzw. eine Fibromatose im Bereich des Lig. deltoideum • Klassifikation: kongenitaler Klumpfuß, Klumpfußhaltung, kongenitaler Pes adductus, neurogener Klumpfuß, Klumpfuß bei Arthrogrypose.

Zeichen der Bildgebung

► **Methode der Wahl**
Röntgenaufnahmen in 2 Ebenen (a. p. und seitlich) • Aufnahme nicht bei Geburt, sondern während der Redressionsbehandlung im Alter von 4 Monaten zur Indikation und Planung der Operation • Aufnahme mit maximal dorsalflektiertem Fuß (Beurteilung der Achillessehnenverkürzung)

► **Röntgenbefund**
Aufnahme in Korrekturstellung • Talokalkanearer Winkel in d. p. Projektion < 15° (normal 15 – 40°) und in der seitlichen Projektion < 25° (normal 25 – 45°) • Subluxation des Os naviculare (d. p. Projektion) • Knochenkerne von Talus, Kalkaneus, Kuboid, Metatarsalia bereits bei Geburt auf dem Röntgenbild sichtbar • Knochenkern des Os naviculare nicht erkennbar (Ossifikation im 3. Lebensjahr), was Aussagen über die Subluxation im Talonavikulargelenk erschwert • Rückschluss auf die Position des Os naviculare aus dem Winkel zwischen Achse des Talus und Os metatarsale I • Tibiokalkanearwinkel in der seitlichen Projektion > 90° (normal 60 – 90°) • Kalkaneus steigt von posterior nach anterior ab • Adduktionsfehlstellung: in der d. p. Projektion verläuft die Achse durch den Talus lateral zur Basis des Os metatarsale I.

Klinik

► **Typische Präsentation**
Tastbares prominentes Ende der vorderen Talusanteile • Dünne Haut mit feiner Fältelung in diesem Bereich • Verkürzte Achillessehne als derber Strang tastbar • Malleolus lateralis nach hinten versetzt • Kleine hochstehende Ferse • Wadenatrophie.

► **Therapeutische Optionen**
Therapie des schweren Klumpfußes in 4 Phasen:

- Phase I: Redressionsbehandlung (Beginn unmittelbar nach Geburt)
- Phase II: operative peritalare Reposition (4. – 6. Lebensmonat)
- Phase III: Retentionsbehandlung (bei weiter bestehender Adduktion des Vorfußes)
- Phase IV: Korrektur von Rezidiven und späteren Fehlstellungen

Bei Klumpfußhaltung nur Phase I • Bei unproblematischem Klumpfuß nur Phase I und II.

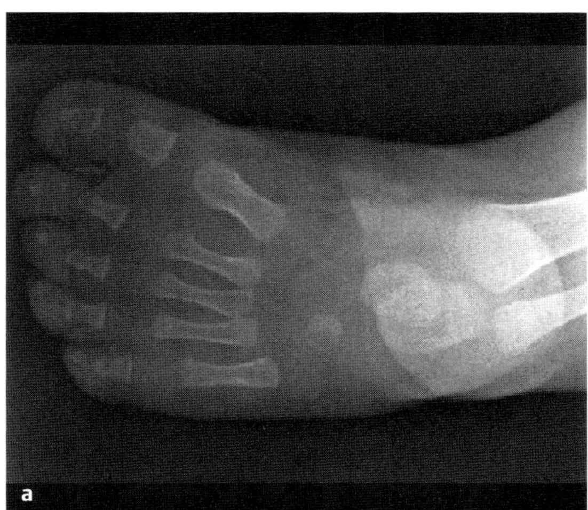

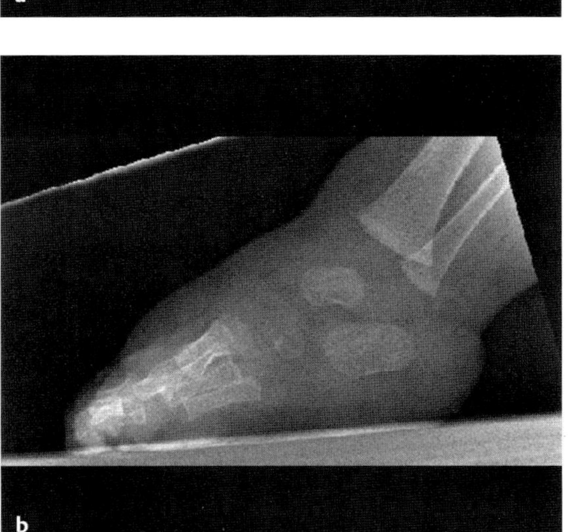

Abb. 94 a, b Klumpfuß bei 5-monatigem Säugling.
a Röntgenaufnahme des Fußes d. p. Verkürzung der Achillessehne, fehlender Anstieg des Kalkaneus von posteroinferior nach anterosuperior, Horizontalstellung des Talus, dadurch verkleinerter talokalkanearer Winkel.
b Seitliche Röntgenaufnahme des Fußes. Adduktionsstellung im Vorfuß (Talusachse lateral zum Metatarsale I) und reduzierter talokalkanearer Winkel.

Klumpfuß (Pes equinovarus)

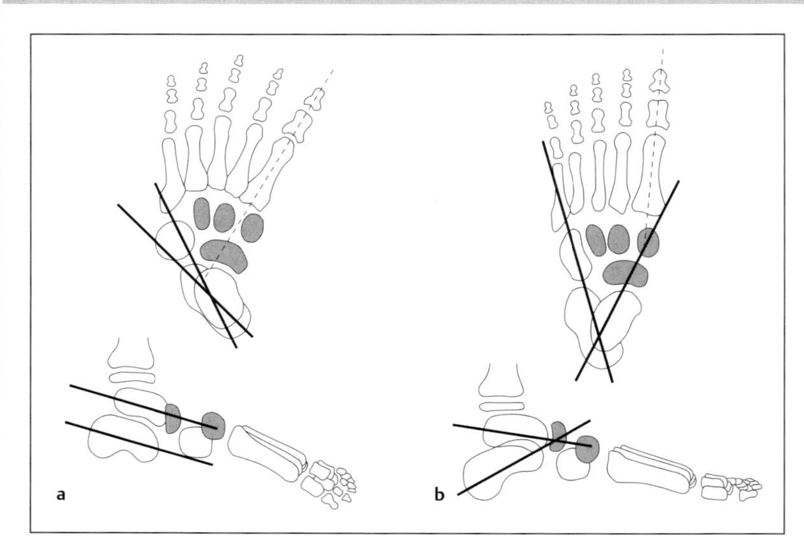

Abb. 95 a, b Winkelbestimmung am kindlichen Fuß.
a Konstruktion der Achsen durch die Halbierungslinie der beiden größten Abstände der Begrenzungen der Knochenkerne. Verläuft die Achse durch den Talus in der d. p. Projektion lateral des Metatarsale I, so weist das auf eine Adduktion des Vorfußes hin.
b Normalbefund.

- **Verlauf und Prognose**
  Der schon bei Geburt gut redressierbare Klumpfuß hat eine bessere Prognose • Ausmaß der Wadenatrophie korreliert mit Ausmaß der Therapieresistenz.
- **Was will der Kliniker von mir wissen?**
  Verlauf der Redressionsbehandlung mit Stellung der Knochenkerne.

Differenzialdiagnose

Plattfuß	– vergrößerter talokalkanearer Winkel (d. p. Projektion) durch steilgestellten Talus, der nach plantar subluxiert

Typische Fehler

Ungenügende Dorsalflexion des Fußes im OSG bei der Röntgenaufnahme.

Literatur

Burgkart R, Lampe R, Gerdesmeyer L, Gradinger R. Congenital clubfoot. MMW Fortschr Med 2003; 145(14): 33–36

Correll J, Berger N. Diagnosis and treatment of disorders of the foot in children. Orthopade 2005; 34(10): 1061–1072

Hefti F. Kinderorthopädie in der Praxis. Berlin, Heidelberg: Springer, 1997: 390–404

Roye DP jr, Roye BD. Idiopathic congenital talipes equinovarus. J Am Acad Orthop Surg 2002; 10(4): 239–248

Silvani SH. Congenital convex pes valgus. The condition and its treatment. Clin Podiatr Med Surg 1987; 4(1): 163–173

Skoliose

Kurzdefinition

- **Epidemiologie**
  Inzidenz der idiopathischen Skoliose 4,5% • Frauen sind 1,25-mal häufiger betroffen als Männer • Der Anteil von Frauen ist bei schweren Skoliosen deutlich höher.
- **Ätiologie/Pathophysiologie/Pathogenese**
  Idiopathische Skoliose: 70 – 80% • Einteilung nach dem zeitlichen Auftreten: infantile (unter 4 Jahre), juvenile (4 – 9 Jahre) und Adoleszentenskoliose (10 Jahre bis Skelettreife, 85%).
  Sekundäre Skoliose: Bei neuromuskulären Erkrankungen und Erkrankungen des Nervensystems (Poliomyelitis, spastische Zerebralparese, Syringomyelie, Muskeldystrophie), Wirbelaufbaustörungen (Keilwirbel, Halbwirbel) und Segmentierungsstörungen (einseitiger/beidseitiger Blockwirbel) sowie bei verschiedenen anderen Krankheitsbildern, z. B. Neurofibromatose, Achondroplasie oder Osteogenesis imperfecta.

Zeichen der Bildgebung

- **Methode der Wahl**
  Röntgen von Wirbelsäule a. p. und Beckenkämmen a. p. zur Beurteilung der Skelettreife (Ossifikation der Darmbeinapophysen) • Beinlängendifferenzen müssen zur Untersuchung ausgeglichen werden
- **Röntgenbefund**
  Seitliche Verkrümmung der Wirbelsäule in der frontalen Ebene.
  Es werden Skoliosegrad, die Rotationskomponente und die Skelettreifung angegeben.
  Skoliose: Skoliosegrad-Einteilung nach Lippmann-Cobb anhand des Skoliosewinkels:
  Grad 1: unter 20°
  Grad 2: 21 – 30°
  Grad 3: 31 – 50°
  Grad 4: 51 – 75°
  Grad 5: 76 – 100°
  Grad 6: 101 – 125°
  Grad 7: über 125°
  Rotationskomponente: Bogenwurzelmethode nach Moe.
  Skelettreifung: Skelettreifebestimmung nach Risser: Bestimmung der Verknöcherung der Beckenkammapophysen (0-V).
- **MRT**
  Bei speziellen Fragestellungen, z. B. Spina bifida, Syrinx, Meningomyelozele, Anomalien der Nervenwurzeln, Verlagerung des Myelons/Kaudasacks oder „tethered cord“.

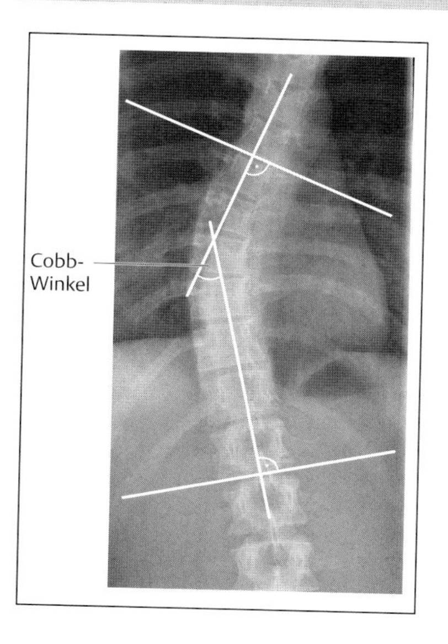

Abb. 96 16-jähriges Mädchen mit einer idiopathischen, rechts konvexen Adoleszentenskoliose der BWS. Der Cobb-Winkel beträgt 32°.

Klinik

- **Typische Präsentation**
  Skoliosen sind meist schmerzlos • Bei vorgeneigtem Oberkörper Rippenbuckel und Lendenwulst auf der Konvexseite der Skoliose • Dysproportion mit verkürztem Rumpf.
- **Therapeutische Optionen**
  Abhängig vom Cobb-Winkel: unter 20° Krankengymnastik, 20–50° zusätzlich Korsettbehandlung, über 50° Aufrichtungsoperation.
- **Verlauf und Prognose**
  Abhängig von der Grundwerkrankung und dem Beginn der Erkrankung • Je früher die Skoliose auftritt, desto schlechter die Prognose • Wichtig sind Verlaufsbeobachtungen alle 6 Monate • Neben ästhetischen und psychosozialen Problemen kann es bei schweren Thorakalskoliosen zu Lungenfunktionsstörungen mit Einschränkung der Vitalkapazität und Cor pulmonale kommen.
- **Was will der Kliniker von mir wissen?**
  Lage der Skoliose • Cobb-Winkel • Änderung des Cobb-Winkels im Verlauf • Rotationsfehlstellung • Zusätzliche Fehlbildungen • Skelettreife.

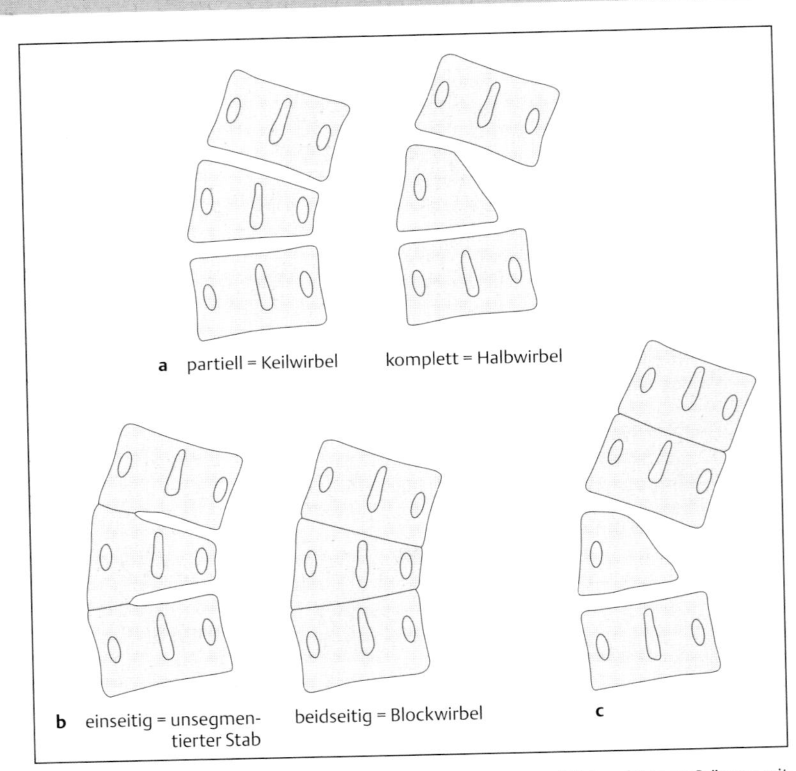

Abb. 97 a – c Wirbelbildungs- (**a**) und Segmentierungsstörungen (**b**), kombinierte Störung mit Block- und Halbwirbel (**c**).

Differenzialdiagnose

skoliotische Fehlhaltung	– Krümmung in Frontalebene wie bei Skoliose, aber keine Rotation der Wirbel

Typische Fehler

Übersehen von Wirbelaufbaustörungen oder Segmentationsstörungen • Fehleinschätzung der Verknöcherung der Beckenkamm-Apophysen – Risser-Zeichen (die Verknöcherung beginnt erst mit ca. 12 Jahren lateral und schreitet nach medial hin fort).

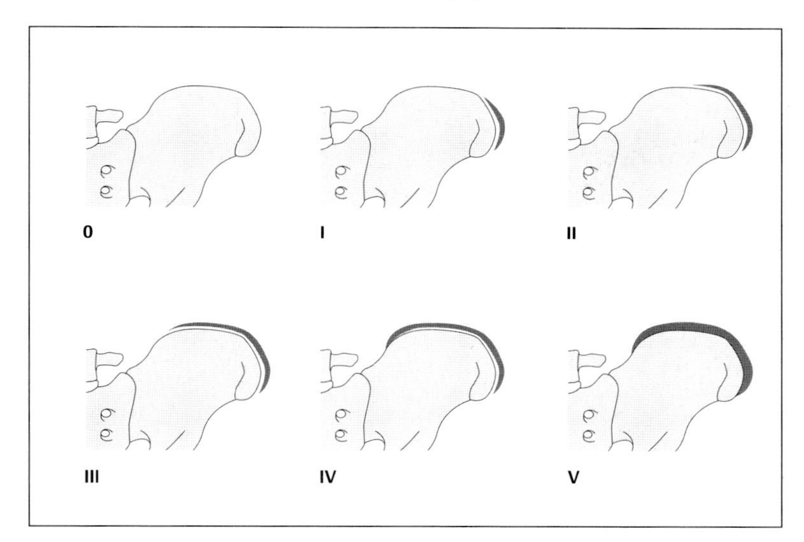

Abb. 98 Skelettalterbestimmung anhand der Risser-Fugen an den Darmbeinkämmen.

Literatur

Reamy BV, Slakey JB. Adolescent idiopathic scoliosis. Review and current concepts. Am Fam Physician 2001; 64(1): 32, 34–35

Deutsche Gesellschaft für Orthopädie und orthopädische Chirurgie, Bundesverband der Ärzte für Orthopädie (eds.). Leitlinien der Orthopädie. Köln: Dt Ärzte-Verlag, 2002

Hefti F (ed.). Kinderorthopädie in der Praxis. Heidelberg: Springer, 2006: 72–94

Osteogenesis imperfecta

Kurzdefinition

▸ **Epidemiologie**
Inzidenz 1 : 10 000 • Männer sind häufiger betroffen als Frauen.

▸ **Ätiologie/Pathophysiologie/Pathogenese**
Meist autosomal dominant vererbt (mehr als 150 Mutationen bekannt) oder Neumutationen • 4 Typen nach Sillence mit unterschiedlicher Genetik und phänotypischem Ausprägungsgrad • Zugrunde liegt ein abnormes Kollagen Typ I.

Zeichen der Bildgebung

▸ **Methode der Wahl**
Röntgen von LWS, Becken und Oberschenkel

▸ **Pathognomonische Befunde**
Generalisierte Osteoporose • Multiple ältere Frakturen • Knochenverbiegungen • Multiple Fischwirbelbildung.

▸ **Röntgenbefund**
Generalisierte Osteoporose mit erhöhter Fragilität des Knochens • Wirbelkörperfrakturen (Fischwirbel am der LWS, Keilwirbel an der BWS) • Verschmälerte Kortikalis • Knochendeformitäten (Kartenherz-Becken, Protrusio acetabuli) • Trompetenförmige Metaphysen, teils mit blasigen Auftreibungen • Kyphoskoliosen (durch Bänderschlaffheit und Osteoporose) • Schädel: multiple Schaltknochen.

Klinik

▸ **Leitbefunde**
Die Diagnose gilt als gesichert, wenn 2 der 4 Kriterien zutreffen:
- Osteoporose mit abnorm vermehrter Knochenbrüchigkeit
- blaue Skleren
- Zahnschmelzanomalien
- präsenile Hörstörung durch Otosklerose

▸ **Therapeutische Optionen**
Bisphosphonate • Korrekturosteotomien bei Deformitäten.

▸ **Verlauf und Prognose**
Infantile Form hat eine hohe Säuglings- und Kindersterblichkeit • Tarda-Form hat nahezu normale Lebenserwartung.

▸ **Was will der Kliniker von mir wissen?**
Deformierungen • Frakturen.

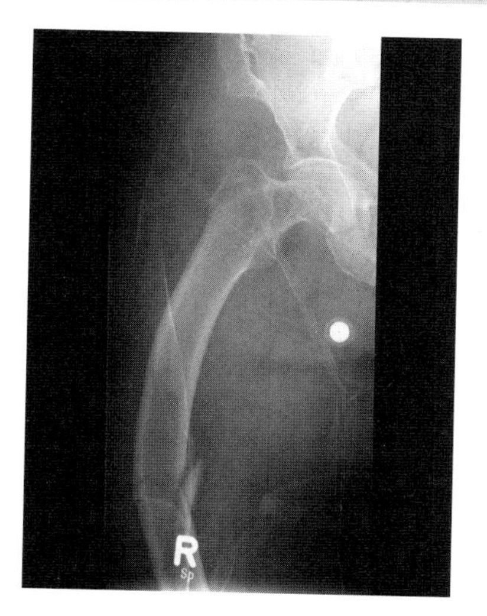

Abb. 99 Adulte Form der Osteogenesis imperfecta. 63-jährige Patientin. Röntgenaufnahme des rechten Oberschenkels. Erhöhte Strahlentransparenz als Zeichen der Osteoporose. Varusförmige Verbiegung des Femurs. Fraktur im mittleren Oberschenkelschaft nach geringem Trauma.

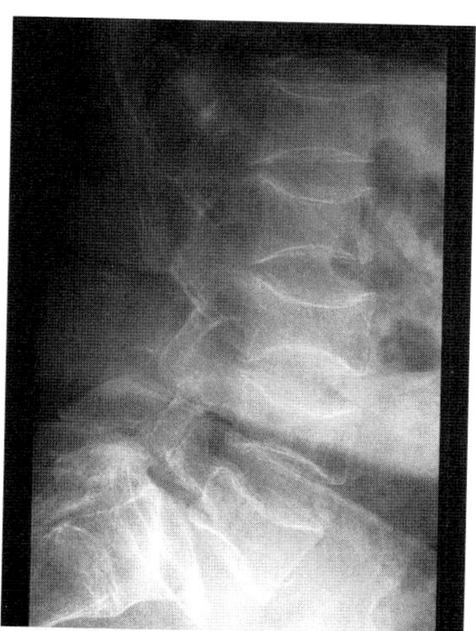

Abb. 100 Adulte Form der Osteogenesis imperfecta. 68-jähriger Patient. Röntgenaufnahme der LWS. Typische fischwirbelartige Einbrüche der gesamten LWS bei Osteoporose.

Differenzialdiagnose

Kindesmisshandlung	– Anamnese – keine Osteoporose – subperiostale Einblutungen – keine blauen Skleren, keine Zahnanomalien, keine Kyphoskoliose
Rachitis	– verbreiterte desorganisierte Wachstumsfugen

Typische Fehler

Bei leichten Formen wird die Diagnose oft als idiopathische Osteoporose missgedeutet, daher immer Skleren und Zähne inspizieren.

Literatur

Rauch F, Glorieux FH. Osteogenesis imperfecta. Lancet 2004; 363: 1377 – 1385

Osteopetrose (Marmorknochenkrankheit)

Kurzdefinition

- **Epidemiologie**
  Knochenbildungsstörung • Inzidenz 1 : 20 000 – 40 000 • Keine Geschlechtsbevorzugung.
- **Ätiologie/Pathophysiologie/Pathogenese**
  Autosomal rezessiv oder autosomal dominant vererbt • Angeborener molekulargenetischer Defekt spezifischer Ionenpumpen bzw. der Chloridkanäle C1C7 in der Plasmamembran der Osteoklasten • Folge ist ein gestörter Abbau von Knochensubstanz • Daher überschießende Knochenneubildung • Der Knochen ist weniger elastisch.
  2 Manifestationsformen und 4 Subtypen:
  frühmanifeste Osteopetrose
  - infantile (maligne) Form (autosomal rezessiv)
  - spätmanifeste Osteopetrose

  Morbus Albers-Schönberg (autosomal dominant)
  - intermediäre rezessive Form
  - intermediäre rezessive Form, kombiniert mit renal tubulärer Azidose und mentaler Retardierung

Zeichen der Bildgebung

- **Methode der Wahl**
  Röntgen
- **Pathognomonische Befunde**
  Ausgeprägte diffuse Sklerose des Knochens.
- **Röntgenbefund/CT-Befund**
  Abnorm hohe Knochendichte • Generalisierte Verdichtung und Verdickung des gesamten skelettalen Systems mit Ausnahme der Mandibula • Transparenzunterschied zwischen Markraum und Kortikalis vermindert • Kolbenförmige Auftreibung der Metaphysen der langen Röhrenknochen • Teilweise metaphysäre Aufhellungsbänder • Teils Knochen-im-Knochen-Bild • Bandförmige Sklerose an den Grund- und Deckplatten („Sandwich-Wirbelkörper") • Verdickte und stark sklerotische Schädelkalotte und Schädelbasis • Auffallender Unterschied zwischen sklerotischer Maxilla und direkt angrenzender, nicht verdichteter Mandibula • Das Os hyoideum frühzeitig verknöchert • Verminderte oder keine Pneumatisierung der Nasennebenhöhlen und des Mastoids.
- **MRT-Befund**
  Keine Relevanz • Evtl. Zufallsbefund • Hypointensität sowohl in T1w und T2w des Knochens aufgrund starker Sklerosierung.
- **Szintigraphie**
  Unspezifische Mehranreicherung von ^{99m}Tc-markiertem Phosphonat in der Schädelbasis, den langen Röhrenknochen (Humerus, Femur, Tibia), der Schulter und im Becken.

Osteopetrose (Marmorknochenkrankheit)

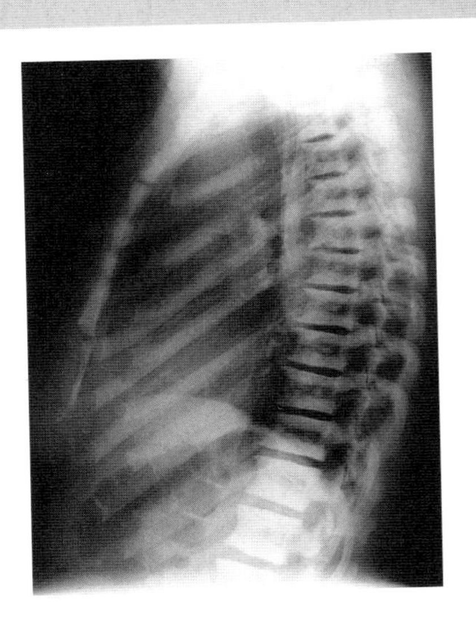

Abb. 101 Adulte Form der Osteopetrose. 36-jähriger Patient. Röntgen Thorax seitlich. Zufallsbefund. Bandförmige Sklerosierungen der Wirbelkörper mit Knochen-im-Knochen-Bild zentral im Wirbelkörper. Außerdem sklerosierte Rippen.

Klinik

- **Typische Präsentation**
  Symptomatik je nach Form unterschiedlich • Anämie • Infektneigung • Reaktive Hepatosplenomegalie (extramedulläre Blutbildung) • Hirnnervenparesen (Einengung der Foramina an der Schädelbasis) • Bei Morbus Ahlbers-Schönberg häufig auch asymptomatisch • Frakturneigung (minderwertiger Knochen) • Gehäuft Osteomyelitis.
- **Therapeutische Optionen**
  Allogene Stammzelltransplantation (Osteoklasten leiten sich von hämatopoetischen Stammzellen des Knochenmarks ab) • Symptomatisch: geringe Calcium- und Vitamin-D-Zufuhr (im Säuglingsalter sofortige Beendigung der Vitamin-D-Prophylaxe!).
- **Verlauf und Prognose**
  Infantile (maligne) Form: Manifestiert sich bereits im Neugeborenenalter • Krampfanfälle • Blindheit und Taubheit innerhalb des 1. Lebensjahres können Erstbefunde sein • Lebenserwartung ohne Therapie stark reduziert • Die Überlebenswahrscheinlichkeit bis zum 6. Lebensjahr 30% • Häufigste Todesursachen sind Blutungen und Infektionen aufgrund ungenügender Hämatopoese.
  Andere Formen: Erst spät Symptome oder Zufallsbefund • Häufigstes Manifestationsalter ist die Pubertät • Die Lebenserwartung ist leicht eingeschränkt.
- **Was will der Kliniker von mir wissen?**
  Ausmaß des Befalls • Frakturen • Abgrenzung von der osteoblastischen Metastasierung.

Differenzialdiagnose

Osteomyelofibrose	– schwer zu unterscheiden, meist inhomogenere Sklerosierung
osteoblastische Metastasierung	– Anamnese – keine Hepatosplenomegalie – meist auch osteodestruktive Veränderungen – Sklerosierung ist inhomogener
Mastozytose	– Anamnese (Flush-Anfälle) – keine Splenomegalie – Röntgen: diffuse oder fokale Sklerose oder fokale oder diffuse Osteopenie

Typische Fehler

Fehldiagnose „osteoblastische Metastasierung" oder „Osteomyelofibrose", die teilweise schwer zu unterscheiden sind.

Literatur

Schuster W, Färber D. Kinderradiologie. Heidelberg: Springer, 1996

Schulz AS, Classen CF, Sparber-Sauer M, Debatin KM, Friedrich W. Infantile maligne Osteopetrose: Neue Behandlungsmöglichkeiten durch Blutstammzelltransplantation. Dt Ärzteblatt 2003; 100: A1450

Morbus Scheuermann

Kurzdefinition

► **Epidemiologie**
Syn: juvenile Kyphose, Adoleszenten-Kyphose • Häufigkeit: 1 – 15 % • Manifestation meist im 10. – 15. Lebensjahr • Männer sind häufiger betroffen als Frauen.

► **Ätiologie/Pathophysiologie/Pathogenese**
Konstitutionelle Qualitätsminderung der knorpeligen Ringapophysen der Wirbelkörperabschlussplatten v. a. thorakal und thorakolumbal • Durchbrechen von Bandscheibengewebe durch Schwachstellen in der knorpeligen Ringapophyse in den Wirbelkörper hinein (Schmorl-Knötchen und Wirbelkörpereinsenkungen, v. a. ventral mit Keilwirbelbildung).

Zeichen der Bildgebung

► **Methode der Wahl**
Röntgen

► **Pathognomonische Befunde**
Verstärkte BWS-Kyphose mit unregelmäßigen welligen Wirbelkörperabschlussplatten und Schmorl-Knötchen.

► **Röntgenbefund/CT-Befund**
Verstärkte Brustkyphose • Wellige Unregelmäßigkeiten an den Wirbelkörperabschlussplatten, v. a. ventral • Schmorl-Hernien zentral oder an den Wirbelkörpervorderkanten (retromarginaler Prolaps) • Evtl. vermehrtes Knochenwachstum an der gegenüberliegenden Abschlussplatte (Edgren-Vaino-Zeichen) • Teils vergrößerter Längsdurchmesser der Wirbelkörper • Ventrale Höhenminderung der Bandscheibenräume.

► **MRT-Befund**
Abschlussplatteneinbrüche oder Schmorl-Hernien mit Nachweis von Bandscheibenmaterial im Wirbelkörper • Bei akuten Einbrüchen angrenzendes Knochenmarködem (in fettgesättigten Aufnahmen hyperintens, T1w hypointens) • Degeneration der Bandscheibe: abnehmender Wassergehalt, T2w hypointens.

Klinik

► **Typische Präsentation**
Thorakolumbale/lumbale Formen sind oft schon früh schmerzhaft • Bei thorakalen Formen oft keine Schmerzen • Kyphose.

► **Therapeutische Optionen**
Bei fixiertem Kyphosewinkel unter 50° Haltungsturnen und/oder Physiotherapie • Bei Kyphosewinkel 50 – 80° Korsettbehandlung • Bei hohem fixiertem Kyphosewinkel (> 80°) evtl. Operation.

► **Verlauf und Prognose**
Fixierte thorakale Kyphosen unter 50°: unproblematisch, evtl. ästhetische Probleme (v. a. Frauen) • Thorakale Kyphosen über 50°: Rückenschmerzen möglich, v. a. lumbal durch biomechanische Störungen (kompensatorische Hyperlordose) • Kyphosen über 70° können auch im Erwachsenenalter noch fortschreiten.

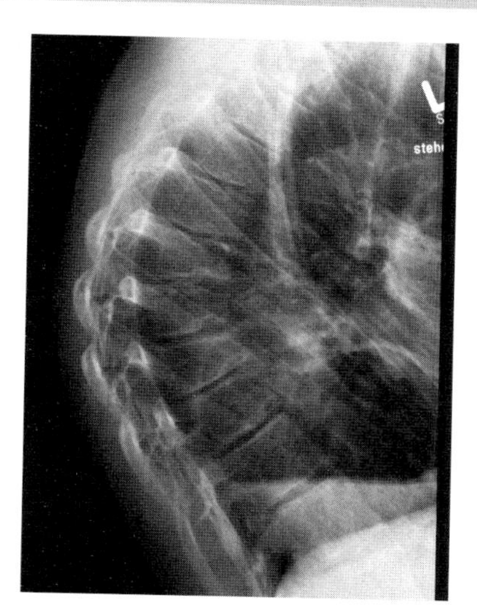

Abb. 102 Adoleszentenkyphose (Morbus Scheuermann). Seitliche Röntgenaufnahme der Wirbelsäule. 14-jähriger Junge. Typische Grund- und Deckplattenunregelmäßigkeiten anterior in der mittleren BWS mit kleinen Schmorl-Knoten. Der Kyphosewinkel beträgt 69°.

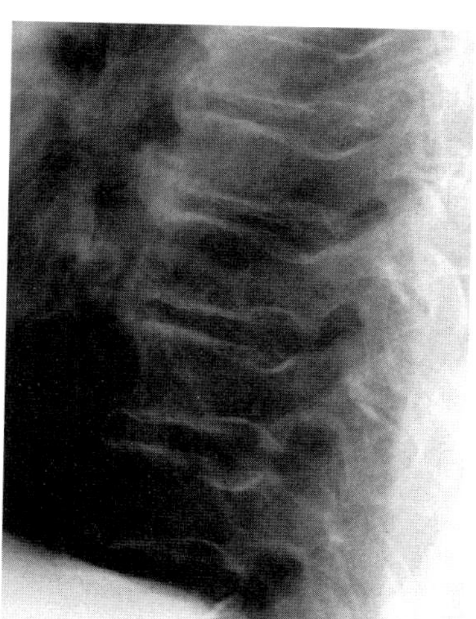

Abb. 103 Rückbildungsstörung der Chorda dorsalis. Seitliche Röntgenaufnahme der Wirbelsäule (Ausschnitt). Die Deck- und Grundplatteneinsenkungen liegen dorsal und sind im Gegensatz zum Morbus Scheuermann flachbogig.

- **Was will der Kliniker von mir wissen?**
  Kyphosewinkel: Winkel zwischen der Deckplatte des 3. und der Grundplatte des 11. BWK • Normal 20–40°.

Differenzialdiagnose

Rückbildungsstörung der Chorda dorsalis	– Defekte an der Abschlussplatte; liegen im dorsalen Anteil der Wirbelkörper – eher flachbogige Eindellungen
eosinophiles Granulom, Tumoren	– Veränderungen beschränken sich auf 1 Wirbelkörper – Bandscheibe nicht verschmälert – Osteolysen – im MRT tumortypische Signalveränderungen
Osteochondrosen	– keine welligen Unregelmäßigkeiten an den Grund- und Deckplatten – Spondylose – Bandscheibenraumverschmälerung

Typische Fehler

Fehldiagnosen: „Tumor“ bei frischem Wirbelkörpereinbruch, Osteochondrose.

Literatur

Boni T, Min K, Hefti F. Idiopathische Skoliose und Scheuermann-Kyphose. Historische und aktuelle Aspekte der konservativen Behandlung. Orthopade 2002; 31(1): 11–25

Kalifa G, Cohen PA, Hamidou A. The intervertebral disk: a landmark for spinal diseases in children. Eur Radiol 2002; 12(3): 660–665

Wenger DR, Frick SL. Scheuermann kyphosis. Spine 1999; 24(24): 2630–2639

Kurzdefinition

- **Epidemiologie**
  Manifestation meist im Kleinkindalter • Inzidenz 10,8 : 100 000 Kinder und Jugendliche im Alter von 0–15 Jahren in der weißen Bevölkerung • Bei Farbigen 0,45 pro 100 000 • Jungen sind 4-mal häufiger betroffen als Mädchen • Häufigkeitsgipfel: 4.–8. Lebensjahr.
- **Ätiologie/Pathophysiologie/Pathogenese**
  Ätiologie nicht völlig geklärt • Genetische Faktoren spielen eine Rolle • Außerdem werden intraartikuläre und intraossäre Druckerhöhung, Gerinnungsstörungen und Immunglobuline diskutiert • Primäre Störung: aseptische Nekrose des Femurkopfs, Höhenminderung und Fragmentation, möglicherweise traumaassoziiert (A. circumflexa femoris).

Zeichen der Bildgebung

- **Methode der Wahl**
  Röntgenaufnahmen (a. p. und axiales Bild)
- **Röntgenbefund**
  Röntgenveränderungen sind frühestens 4 Wochen nach Beginn der Beschwerden nachweisbar • Klassifikation rein morphologisch aufgrund von Röntgenbefunden.
  Klassifikation nach Verlauf:
  - Kondensationsstadium: Femurkopf röntgendichter und abgeflachter als normal • Gelenkspalt erweitert (Erguss, Begleitsynovitis) • Lateralisierung des Femurkopfs • Verzögerung der Ossifikation des Epiphysenkerns • Weichteilschwellung
  - Fragmentationsstadium: schollige Auflösung des Femurkopfs • Osteolytische und sklerotische Zonen • Abflachung und Verbreiterung des Femurkopfs • Metaphysäre Zystenbildung
  - Reparationsstadium: Wiederaufbau des Femurkopfs
  - Endstadium: ohne oder mit Defektheilung • Kugel-, Walzen-, oder Pilzform • Verkürzter Schenkelhals • Proximalisierter Trochanter major.

  Catterall-Klassifikation nach Ausdehnung der Femurkopfbeteiligung:
  - Stadium I: anterolateraler Quadrant (gute Prognose)
  - Stadium II: vorderes Dritttel bis Hälfte
  - Stadium III: bis zu ¾, posterior noch intakt (schlechteste Prognose, da starke Entrundung)
  - Stadium IV: gesamter Femurkopf

  Zeichen für potenziellen Kollaps der Epiphyse („Head-at-Risk"-Zeichen):
  - Gage-Zeichen: V-förmige osteopene Zone an der lateralen Epiphyse
  - laterale Kalzifikationen
  - horizontalisierte Epiphysenfuge
  - Lateralisierung des Femurkopfs

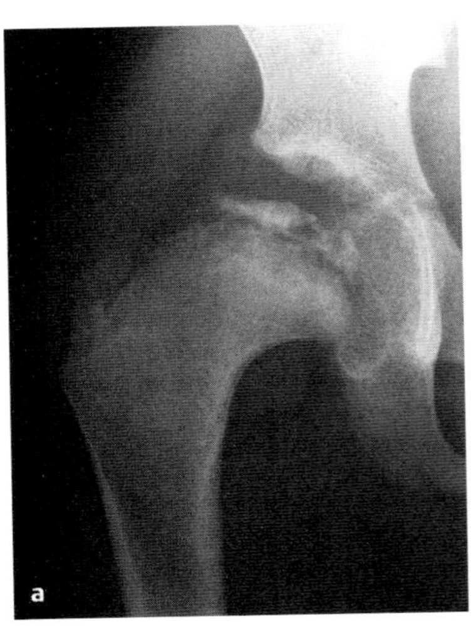

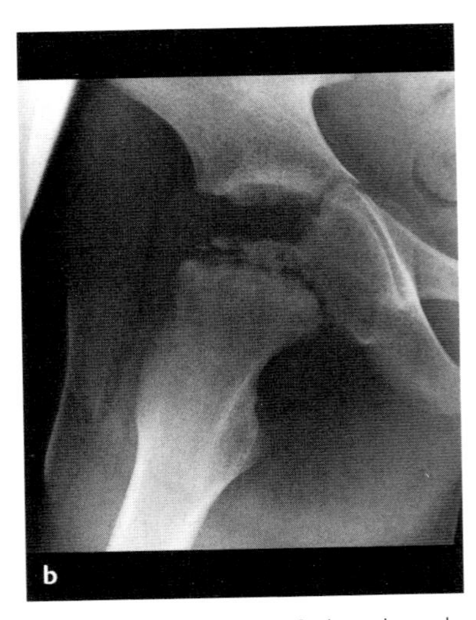

Abb. 104 a, b Morbus Perthes rechts im Fragmentationsstadium. Röntgenaufnahme des rechten Hüftgelenks a.p. (**a**) und axial (**b**). Mäßige Zentrierung des etwas lateralisierten Femurkopfs. Gelenkerguss. Metaphysäre Aufhellung und beginnende laterale Kalzifizierungen als „Head-at-risk"-Zeichen.

Stulberg-Klassifikation mit steigendem Arthroserisiko bei zunehmender Femurkopfdeformität und Inkongruenz im Hüftgelenk:
- Stadium I: runder Kopf • Normale Größe
- Stadium II: runder Kopf • Coxa magna
- Stadium III: ovaler/pilzförmiger Kopf • Coxa magna
- Stadium IV: abgeflachter Kopf • Erhaltene Kongruenz im Hüftgelenk
- Stadium V: abgeflachter Kopf • Verlorene Kongruenz im Hüftgelenk

► **MRT-Befund**

Bei klinischem Verdacht, aber unklarem Röntgenbefund • Im Frühstadium in T1w Sequenzen diffuse Signalminderung an der Epiphyse • Besonders subchondral unregelmäßiges Signal • Evtl. Knorpelverdickung • Im weiteren Verlauf Rekonversion des Fettmarksignals • Erguss • Synovitis • Gute Darstellung der Ausdehnung der Nekrosezone und diskreter Kopfdeformitäten.

► **Szintigraphie**

Reduzierte Speicherung bei Durchblutungsstörung des Femurkopfs • Im Reparationsstadium erhöhte Aktivität.

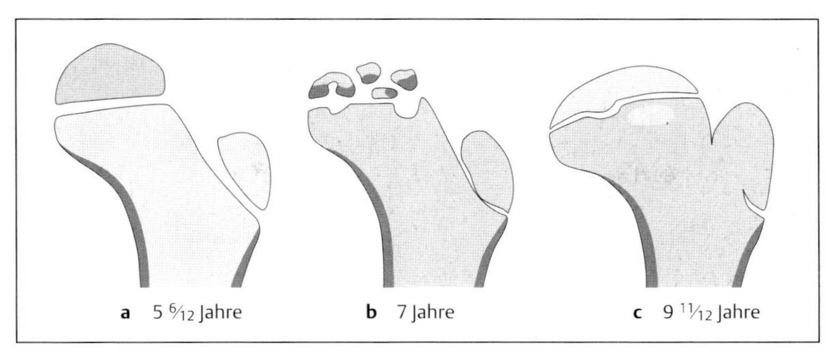

Abb. 105 a–c Phasen des Morbus Perthes.
a Kondensationsstadium.
b Fragmentationsstadium, auf welches das Reparationsstadium mit Konsolidierung und einem Verschwinden der Fragmentierung folgt.
c Endstadium.

Klinik

- **Typische Präsentation**
  Hinken und leichte bis mäßige Hüftschmerzen • Akut (in 25% nach Trauma) oder über Wochen • Adduktions- und Flexionsstellung • Meist deutliche Bewegungseinschränkung der betroffenen Hüfte, v. a. verminderte Abduktion und Innenrotation.
- **Therapeutische Optionen**
  Therapeutische Maßnahmen können 3 Ziele verfolgen:
  - Verbesserung der Beweglichkeit: Physiotherapie • Mobilisierung in Narkose • Hydraulische Mobilisierung • Verlängerung der Adduktoren • Extension in zunehmender Abduktion
  - Entlastung (umstritten)
  - Zentrierungsbehandlung (Verbesserung der Gelenkkongruenz, „containment"): abduzierende Orthesen (umstritten) • Intertrochantäre Osteotomie • Beckenosteotomie
- **Verlauf und Prognose**
  Verlauf sehr variabel von spontaner Revaskularisierung mit restitutio ad integrum bis zur Coxa plana und Fragmentation des Femurkopfs mit Ausbildung sekundärer degenerativer Veränderungen und freien Gelenkkörpern • Verlaufskontrollen unabhängig von der Behandlung • Klinische Kontrolle alle 3 Monate • Röntgenkontrolle (a. p. und axial) alle 6 Monate bis 2 Jahre nach Diagnosestellung, dann jährlich • Bei Wachstumsabschluss nochmals a. p. Röntgenbild • Größten prognostischen Aussagewert haben Alter (gute Prognose bei Beginn vor 6. Lebensjahr), Subluxation, laterale Verkalkung, Beweglichkeit (schlechtere Prognose bei starker Bewegungseinschränkung), Geschlecht (Spätresultate bei Mädchen schlechter als bei Jungen) • In bis zu 20% beidseitiger, meist nicht symmetrischer Befall.

► **Was will der Kliniker von mir wissen?**
Diagnose • Stadium der Erkrankung • Therapiekontrolle.

Differenzialdiagnose

(spondylo-) epiphysäre Dysplasie	– beidseitige, symmetrische Deformitäten – Manifestation meist im 2. Lebensjahr
Hypothyreose	– beidseitige, symmetrische Deformitäten
Osteochondrosis dissecans	– selten an der Hüfte – meist etwas ältere Kinder – meist kleines, abgegrenztes Fragment
Koxitis	– starker Erguss – Klinik – MRT: ausgeprägtes Ödem und Weichteilreaktion

Typische Fehler

Verkennen der „Head-at-risk"-Zeichen.

Literatur

Hefti F. Kinderorthopädie in der Praxis Heidelberg: Springer, 1997: 205 – 219

Kramer J, Hofmann S, Scheurecker A, Tschauner C. Perthes disease. Radiologe 2002; 42(6): 432 – 439

Krauspe R, Raab P. Perthes disease. Orthopäde 1997; 26(3): 289 – 302

Moens P, Fabry G. Legg-Calve-Perthes disease: one century later. Acta Orthop Belg 2003; 69(2): 97 – 103

Pillai A, Atiya S, Costigan PS. The incidence of Perthes' disease in Southwest Scotland. J Bone Joint Surg Br 2005; 87(11): 1531 – 1535

Scherl SA. Common lower extremity problems in children. Pediatr Rev 2004; 25(2): 52 – 62

Kurzdefinition

► **Epidemiologie**
Erkrankung des höheren Alters (6. und 7. Lebensjahrzehnt) • Frauen sind 3-mal häufiger betroffen als Männer • In 99% der Fälle einseitig.

► **Ätiologie/Pathophysiologie/Pathogenese**
Aseptische Osteonekrose im gewichtstragenden Abschnitt des medialen Femurkondylus • Selten (< 15%) ist der laterale Femurkondylus oder das mediale Tibiaplateau betroffen • Ätiologie unklar • Evtl. Durchblutungsstörungen, rezidivierende Mikrotraumen oder Stressfraktur.

Zeichen der Bildgebung

► **Methode der Wahl**
Konventionelles Röntgen • MRT

► **Röntgenbefund**
Initial Abflachung von Kondylus oder Epiphyse • Im weiteren Verlauf subchondrales, meist halbmondförmiges Aufhellungsareal mit reaktiver Sklerosierung • Subchondrale Knochenlamelle meist erhalten.

► **MRT-Befund**
Anfangs Ödemzeichen, anschließend Demarkierung • Nekroseareal in allen Sequenzen hypointens • Kleine Ausdehnung (< 4 × 14 mm) spricht für gute Prognose • Im weiteren Verlauf abgeflachter Femurkondylus.

Klinik

► **Typische Präsentation**
Akut einsetzende, starke Schmerzen ohne erinnerliches Trauma, besonders nachts und in Ruhe • Meist einseitig • Schmerzbedingte Einschränkung der Beweglichkeit.

► **Therapeutische Optionen**
Entlastende Valgisierungsosteotomie im Kniegelenk und Anbohrung • Ggf. Endoprothese.

► **Verlauf und Prognose**
Die Prognose sinkt mit der Größe des betroffenen Areals • Bis zu 3,5 cm^2 gute Prognose • Bei über 5 cm^2 oder mehr als 50% der Fläche des medialen Kondylus schlechtere Prognose • Komplikationen: Kollaps der Gelenkfläche, Genu varum und sekundäre Gonarthrose.

► **Was will der Kliniker von mir wissen?**
Ausdehnung der Nekrose • Einbruch • Sekundäre degenerative Veränderungen.

Abb. 106a–d
Morbus Ahlbäck. 65-jährige Patientin. Plötzlich starke Schmerzen ohne Trauma.
a, b Röntgenaufnahme Kniegelenk a. p. (**a**) und seitlich (**b**). Aufhellungszone (Pfeil) mit Umgebungssklerose, degenerativen Veränderungen und angedeuteter Abflachung der Gelenkfläche.

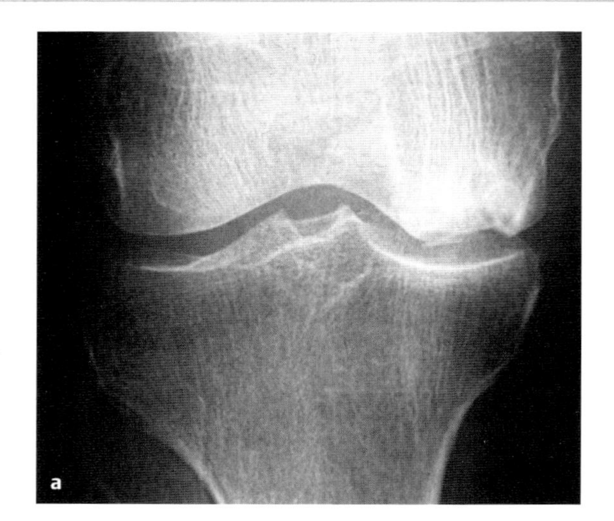

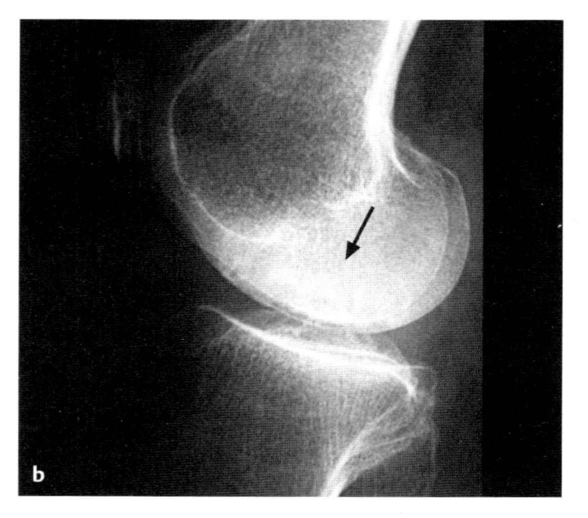

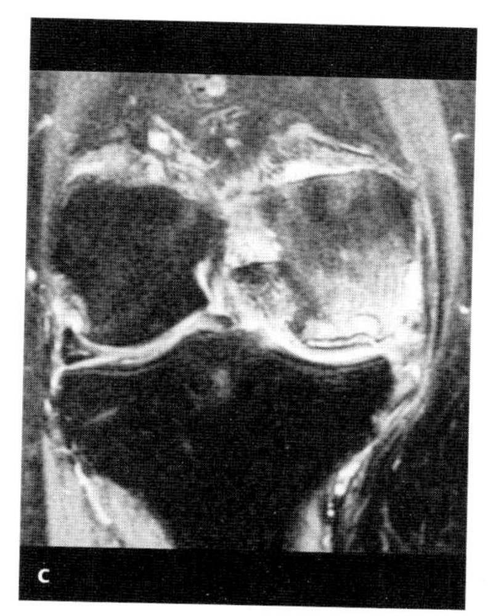

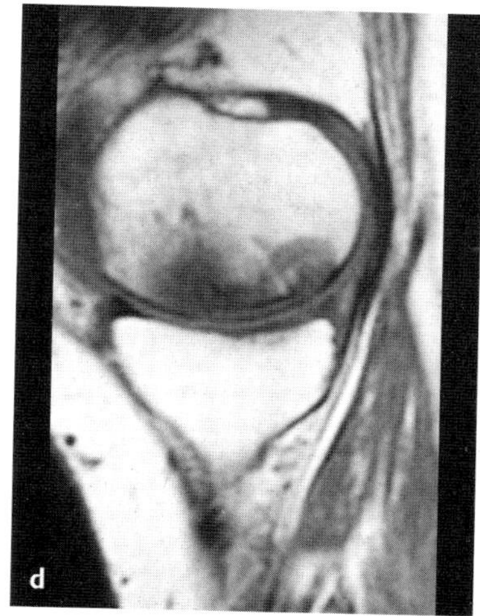

c, d MRT, koronar fettgesättigt PDw (**c**), sagittal T1w (**d**). Perifokales Ödem, lineare subchondrale Formation, die auf eine (Stress-)Fraktur hinweist. Degenerative Veränderungen des Innenmeniskus.

Differenzialdiagnose

Osteochondrosis dissecans	– Adoleszente – liegt meist zur Innenseite der Kondylen (Sulcus intercondylaris) hin
transientes Knochenmarködemsyndrom	– keine Demarkation – Migration im Verlauf möglich
Subchondrale Stressfraktur	– lineare Hypointensität (alle Sequenzen) parallel zur subchondralen Knochenplatte

Typische Fehler

Falsch negative Diagnose im Frühstadium, Fehldeuten als Osteochondrosis dissecans.

Literatur

Aglietti P, Insall J, Bohne WH. Idiopathic osteonecrosis of the knee: aetiology, prognosis and treatment. J Bone Joint Surg Br 1983; 65: 588–597

Lecouvet FE, Malghem J, Maldague BE, Vande Berg BC. MR imaging of epiphyseal lesions of the knee: current concepts, challenges and controversies. Radiol Clin North Am 2005; 43(4): 655–672

Narváez J.A., Narváez J., De Lama E, Sánchez A. Spontaneous osteonecrosis of the knee associated with tibial plateau and femoral condyle insufficiency stress fracture. Eur Radiol 2003; 13: 1843 – 1848

Pape D, Seil R, Kohn D, Schneider G. Imaging of early stages of osteonecrosis of the knee. Orthop Clin North Am 2004; 35(3): 293 – 303

Watson RM, Roach NA, Dalinka MK. Avascular necrosis and bone marrow edema syndrome. Radiol Clin North Am 2004; 42(1): 207 – 219

Zanetti M, Romero J, Dambacher MA, Hodler J. Osteonecrosis diagnosed on MR images of the knee. Relationship to reduced bone mineral density determined by high resolution peripheral quantitative CT. Acta Radiol 2003; 44(5): 525 – 531

Lunatummalazie (Morbus Kienböck)

Kurzdefinition

- **Epidemiologie**
  Häufigkeitsgipfel im 20.–40. Lebensjahr • Männer sind doppelt so häufig betroffen wie Frauen • Inzidenz 1 : 100 000.
- **Ätiologie/Pathophysiologie/Pathogenese**
  Avaskuläre Osteonekrose • Bei chronisch rezidivierenden Mikrotraumen (z. B. Arbeit mit Presslufthammer) • Idiopathisch • Nach einmaligem Trauma • Konstitutionelle Minusvariante der Ulna (Niveaudifferenz > 2 mm, 50% der Fälle) • Starker Knochenumbau • Nebeneinander von osteoklastischem Abbau und osteoblastischem Anbau • Dazwischen meist proximal umschriebene Areale von Knochennekrosen und Zysten (Trümmermehlzone) • Einsprossung von Bindegewebe und Gefäßen • Bildung von Faserknorpel an den Randzonen sind der Versuch des Körpers, der kompletten Devitalisierung entgegenzuwirken.

Zeichen der Bildgebung

- **Methode der Wahl**
  Röntgen Handgelenk in 2 Ebenen • MRT
- **Röntgenbefund/CT-Befund**
  Anfangs oft unauffällig.
  Stadieneinteilung nach Decoulx:
  - Stadium 0: keine radiologischen Veränderungen
  - Stadium I: Verdichtung des Knochens bei erhaltener Kontur
  - Stadium II: Spongiosasklerose mit Entwicklung von Pseudozysten
  - Stadium III: Fragmentation des proximalen Os lunatum
  - Stadium IV: progrediente Sinterung und perilunäre Nekrose
- **MRT-Befund**
  Zur Früherkennung der Osteonekrose.
  - Stadium I (Stadium 0 im Röntgen): Knochenmarködem (T1w hypointens, T2w und in fettgesättigten Sequenzen hyperintens) • Als Zeichen der Vitalität KM-Anreicherung • Potenziell reversibel
  - Stadium II: partielle Nekrose: fleckige KM-Anreicherung
  - Stadium III: komplette Nekrose (hypointens in T1w, T2w SE- und GE-Aufnahmen, keine KM-Anreicherung) • Sinterung

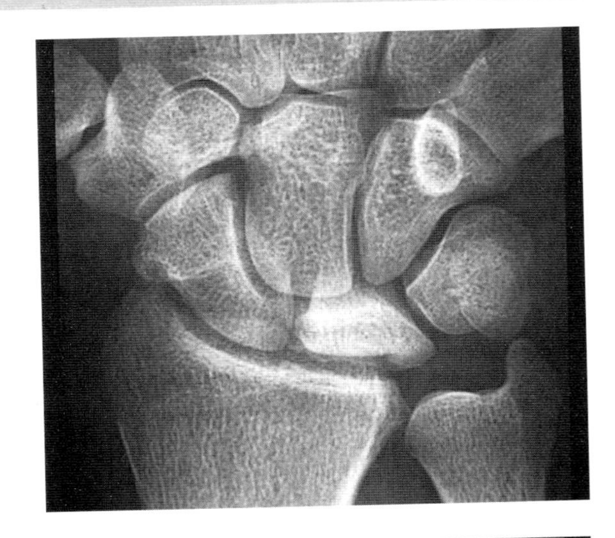

Abb. 107 Geringe Minusvariante der Ulna. 28-jähriger Patient, Schmerzen und Schwelllung am Handgelenk seit 1 Jahr. Röntgen Handgelenk a. p. Das Os lunatum ist sklerosiert und frakturiert. Lunatummalazie Stadium III.

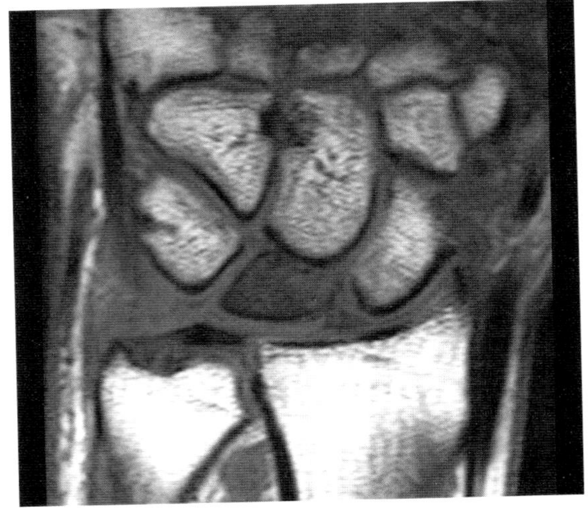

Abb. 108 Lunatummalazie Stadium I. 38-jähriger Patient. MRT, T1w SE. Hypointenses Signal als Ausdruck des Knochenmarködems.

Klinik

- **Typische Präsentation**
  Belastungsschmerz • Bewegungseinschränkung • Schwellung • Kraftminderung • Axialer Stauchungsschmerz in Verlängerung des 3. Strahls.
- **Therapeutische Optionen**
  Bei Minusvariante der Ulna Radiusverkürzungsosteotomie (Druckentlastung zur Verbesserung der Durchblutung des Os lunatum) • In frühen Stadien (Stadium 0–I) Anbohrung und Ruhigstellung • Lunatumresektion und Kapitatumdistraktion • Resektion des Os lunatum mit Interposition einer aufgerollten Sehne als Platzhalter oder Implantat eines Silastik-Platzhalters nach Swanson • Bei fortgeschrittener Arthrose Arthrodese.
- **Verlauf und Prognose**
  Komplikationen: schwere Handgelenksarthrose • Therapieresistente Schmerzen auch in Ruhe • Dauerhafte Bewegungseinschränkungen im Handgelenk.
- **Was will der Kliniker von mir wissen?**
  Stadium • Minusvariante der Ulna • Arthrosezeichen.

Differenzialdiagnose

Lunatumfraktur	– klarer Bezug zum Trauma – scharfe Aufhellungslinie – keine Sklerosekondensation
Doppelanlage des lunären Ossifikationszentrums	– abgerundete glatte Begrenzung – keine Kondensation des Knochens

Literatur

Bonzar M et al. Kienbock disease and negative ulnar variance. JBJS 1998; 80-A(8): 1154

Naegele M, Kuglstatter W, Hahn D, Wilhelm K. Kernspintomographie der Lunatummalazie. Fortschritt Röntgen 1988; 148(6): 652–658

Hüftkopfnekrose

Kurzdefinition

- **Epidemiologie**
  Manifestationsalter 25 – 55 Jahre • Altersgipfel 35 Jahre • Männer sind 4-mal häufiger betroffen als Frauen • Inzidenz in Europa 0,01 % • Bis zu 70 % metachroner Befall der kontralateralen Hüfte.
- **Ätiologie/Pathophysiologie/Pathogenese**
  Syn.: avaskuläre, ischämische, aseptische Hüftkopfnekrose des Erwachsenen.
  Multifaktorielle Genese aus eingeschränkter Gefäßversorgung des Femurkopfs (A. circumflexa capitis femoris medialis), prädisponierender Grundkrankheit, Risikofaktoren und mechanischer Belastung • Letztlich vaskuläre Insuffizienz der subchondralen Gefäßversorgung („letzte Wiese") • Permeabilitätsstörung • Gefäßstauung • Knochenmarködem • Erhöhter intraossärer Druck.
  - posttraumatische Hüftkopfnekrose (Gefäßruptur nach Schenkelhalsfraktur, Hüftluxation)
  - nicht traumatische Hüftkopfnekrose (Fett-, Gasembolie, erhöhter intramedullärer Druck)

  Prädisponierende Grundkrankheiten (20 – 50 % der Fälle): Caisson-Krankheit • Sichelzellenanämie • Morbus Gaucher • Bestrahlung • SLE • Steroidtherapie • Cushing-Syndrom.
  Risikofaktoren (50 – 80 % der Fälle): Pankreatitis • Alkoholabusus • Schwangerschaft • Hypofibrinolyse • Hyperkoagulabilität • Fettstoffwechselstörungen.

Zeichen der Bildgebung

- **Methode der Wahl**
  MRT: zur Frühdiagnose und in den Stadien 0 – II (Sensitivität 89 %, Spezifität 100 %) • Koronare Schichten beider Hüftgelenke zum Ausschluss einer Beteiligung der kontralateralen Hüfte • Hochaufgelöst • 3 Ebenen • Betroffene Hüfte inkl. sagittale Schichten zur Therapieplanung (Lage, Ausdehnung).
  Röntgenaufnahme: ab Stadium III.
- **Radiologische Befunde**
  Einteilung nach ARCO-Klassifikation (Histologie; Röntgen, CT, MRT anhand von Ausdehnung und Lage; Szintigraphie).
  - Lage: A = medial, B = zentral, C = lateral
  - Befall der Femurkopfzirkumferenz: A < 15 %, B = 15 – 30 %, C > 30 %
  - Ausdehnung des Kalotteneinbruchs bzw. der Abflachung: A < 2 mm, B 2 – 4 mm, C > 4 mm

  Stadium 0 (Initialstadium): Histologisch Osteonekroseareale • Keine bildmorphologischen Veränderungen.
  Stadium I (reversibles Frühstadium): Röntgen und CT: Normalbefund • Szintigraphie: diffuse Tracer-Anreicherung oder „cold spot" • MRT: Knochenmarködem ohne Demarkierung einer avaskulären Zone.

Stadium II (irreversibles Frühstadium): Röntgen und CT: sklerotischer Randsaum, fokale Sklerose, Asterisk-Zeichen • Szintigraphie: „cold in hot spot" • MRT: Demarkierung der reaktiven „Randzone mit "Double-line"-Zeichen (65 – 80% der Fälle): in T2w linear hohe Signalintensität zur demarkierten Läsion hin (vaskularisiertes Granulationsgewebe), hypointens zum umgebenden Knochen hin (Sklerose), in nativen T1w-Sequenzen beide hypointens, KM-Aufnahme in die Vaskularisierungszone.
Stadium III (Übergangsstadium): Röntgen (v. a. Lauenstein) und CT: subchondrale Aufhellungslinie (Crescent-Zeichen), Abflachung des Femurkopfs, subchondrale Fraktur • Szintigraphie: „hot in hot spot" • MRT: Abflachung des Femurkopfs, lineare, hohe (flüssigkeitsgefüllter Frakturspalt) bzw. niedrige (kondensierte Trabekel) Signalintensität unter der subchondralen Knochenplatte (Crescent-Zeichen: subchondrale Fraktur).
Stadium IV (Spätstadium): Röntgen, CT und MRT: Gelenkflächeneinbruch, sekundäre degenerative Veränderungen • Szintigraphie: „hot spot".

Klinik

- **Typische Präsentation**
  Unterschiedlich ausgeprägte Beschwerden („stumme Hüfte" bis Dauerschmerzen mit Gehunfähigkeit) • Meist schrittweise entstehende Ruheschmerzen, unter Belastung zunehmend • Gelenkerguss • Nach Gelenkflächeneinbruch Wechsel zwischen akuten Schmerzphasen und schmerzarmen Episoden.
- **Therapeutische Optionen**
  - Stadien 0 – II: Entlastung • Evtl. Antikoagulanzien • Entlastungsbohrung
  - Stadien II – IV: Entlastungsbohrung • Umstellungsosteotomie • Knochentransplantate • Gefäßgestielte Transplantate • Gelenkersatz
- **Verlauf und Prognose**
  Arthrose abhängig von Lage (Cave: Hauptbelastungszone) und lokaler Ausdehnung (> 30% der Gelenkfläche) • Irreversibel bei Kalotteninfarktion • Ohne Therapie: bei über 85% innerhalb von 2 Jahren Progredienz, bei über 50% Gelenkflächeneinbruch mit Sekundärarthrose.
- **Was will der Kliniker von mir wissen?**
  Diagnosestellung • Ausdehnung und Lage der Gelenkflächenbeteiligung.

Abb. 109 a – d
Hüftkopfnekrose im Stadium ARCO III C. Mehr als 30% der Femurkopffläche sind betroffen, (antero-supero-)laterale Lage.
a, b Röntgen Beckenübersicht (**a**) und Hüftgelenk axial (**b**). Sekundäre degenerative Veränderungen. In **b** diskrete subchondrale Aufhellungslinie in der zentralen Femurkopfzirkumferenz.

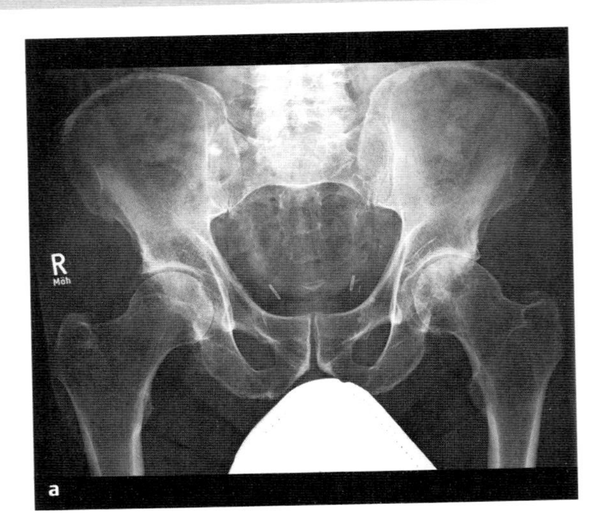

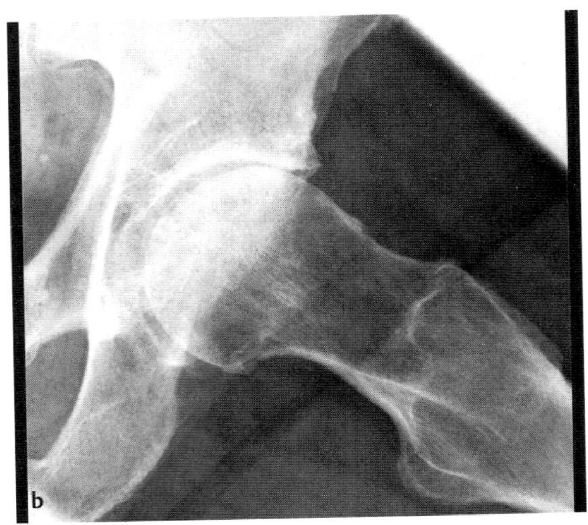

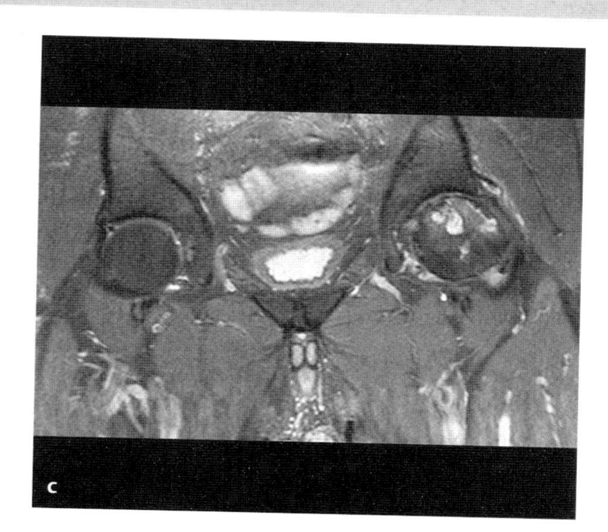

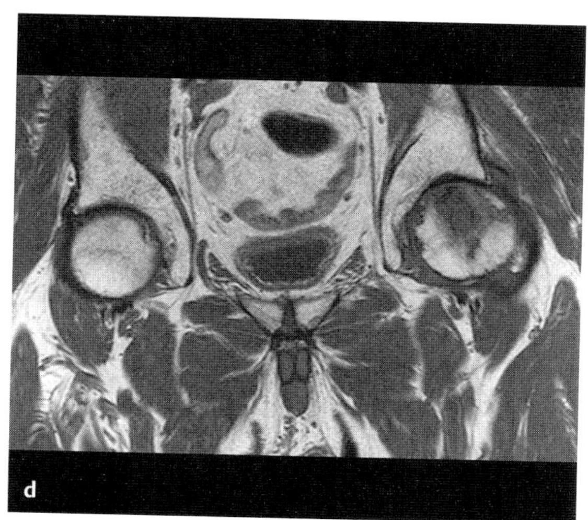

c, d MRT, STIR, koronar (**c**), T1w koronar (**d**). Keilförmiges, sklerotisch demarkiertes Areal, hypointens in T1w (**d**), partiell hyperintens in STIR (**c**). Beginnende Entrundung des Femurkopfs.

Differenzialdiagnose

Morbus Perthes	– ischämische Osteonekrose der Femurkopfepiphyse – bevorzugt bei Jungen im Alter von 4 – 8 Jahren
transiente Osteoporose („bone marrow edema syndrome“, BMES)	– plötzlich einsetzender Hüftschmerz – selbstlimitierend in 9 – 12 Monaten – diffuses Knochenmarködem – oft starke Femurhalsbeteiligung – keine Demarkation im Verlauf
Stressfraktur	– Anamnese: außergewöhnliche Belastung bzw. Osteopenie) – Frakturlinie, typ. Lokalisation: inferomediale Schenkelhals-Kortikalis
Osteomyelitis	– Entzündungsparameter erhöht – ausgedehnte Weichteilbeteiligung – erosive Veränderungen

Typische Fehler

Diagnose aufgrund primär unauffälligem Röntgenbefund verzögert und damit auch verspätete Therapieeinleitung.

Literatur

Assouline-Dayan Y, Chang C, Greenspan A, Shoenfeld Y, Gershwin ME. Pathogenesis and natural history of osteonecrosis. 1: Semin Arthritis Rheum. 2002; 32(2): 94 – 124

Ficat RP. Idiopathic Bone Necrosis of the Femoral Head. Early Diagnosis and Rx. Journal of Bone and Joint Surgery Br 1985; 67 B: 3 – 9.

Greenspan A. Skelettradiologie. München: Urban & Fischer, 2003: 544 – 548

Mankin-Henry J. Current Concepts: Nontraumatic Necrosis Of Bone (Osteonecrosis). New England Journal of Medicine 1992; 326 (22): 1473 – 1479

Mont MA, Hungerford DS. Current Concepts Review. Non-Traumatic Avascular Necrosis of the Femoral Head. Journal of Bone and Joint Surgery (Am) 1995; 77-A(3): 459 – 474

Watson RM, Roach NA, Dalinka MK. Avascular necrosis and bone marrow edema syndrome. 1: Radiol Clin North Am 2004; 42(1): 207 – 219

Osteochondrosis dissecans

Kurzdefinition

- **Epidemiologie**
  Männer sind doppelt so häufig betroffen wie Frauen • In 30% beidseitig.
- **Ätiologie/Pathophysiologie/Pathogenese**
  Demarkierung und mögliche Ablösung eines osteochondralen Elements, meist an der konkaven Seite der am Gelenk beteiligten Knochen • Bei kompletter Ablösung bleibt das Dissekat als „Gelenkmaus" im Gelenk.
  - juvenile Form: häufiger • Selten vor dem 10. Lebensjahr • Epiphysenfugen noch offen
  - Erwachsenenform: Seltener • Nach Abschluss des Knochenwachstums
  - Systemische Form: Multiple Läsionen an mehreren Gelenken

  Häufige Lokalisationen: distaler Femur • Talusrolle • Capitulum radii.
  Ätiologie unklar • Evtl. wiederholte (Mikro-)Traumen und/oder vaskuläre Faktoren (Endarterien) • Hormonelle und genetische Faktoren werden diskutiert • Höheres Reparationspotenzial bei jüngeren Patienten.

Zeichen der Bildgebung

- **Methode der Wahl**
  Röntgenaufnahmen (a. p. und seitlich, am Knie zusätzlich Tunnelaufnahme nach Frick zur Darstellung der Fossa intercondylaris) • MRT zur Beurteilung der Stabilitäts des Dissekats.
- **Röntgenbefund**
  Befund ist stadienabhängig • Röntgenologische Stadieneinteilung nach Berndt und Harty am Beispiel des Sprunggelenks:
  - Stadium I: unauffällig
  - Stadium II: demarkiertes, halbmondförmiges bis ovaläres Areal erhöhter Transparenz mit randständiger Sklerose, das noch überwiegend fest im umgebenden Knochen verankert ist
  - Stadium III: nicht mehr mit der Umgebung verbundenes Element ohne Dislokation
  - Stadium IV: freier Gelenkkörper („Gelenkmaus"), leeres „Mausbett"
- **MRT-Befund**
  - Stadium I: Ödem
  - Stadium II: Demarkierung eines subchondralen Areals
  - Stadium III: partielle Dissektion eines osteochondralen Elements
  - Stadium IV: komplette Dissektion des osteochondralen Elements im Mausbett
  - Stadium V: aus dem Mausbett disloziertes Fragment

  Stadien I und II sind stabil • Stadien IV und V sind instabil • Schwierig, aber klinisch relevant ist die Einschätzung der Stabilität in Stadium III:
  - Hinweis auf Stabilität: lineare Hyperintensität, die mit einer KM-Aufnahme korrespondiert (reparatives Granulationsgewebe zwischen Dissekat und Mausbett)
  - Hinweis auf Instabilität: lineares, flüssigkeitsisointenses Signal in T2w mit einer Ausdehnung über 5 mm und Kontinuität (durch Knorpel und subchondralen Knochen) zum Gelenkspalt • Subchondrale Zysten über 5 mm • Chondromalazie

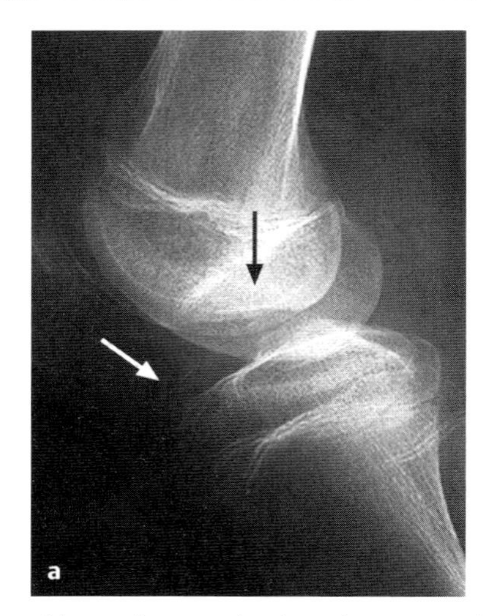

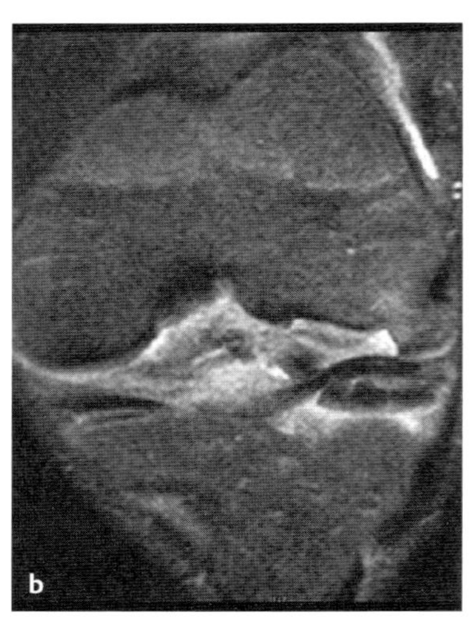

Abb. 110 a, b Osteochondrosis dissecans. 5-jähriger Patient.
a Seitliche Röntgenaufnahme des Kniegelenks. Großes osteochondrales Fragment (weißer Pfeil) mit korrespondierendem Defekt im Femurkondylus (schwarzer Pfeil).
b MRT, STIR, koronar. Das Fragment ist disloziert und hat sich an das Vorderhorn des Außenmeniskus angeheftet.

Klinik

- **Typische Präsentation**
  Unspezifische Symptome • Meist belastungsabhängige Schmerzen • Bewegungseinschränkung • Bei freien Gelenkkörpern Gelenkblockade.
- **Therapeutische Optionen**
  Neben Patientenalter (Reparationspotenzial), Größe und Lage (Belastungszone) ist die Stabilität eines demarkierten Elements für die Wahl des Therapieverfahrens entscheidend • Behandlungsprinzipien sind Belastungsreduktion, Revitalisierung des Herdes, Refixierung des Dissekats oder Einbringen von Ersatzgewebe.
  Konservativ: Belastungsreduktion, ggf. mit Gehstützen • Physiotherapie • Bei der juvenilen Form gute Heilungstendenz.
  Operativ: Anbohrung • Subchondrale Spongiosaplastik • Dissekatrefixation (resorbierbare Stifte, Fibrinkleber) • Osteosynthese mit metallischen Implantaten (evtl. mit Spongiosaplastik) • OATS-Plastik.
- **Verlauf und Prognose**
  Prognose hängt ab vom Stadium der Erkrankung und dem Alter des Patienten • Bessere Prognose bei jungen Patienten mit kleinem stabilem Herd außerhalb der Hauptbelastungszonen • Eine präarthrotische Deformität ist nicht immer vermeidbar • Spontanremissionen sind möglich.

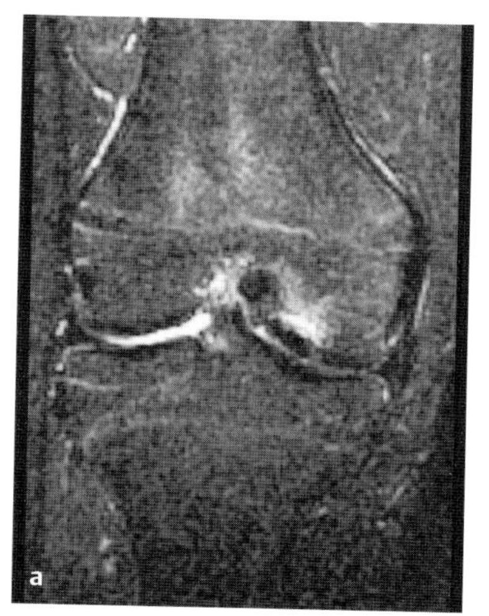

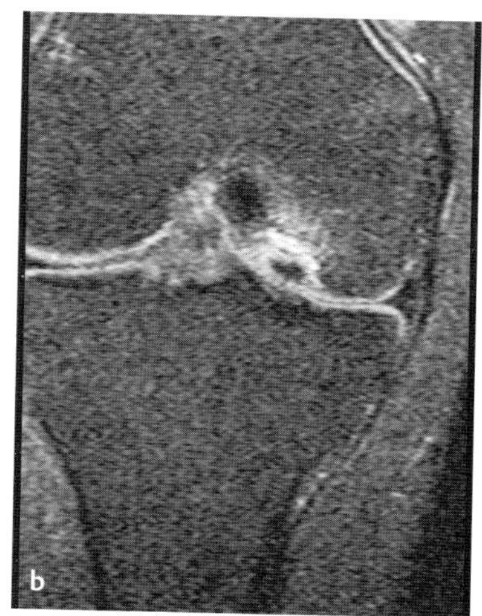

Abb. 111 a, b Osteochondrosis dissecans. MRT.
a STIR-Sequenz, koronar. Lineares, flüssigkeitsisointenses Signal. Der Raum zwischen Läsion und umgebendem Knochen erstreckt sich über mehr als 5 mm, hat aber keine durchgängige Verbindung zum Gelenkbinnenraum. Kleiner Knorpeldefekt.
b T1w mit Fettsättigung nach KM-Gabe, koronar. Anreicherung zwischen Knochen und Defekt, was auf Granulationsgewebe hinweist und für eine Reparaturaktivität spricht. Insgesamt stabile Situation.

► **Was will der Kliniker von mir wissen?**
Lokalisation • Ausdehnung • Stabilität.

Differenzialdiagnose

Osteonekrose	– kein Dissekat – Topographie der Läsionen
transientes Knochenmark-ödemsyndrom	– keine Demarkation – Migration im Verlauf möglich
subchondrale Stressfraktur	– lineare Hypointensität (alle Sequenzen) parallel zur subchondralen Knochenplatte
Chondromatose	– typische knorpelige, evtl. stippchenförmig verkalkte Matrix – rundlicher Aspekt der Chondrome

Typische Fehler

Verwechslung mit Ossifikationsstörungen, v. a. bei kleineren Kindern.

Literatur

Hefti F. Kinderorthopädie in der Praxis. Heidelberg: Springer, 1997: 305 – 311

Kutcha-Lissberg F, Singer P, Vescei V, Marlovits S. Osteochondritis dissecans of the knee joint. Radiologe 2004; 44(8): 783 – 788

Santrock RD, Buchanan MM, Lee TH, Berlet GC. Osteochondral lesions of the talus. Foot Ankel Clin 2003; 8(1): 73 – 90

Wall E, Von Stein D. Juvenile osteochondritis dissecans. Orthop Clin North Am 2003; 34(3): 341 – 353

Kurzdefinition

- **Epidemiologie**
  Ischämische Nekrose • Meist Zufallsbefund, der nach dem 4. Lebensjahrzehnt diagnostiziert wird • Am häufigsten in den Metaphysen der langen Röhrenknochen (v. a. Femur, Tibia, Humerus) • Manchmal erstrecken sie sich bis weit in die Diaphyse (Ausdehnung bis zu 20 cm) • Rein epiphysäre Infarkte sind selten • Typischerweise symmetrischer Befall.
- **Ätiologie/Pathophysiologie/Pathogenese**
  Zirkulationsstörungen im Knochen (intraluminale Obstruktion, Gefäßkompression, Gefäßruptur) • Gefäßverschlüsse • Polycythaemia vera (Erhöhung der Blutviskosität) • Hämoglobinopathien • Hyperkortisolismus • Pankreatitis • Erfrierung • Schwere Verbrennung • Bestrahlung • Caisson-Krankheit (Taucherkrankheit: Stickstoff-Embolien).

Zeichen der Bildgebung

- **Methode der Wahl**
  Röntgenaufnahmen • MRT
- **Röntgenbefund**
  Im Frühstadium Osteopenie und Spongiosararifizierung mit umgebender Randsklerose • Fleckförmige Sklerosierungen durch Zusammensintern von nekrotischem Knochen und reaktive Knochenneubildung • In späteren Stadien unregelmäßige, fleckförmige Dichtezunahmen oder kiesel-, trauben-, ketten- oder ringförmige Verkalkungsfiguren, die meist peripher liegen • Längsausdehnung bis 20 cm • Bei epiphysären Infarkten zungen- oder keilförmige Verdichtungen mit Basis an der Gelenkfläche • Einbruch der Gelenkfläche möglich.
- **CT-Befund**
  Trabekuläre Destruktion • Meist Zufallsbefund.
- **Szintigraphie**
  Anfangs verminderte Anreicherung in der Nekrose („cold spot“) • Später zusätzlich in der Randzone vermehrte Anreicherung („cold in hot spot“).
- **MRT-Befund**
  Im Frühstadium Ödem (T1w hypointens, T2w hyperintens) • Später Demarkierung in der Peripherie (T1w hypointens; T2w nekroseseitig hyperintense Linie, welche Granulationsgewebe entspricht) • Zum gesunden Knochen hin hypointense Linie (Sklerosierung, Fibrosierung): „Double-line“-Zeichen • KM-Anreicherung in der Randzone • Die Nekrosezone selbst zeigt bei älteren Infarkten fettäquivalente Signalintensitäten • Typisch ist die girlandenartige, gewundene Konfiguration der Randzone.

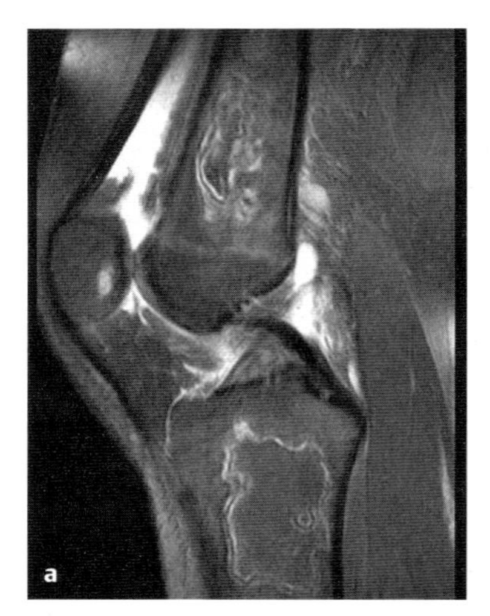

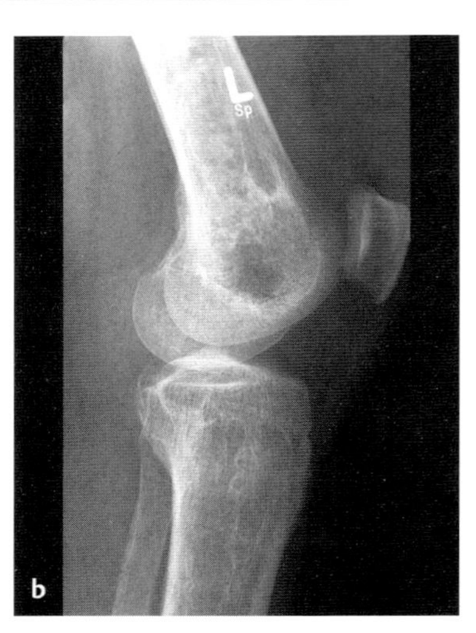

Abb. 112 a, b Reifer Knochenmarkinfarkt.
a MRT, PDw mit Fettsättigung, sagittal. Girlandenartige sklerotische Begrenzung, zentral Fettmarkssignal. Der Schwerpunkt der multiplen Nekrosezonen liegt metadiaphysär, einzelne Areale auch unmittelbar subartikulär mit der Gefahr eines Gelenkflächeneinbruchs.
b Röntgenaufnahme. Im distalen Femur und der Tibia zarte sklerotische Randbegrenzung und zentrale Hypodensität. Im proximalen Femur etwas plumper konfigurierte Sklerosierungen, deren Abgrenzung von Enchondromen im Einzelfall problematisch sein kann.

Klinik

► **Typische Präsentation**
Meist asymptomatisch • Selten uncharakteristische lokalisierte Schmerzen.

► **Therapeutische Optionen**
Meist keine Therapie • Bei subartikulärer Lage und Einbruch evtl. Gelenkflächenrekonstruktion.

► **Verlauf und Prognose**
Sehr selten kommt es nach Knocheninfarkten zur Entwicklung von Sarkomen.

► **Was will der Kliniker von mir wissen?**
Lage • Ausdehnung • Abgrenzung zu den Differenzialdiagnosen.

Differenzialdiagnose

Enchondrom	– lobulierte, traubenartige Konfiguration – über den zentralen Anteil der Läsion verteilt feine, stippchen- oder kommaartige Signalabsenkungen (Verkalkungen)
Chondrosarkom	– bei hochdifferenzierten Formen ähnlich Enchondrom, im Zweifelsfall Biopsie
Infektion (frühes Stadium)	– keine Periostreaktion – ödemähnliches Signal in der MRT – auch beim frischen Infarkt oft umschrieben ohne weitere Umgebungsreaktion

Typische Fehler

Verkennen eines Knocheninfarktes als eine der potenziell therapierelevanten Differenzialdiagnosen.

Literatur

Adler CP, Herget GW, Uhl M. Radiologische Diagnostik der Knochenkrankheiten. Berlin: Springer, 2004: 174 – 178

Lafforgue P, Schiano A, Acquaviva PC. Bone infarction, or idiopathic metaphyseal and diaphyseal aseptic osteonecrosis of the long bones. Update and contribution of new imaging technics. Rev Rhum Mal Osteoartic 1990; 25; 57(4): 359 – 366

Pere P, Regent D, Vivard T, Gillet P, Gaucher A. Magnetic resonance imaging of bone infarction. Apropos of 2 cases. J Radiol 1988; 69(10): 597 – 601

Reiser M, Kuhn FP, Debus J. Duale Reihe – Radiologie. Stuttgart: Thieme, 2004: 327 – 328

Saini A, Saifuddin A. MRI of osteonecrosis. Clin Radiol 2004; 59(12): 1079 – 1193

Meniskusläsion

Kurzdefinition

- **Epidemiologie**
  Inzidenz traumatischer Meniskusläsionen 61 : 100 000 • 60% der über 60-Jährigen haben degenerative Meniskusläsionen • 80% der Meniskusläsionen betreffen den medialen Meniskus • Bevorzugt betroffen sind die hinteren Abschnitte • Kombinierte mediale und laterale Risse sind selten (< 10%) • Häufig kombiniert mit Läsionen des vorderen Kreuzbands (35 – 78%) • Längsrisse sind häufiger als Querrisse.
- **Ätiologie/Pathophysiologie/Pathogenese**
  Traumatisch oder degenerativ • Prädisposition bei kniender Tätigkeit (Fliesenleger) und Leistungssportlern • Ruptur dann, wenn von außen einwirkende Kräfte (Kraftspitzen) nicht mehr von der Binnenstruktur aufgenommen werden können • Oft durch Drehbeanspruchung in leichter Beugestellung • Je nach Schweregrad des Traumas zusätzlich Kreuzbandruptur, Kollateralbandruptur und osteochondrale Frakturen.
  Klassifikation nach morphologischen Kriterien:
  - Rissverlauf: Längs-, Horizontal-, Radiär-, Lappen-, Korbhenkelriss (ausgedehnter Längsriss, bei dem das abgetrennte Fragment noch am Vorder- und Hinterhorn fixiert bleibt, aber in den Interkondylärraum disloziert ist), komplexer Riss
  - Lage: vorderes, mittleres oder hinteres Drittel der Zirkumferenz, inneres oder peripheres Drittel

Zeichen der Bildgebung

- **Methode der Wahl**
  MRT • Sensitivität und Spezifität bei 90% • Diagnosestellung und präoperative Planung (Lage, Typ und Ausdehnung).
- **Röntgenbefund**
  Röntgenaufnahme zum Ausschluss knöcherner Beteiligung • Allenfalls sekundäre degenerative Veränderungen.
- **MRT-Befund**
  SE- oder TSE-Sequenzen mit kurzer Echozeit • GE-Sequenzen oft falsch positiv • Oft assoziiert mit Knorpelläsionen und knochenmarködemähnlichen Signalveränderungen.
  Einteilung der Signalauffälligkeit (meist Signalanhebung) nach deren Morphologie:
  - Grad 0: Normalbefund
  - Grad I: fokale, die Oberfläche nicht tangierende Signalanhebung
  - Grad II: lineare, die Oberfläche nicht tangierende Signalanhebung
  - Grad III: fokale oder lineare Signalanhebung, die die Meniskusoberfläche erreicht
  - Grad IV: mehrere die Oberfläche erreichende Signalanhebungen; der Meniskus ist fragmentiert

  Diagnose eines Risses mit bester Treffsicherheit ab Grad III, wenn die Veränderung in mehr als 1 Schicht und mehr als 1 Schichtführung dargestellt ist.
  Zeichen für Instabilität sind: Ausdehnung über mehr als 1 cm (⅓ der Meniskuszirkumferenz) • Disloziertes Fragment • Komplexer Riss (mehr als 1 Verlaufsebene).

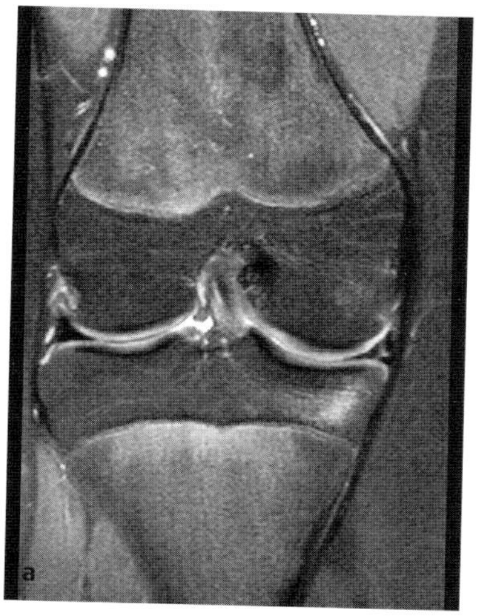

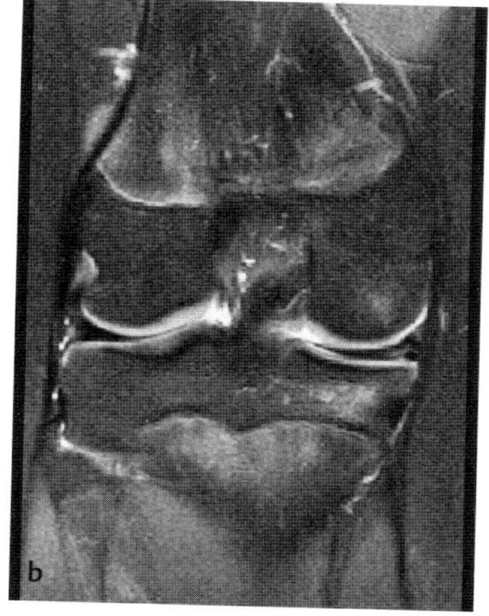

Abb. 113 a, b Posttraumatische Meniskusruptur. MRT, TSE, PDw mit Fettsättigung. Intermediäre koronare (**a**) und posteriore koronare Schicht (**b**). Ausgedehnte Ruptur (longitudinale Komponente über 15 mm) in Pars intermedia und Hinterhorn des Außenmeniskus. Die Ausdehnung und die zusätzliche horizontale Komponente (**b**) (komplexer Riss) sprechen für Instabilität.

Klinik

- **Typische Präsentation**
  Streckungsschmerz • Schonhaltung in Beugestellung • Funktionseinschränkung (Belastbarkeit, Beweglichkeit, Blockaden) • Erguss • Schwellung • Hämarthros.
  Klinische Tests: Schmerzprovokation durch Kompression des Gelenkspalts (Böhler-Test, Payr-Test, Steinmann II: Hinterhorn) oder durch Ausüben von Scherkräften (Steinmann I).
- **Therapeutische Optionen**
  Konservative Therapie bei kleinen, weitgehend asymptomatischen, stabilen Läsionen • Operative Therapie besteht aus Meniskusnaht (peripheres Drittel) oder möglichst sparsamer Resektion (bei nicht refixierbaren Läsionen mit mobilen Fragmenten).
- **Verlauf und Prognose**
  Ohne Therapie mechanisch relevanter Läsionen erhöhtes Risiko für sekundäre Arthrose, da Menisken bis zu 40% der vom Femur auf die Tibia übertragenen Last aufnehmen.
- **Was will der Kliniker von mir wissen?**
  Diagnose • Läsionsart und -schwere • Zusätzliche knöcherne und knorpelige Veränderungen.

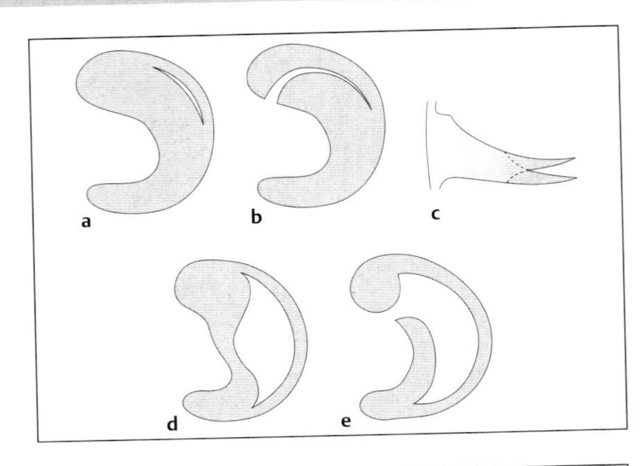

Abb. 114 a–e Rissformen.
a Longitudinalriss.
b Vertikaler Riss, der an der Spitze radiär zur Basis hin gebogen verläuft.
c Horizontaler Riss mit Fischmaulkonfiguration.
d Korbhenkelriss.
e Komplexer Riss mit radiärer und longitudinaler Komponente sowie Fragmentdislokation.

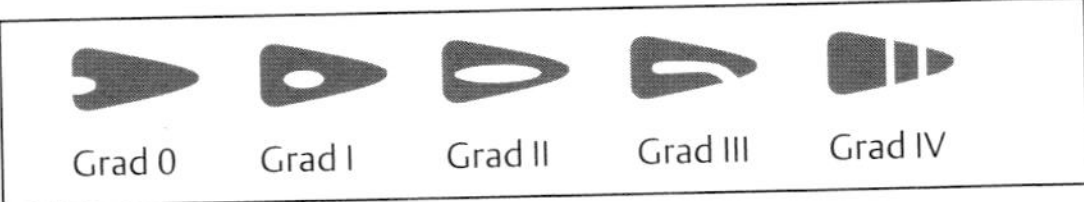

Abb. 115 Klassifikation meniskaler Signalveränderungen.

Differenzialdiagnose

Mit der MRT ist eine Meniskusläsion meist klar von Differenzialdiagnosen abgrenzbar (Gonarthrose, Kniebandläsion, Osteochondrosis dissecans, rheumatoide Arthritis, Gicht, Fraktur, freie Gelenkkörper, Synovialitis).

Typische Fehler

Im MRT falsch positive Diagnose wegen Lig. transversum, Anschnitt der Popliteussehne oder des Lig. meniscofemorale, nicht sicher die Oberfläche erreichende Signalveränderung • Falsch negativer Befund bei posttraumatischen diskreten Radiärrissen im Außenmeniskushinterhorn.

Literatur

Bin SI, Kim JM, Shin SJ. Radial tears of the posterior horn of the medial meniscus. Arthroscopy 2004; 20(4): 373–378
Cothran RL jr, Major NM, Helms CA, Higgins LD. MR imaging of meniscal contusion in the knee. AJR 2001; 177(5): 1189–1192
Forster MC, Aster AS. Arthroscopic meniscal repair. Surgeon 2003; 1(6): 323–327
Fritz RC. MR imaging of meniscal and cruciate ligament injuries. Magn Reson Imaging Clin N Am 2003; 11(2): 283–293
Harper KW, Helms CA, Lambert HS 3rd, Higgins LD. (2005) Radial meniscal tears: significance, incidence, and MR appearance. AJR 2005; 185(6): 1429–1434
Müller M. Chirurgie für Studium und Praxis 2002/03. Breisach: Medizinische Verlags- und Informationsdienste, 2002: 365–366

Kurzdefinition

► **Epidemiologie**
Vorderes Kreuzband bei Knieverletzungen am häufigsten betroffen • Ruptur des stärkeren hinteren Kreuzbandes seltener • Ruptur zu 70% im mittleren Anteil des Kreuzbandes • Inzidenz in Deutschland 32 : 100 000 • Meist Jüngere und Sportler (Ballsportarten, Skisport) • Cave: in über 50% Kombinationsverletzung mit Meniskus-, Kollateralband- und/oder osteochondralen Schäden.

► **Ätiologie/Pathophysiologie/Pathogenese**
Verdrehtrauma (Tibia gegen Femur) in Flexionsstellung • Bei Hyperextension Verletzung des hinteren Kreuzbandes, evtl. auch der posterolateralen Kapselbandstrukturen (Popliteussehne, Außenband, Bicepssehne) • Versagen der Bandstrukturen, wenn die akute Kraftspitze die mechanische Festigkeit und Elongationsreserve übersteigt • Passagere Subluxation und Impaktierung von Femur und Tibia gegeneinander • Konsekutiv vermehrte Translation („Schublade") von Tibia gegen Femur • Lage der Kontusionszonen hängt vom Verletzungsmechanismus ab.

Zeichen der Bildgebung

► **Methode der Wahl**
Röntgenaufnahmen in 2 Ebenen • Evtl. Tunnelaufnahme (Abklärung knöcherner Läsionen nach Knietrauma) • MRT

► **Röntgenbefund**
Knöcherner Ausriss von vorderem und hinterem Kreuzband ausschließlich tibialseitig • Typisch bei Kindern • Erkennbar aufgrund eines oft nur gering nach kranial in den Sulcus intercondylaris dislozierten Fragments, das evtl. knöchern überlagert ist und nach dem sorgfältig gefahndet werden muss • Impressionsfraktur (> 2 mm) am lateralen Femurkondylus (mittleres Drittel: „deep notch sign") ist spezifisch für vordere Kreuzbandruptur.

► **MRT-Befund**
Untersuchung in allen 3 Hauptebenen • Parakoronare Ebene evtl. hilfreich.
Direkte Rupturzeichen: Hohe Sensitivität • Kontinuitätsunterbrechung • Wellige Struktur • Abnormer Verlauf • Unscharfe Begrenzung • Ödematöse Verquellung • Fehlen in anatomischer Position.
Indirekte Rupturzeichen: Hohe Spezifität • Überwölbung und verstärkte Angulation des hinteren Kreuzbandes (Kontur des hinteren Kreuzbandes weist in sagittaler Schichtführung einen nach kranial konkaven Anteil auf; normal: langgestreckte Konvexität nach kranial) • Anteriore Translation von Tibia gegen den Femur um mehr als 7 mm • Subluxation des Außenmeniskushinterhorns nach dorsal über die hintere Kortikalis der Tibia • Kontusionszonen (evtl. osteochondrale Fraktur) am posterolateralen Tibiaplateau und evtl. zusätzlich im intermediären Anteil des lateralen Femurkondylus, bei sehr starkem Trauma auch korrespondierend im medialen Kompartiment • Bei hinterer Kreuzbandruptur liegen die Kontusionszonen am vorderen Aspekt der Tibia und in vorderen Anteil des Femurkondylus.

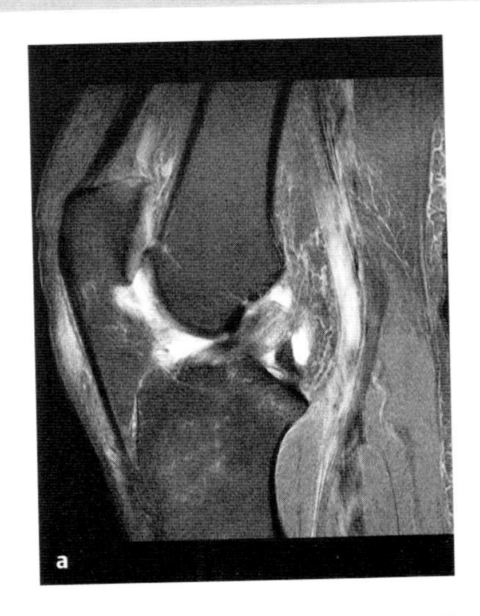

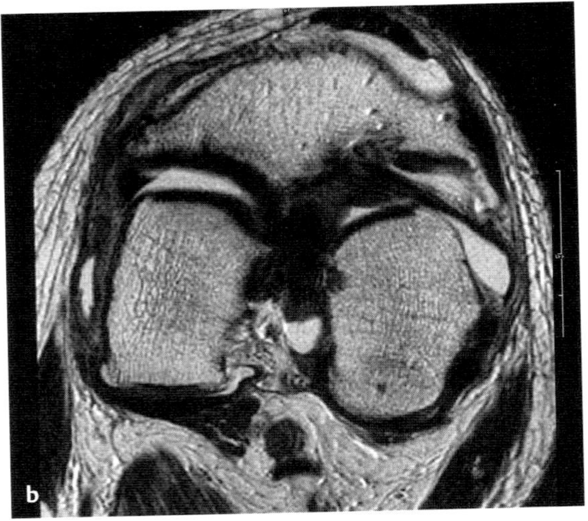

Abb. 116 a–c Ruptur des vorderen Kreuzbandes. MRT, sagittal (**a**), parakoronar (**b**) und axial (**c**). Aufgetriebenes Band und Diskontinuität im proximalen Drittel (**a, b**). Kontusionszonen am posterolateralen Tibiaplateau und diskret auch am lateralen Femurkondylus (**a**) mit einer kleinen Impressionsfraktur am hinteren Ende des lateralen Tibiaplateaus (**c**).

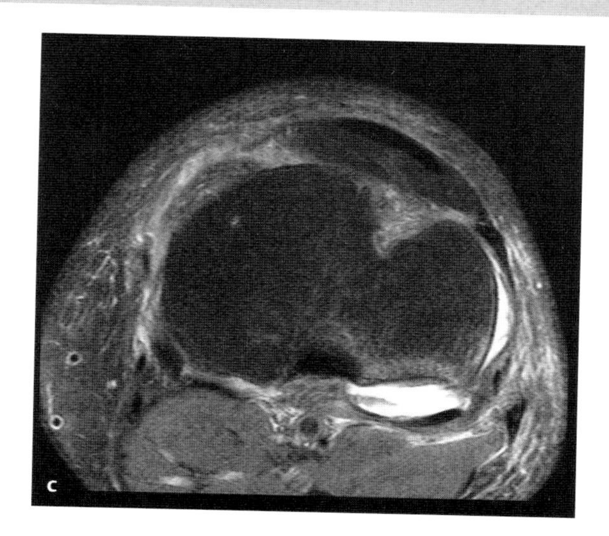

Klinik

- **Typische Präsentation**
  Schmerzen • Knieschwellung • Hämatom • Instabilitätsgefühl („giving way") • Vordere Schublade • Lachman-Test positiv.
- **Therapeutische Optionen**
  Konservativ: physikalische Therapie • Orthopädietechnik.
  Operativ: Kreuzbandersatzplastik (arthroskopisch oder offen) mit Semitendinosus- (reine Sehnenplastik) oder Patellarsehne (bone-tendon-bone graft) • Bei knöchernem Ausriss Fixierung mit Schraube.
- **Verlauf und Prognose**
  Bei erfolgreicher Rekonstruktion und muskulärer Kompensation gute Prognose • Bei persistierender Instabilität hohes Arthroserisiko • Zufriedenheit stark abhängig von Anspruch an sportliche Aktivität: 75% der gering Aktiven sind ohne Ersatzplastik zufrieden im Gegensatz zu 15% der sehr Aktiven.
- **Was will der Kliniker von mir wissen?**
  Diagnose der Kreuzbandruptur • Zusätzliche Verletzungen (Menisken, osteochondrale Läsionen, zusätzliche ligamentäre Läsionen, die eine Instabilität implizieren) • Knöcherner Ausriss.

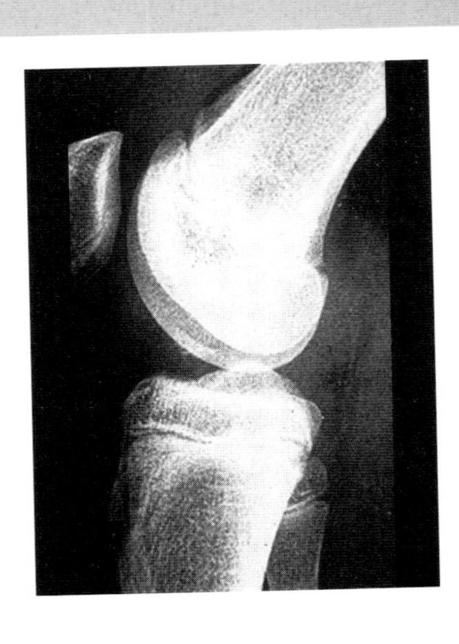

Abb. 117 Tibiaseitiger knöcherner Ausriss des vorderen Kreuzbandes bei einem Kind. Röntgenaufnahme. Nach einer solchen Verletzung muss sorgfältig gefahndet werden, da das knöcherne Fragment im Sulcus intercondylaris maskiert sein kann.

Differenzialdiagnose

Mit der MRT (und der Röntgenaufnahme als Basisuntersuchung) kann das akute Kniebinnentrauma meist genau abgeklärt werden.

Typische Fehler

Fehldiagnose der Fetteinlagerungen am tibialen Ansatz des vorderen Kreuzbandes als (partielle) Ruptur • Übersehen eines knöchernen Ausrisses • Übersehen von (v. a. meniskalen) Begleitverletzungen.

Literatur

Fritz RC. MR Imaging of meniscal and cruciate ligament injuries. Magn Reson Imaging Clin N Am 2003; 11(2): 283 – 293

Galanski M, Wippermann B. Kompendium der traumatologischen Röntgendiagnostik. Heidelberg: Springer, 1999: 332 – 335

Greenspan A. Skelettradiologie. München:Urban & Fischer, 2003: 311 – 313

Moore SL. Imaging of the anterior cruciate ligament. Orthop Clin North Am 2000; 33(4): 663 – 674

White LM, Miniaci A. Cruciate and posterolateral corner injuries in the athlete: clinical and magnetic resonance imaging features. Semin Misculoskelet Radiol 2004; 8(1): 111 – 131

Kurzdefinition

- **Epidemiologie**

  Posttraumatisch und bei asymptomatischen Sportlern bei 20–50% der arthroskopisch untersuchten Patienten • In der MRT bei bis zu 80% bei Patienten mit Arthrose.
- **Ätiologie/Pathophysiologie/Pathogenese**

  Ursache für Knorpelschäden sind:
  - akutes Trauma, das zu einer direkten Schädigung des Knorpels und evtl. des subchondralen Knochens führt
  - wiederholte inadäquate Belastung („wear and tear")
  - enzymatische Faktoren

  Knorpel als bradytrophes Gewebe hat nur ein sehr beschränktes Reparaturpotenzial • Qualität und Quantität der Biosynthese (Chondrozyten) werden durch enzymatische und biomechanische (Deformation) Faktoren kontrolliert • Eine Knorpelläsion mündet meist in einen Prozess fortschreitender Knorpeldegeneration • Knorpeldefekte sind eine Störung der Gelenkoberflächenkongruenz und damit eine präarthrotische Deformität.

Zeichen der Bildgebung

- **Methode der Wahl**

  MRT • Direkte MRT-Arthrographie • Direkte CT-Arthrographie
- **MRT-Befund**

  Die zur Knorpelbeurteilung am umfassendsten evaluierten Sequenzen sind moderat T2w fettgesättigte TSE-Sequenzen und T1w fettgesättigte/WE 3D GE-Sequenzen:
  - moderat T2w fettgesättigte Sequenzen profitieren vom hohen Signal der Gelenkflüssigkeit, die den Knorpel im Sinne eines „arthrographischen Effektes" konturiert und Unregelmäßigkeiten der Knorpeloberfläche herausarbeitet
  - T1w FS/WE 3D GE-Sequenzen profitieren von der mit ihnen erreichbaren hohen räumlichen Auflösung, die bei 1,5 T bis zu $1{,}5 \times 0{,}3 \times 0{,}3\ mm^3$ betragen kann; sie grenzen Knorpel sehr gut vom subchondralen Knochen ab.

  Die Erfassung subchondraler Areale mit knochenmarködemähnlicher Signalgebung ist hilfreich zur Suche nach benachbarten Knorpelläsionen.

  Befund abhängig vom Stadium des Knorpelschaden • Leichteste Variante sind rein intrakartilaginäre Signalveränderungen • Fokale Knorpelschwellung bei erhaltener Oberfläche • Spaltbildungen • Leichte Oberflächenunregelmäßigkeiten • Graduelle Dickenreduktion (fokal als Defekt oder diffus), die in Intervallen von der Hälfte der Knorpelgesamthöhe angegeben wird • Als Endstadium Freilegung und Arrosion des subchondralen Knochens • Neben der Tiefenausdehnung der Läsionen werden ihre flächenhafte Ausdehnung und die betroffenen Kompartimente angegeben.
- **Direkte CT-Arthrographie**

  Durch Gelenkdistension bessere Darstellung von Kontinuitätsunterbrechungen. An Gelenken mit dünner Knorpelschicht (z. B. Hüftgelenk, Ellenbogen und oberes Sprunggelenk) kann von der höheren räumlichen Auflösung der CT profitiert werden.

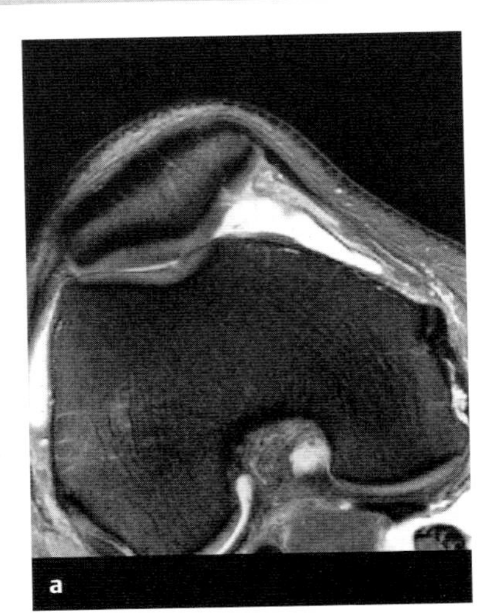

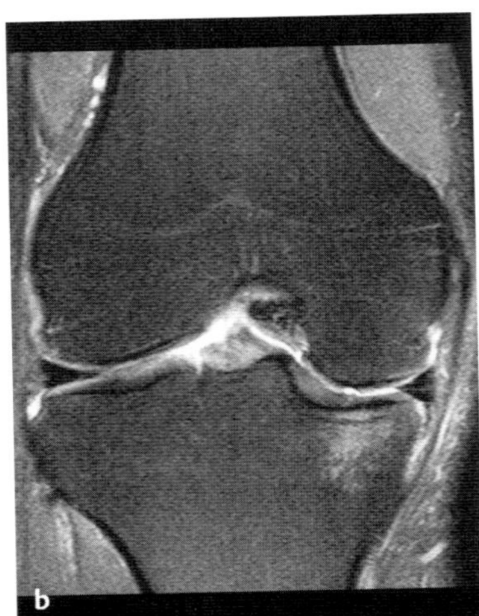

Abb. 118 a – c Verschiedene Grade der Knorpelschädigung. MRT, T2w mit Fettsättigung.
a Posttraumatische Knorpelläsion mit fokaler ödematöser Auffaserung.
b Mäßiger Verlust von Knorpelsubstanz.
c Knorpelverlust bis zum subchondralen Knochen mit begleitendem subchondralem Ödem.

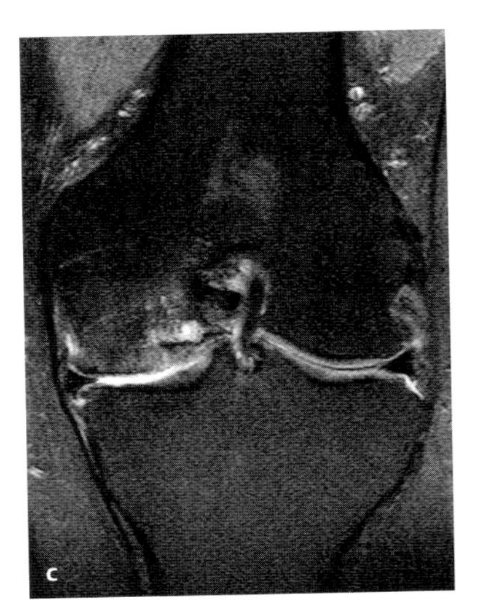

Klinik

- **Typische Präsentation**
  Im Rahmen traumatischer oder degenerativer Gelenkschäden • Knorpelschaden und Schmerzen korrelieren nicht miteinander • Evtl. Initiierung oder Verschlimmerung degenerativer Veränderungen durch die Knorpelschädigung • Bei abgesprengten Flakes können Blockade- und Reibungsphänomene auftreten, sie werden meist in Rezessus der Gelenkkapsel gefunden.
- **Therapeutische Optionen**
  Lavage • Debridement • Mikrofrakturierung • AOT (autologe osteochondrale Transplantation) • ACT (autologe Chondrozytentransplantation) • Korrekturosteotomie • Teil- oder Totalendoprothese • Bei makroskopisch intaktem Knorpel, kleinen Fissuren oder geringer Gelenkflächendepression wird primär konservativ behandelt • Bei osteochondralen Frakturen mit deutlichen Stufen in der Gelenkoberfläche und größeren abgesprengten Fragmenten/Defekten wird operativ behandelt.
- **Verlauf und Prognose**
  Kriterien für Therapieentscheidung und Prognose sind:
  - Lokalisation, flächenhafte Ausdehung, Schweregrad und Zahl der Knorpeldefekte (Grading)
  - begleitende meniskale, ossäre und ligamentäre Verletzungen sowie Achsenfehler
  - Alter und Aktivitätswunsch des Patienten
- **Was will der Kliniker von mir wissen?**
  Grading • Status des betroffenen Gelenks insgesamt.

Typische Fehler

Über- oder Unterschätzen einer Läsion.

Literatur

Azer NM, Winalski CS, Minas T. MR imaging for surgical planning and postoperative assessment in early osteoarthritis. Radiol Clin North Am 2004; 42(1): 43 – 60

Bredella MA, Tirman PF, Peterfy CG et al. Accuracy of T2 weighted fast spin-echo MR imaging with fat saturation in detecting cartilage defects in the knee: comparison with arthroscopy in 130 patients. AJR 1999; 172(4): 1073 – 1080

Kijowski R, Stanton P, Fine J, De Smet A. Subchondral bone marrow edema in patients with degeneration of the articular cartilage of the knee joint. Radiology 2006; 238(3): 943 – 949

McCauley TR. MR imaging of chondral and osteochondral injuries of the knee. Radiol Clin North Am 2002; 40(5): 1095 – 1107

Mohr A. The value of water-excitation 3D FLASH and fat-saturated PDw TSE MR imaging for detecting and grading articular cartilage lesions of the knee. Skeletal Radiol 2003; 32(7): 396 – 402

Recht MP, Goodwin DW, Winalski CS, White LM. MRI of articular cartilage: revisiting current status and future directions. AJR 2005; 185(4): 899 – 914

Labrumläsionen

Kurzdefinition

- **Epidemiologie**
  Inzidenz von Schulterluxationen als häufigste Ursache für Labrumläsionen: 1 – 2% • Mit etwa ⅔ der Fälle sind Läsionen des vorderen unteren Quadranten (Bankart, ALPSA, GLAD) die häufigsten Labrumverletzungen • Inzidenz von Läsionen der oberen Labrumzirkumferenz mit Ausdehnung nach anterior oder posterior (SLAP-Läsion) 3 – 10%.
- **Ätiologie/Pathophysiologie/Pathogenese**
  Labrum und Kapsel vermitteln die Stabilität im Schultergelenk • Das Labrum ergänzt die Pfanne des Glenoids zur Führung des Humeruskopfs • Labrumläsionen entstehen überwiegend posttraumatisch, meist durch ein akutes, schweres Trauma, seltener durch wiederholte Traumatisierung (z. B. bei Wurfsportarten).
  Schulterluxation: Nach vorderer unterer Schulterluxation meist Läsion des vorderen unteren Quadranten (Bankart, ALPSA, Perthes) • Inzidenz 10 : 100 000 • Häufig mit Impressionsfraktur der posterosuperioren Humeruszirkumferenz („Hill-Sachs-Delle").
  Bankart-Läsion: Ausriss des Labrums mit oder ohne knöchernen Anteil aus dem Glenoid • Bankart-, ALPSA- und Perthes-Läsion unterscheiden sich bezüglich des Ausmaßes der Verletzung des unteren glenohumeralen Ligaments und des Periosts.
  GLAD-Läsion: Entsteht durch forcierte Adduktion bei außenrotiertem, abduziertem Arm • Anteroinferiore Labrumruptur mit benachbarter Knorpelverletzung.
  SLAP-Läsion: Entsteht durch plötzliche traumatische Armabduktion oder chronische Überkopfbewegung (posterosuperiores Impingement) • Häufig bei Tennis-, Volleyball- und Baseballspielern • Typisches Trauma: Sturz auf den gestreckten Arm mit leicht abduzierter und gebeugter Schulter.
  Einteilung entsprechend der Ausdehnung:
  - SLAP I: degenerative Auffaserung des Labrums • Auf den Bizepssehnenansatz beschränkt • 10% • Fragliche klinische Relevanz • Unsichere DD zu sublabralem Rezessus
  - SLAP II: anteriore oder posteriore Ausdehung des Risses über den Bizepssehnenansatz hinaus • Parallel zur Glenoidzirkumferenz • Bis zur Höhe des Lig. glenohumerale mediale • Bizepsanker instabil • 40%
  - SLAP III: intraartikuläre Dislokation des abgelösten Labrums • Vergleichbar mit Korbhenkelriss • Anheftungsstelle der langen Bizepssehne intakt • 30%
  - SLAP IV: wie SLAP III mit zusätzlichem Riss der langen Bizepssehne • Dislokation der Sehne oder eines Sehnenanteils in den Gelenkraum • 15%
  - SLAP V: Longitudinalriss, der von kranial über ventral weit nach kaudal zieht
  - SLAP VI: Longitudinalriss mit losem Labrumende, das in den Gelenkspalt hängt („flap tear")
  - SLAP VII: Longitudinalriss, der nach ventral zieht und sich bis in das mittlere glenohumerale Ligament erstreckt

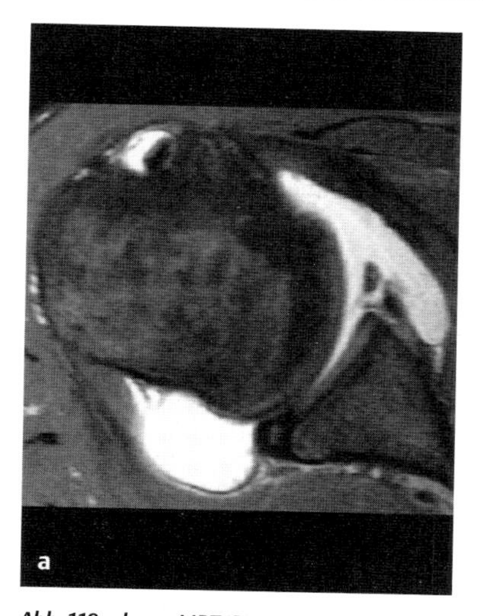

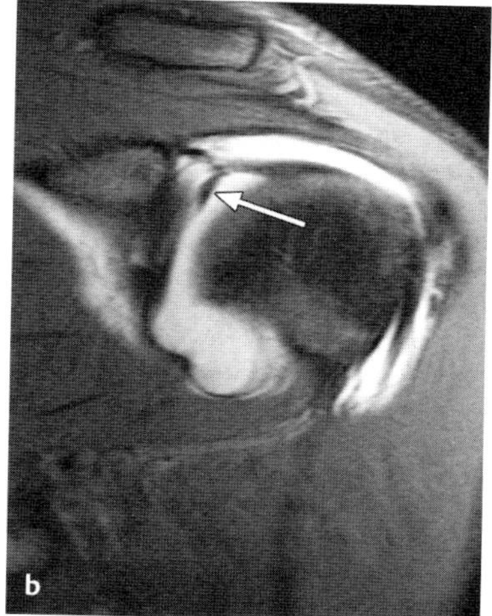

Abb. 119 a, b **a** MRT, PDw mit Fettsättigung, axial. Anteroinferiore Labrumläsion mit periostalem Stripping. Etwas aufgetriebenes hinteres Labrum mit zentraler Degeneration.
b MRT, PDw mit Fettsättigung, koronar. SLAP-III-Läsion, korbhenkelartig in den Gelenkspalt hängendes Fragment (Pfeil).

Zeichen der Bildgebung

- **Methode der Wahl**
  Konventionelle Röntgenaufnahme als Basisdiagnostik • Bei akuter Verletzung native MRT mit Gelenkerguss als „natürlichem Kontrastmittel" • Sonst direkte MR-Arthrographie • Alternativ auch direkte CT-Arthrographie möglich.
- **Röntgenbefund**
  Konventionelle Röntgenaufnahme als Basisdiagnose • Evtl. Darstellung der Luxation und knöcherner Verletzungen sowie des Repositionsergebnisses • Knöcherne Bankart-Läsion mit Fragment im unteren Rezessus • Hill-Sachs-Delle am posterosuperioren Humeruskopf • Ggf. direkte Darstellung der Luxationsposition des Humerus inferior, anterior und medial • Bei hinterer Luxation „Trough"-Läsion als schräg vertikal verlaufende Verdichtungszone im Humeruskopf, fehlende Freiprojektion des Humeruskopfs vom Glenoid und evtl. „reverse" Hill-Sachs-Delle mit anterosuperiorer Impressionsfraktur des Humeruskopfs.
- **MRT-Befund**
  Untersuchung bzw. Rekonstruktion in allen 3 Hauptebenen obligat • Sorgfältige Ausrichtung der Schichtführung zur Labrumöffnungsebene erleichtert die Beurteilung • Lineare Signalintensitätssteigerung mit Konturunterbrechung im Labrum • Evtl. Darstellung eines knöchernen Fragments • Evtl. eingerollte verletzte Kapsel-, Band- und Periostanteile.

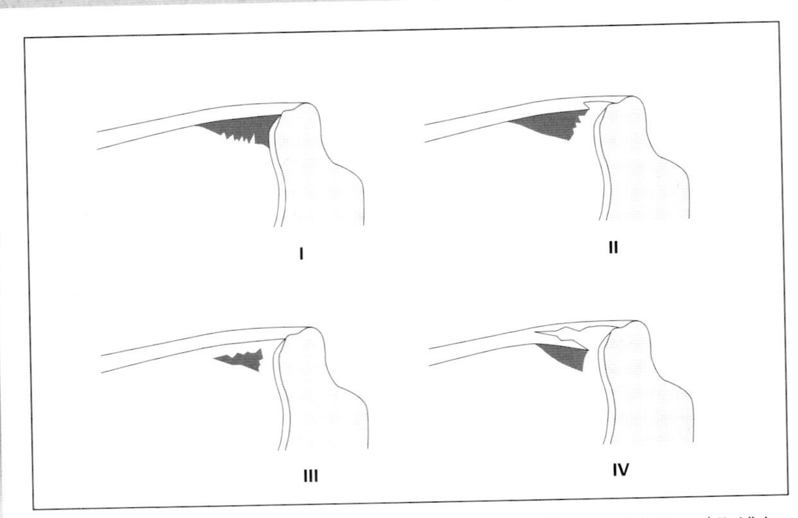

Abb. 120 Klassifikation der Labrumläsionen (koronare Schichtführung). SLAP I und II: Läsion ohne Dislokation. SLAP III und IV: Fragmentdislokation in den Gelenkspalt ohne (III) bzw. mit Anteilen der Bizepssehne (IV).

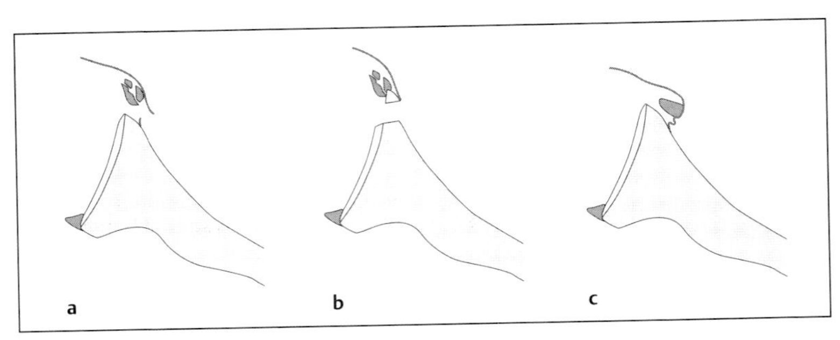

Abb. 121 a–c Läsionen des unteren vorderen Glenoids.

a Komplette Abtrennung von Kapsel und Labrum vom Glenoid.

b Zusätzliche Abtrennung eines Knochenanteils vom Glenoid.

c Die erhaltenen Kapsel-, und Periostanteile, führen zu einer Verlagerung des abgerissenen Labrums nach (infero-)medial.

- **CT-Arthrographie**
  Befund entspricht der MRT-Darstellung • Hyperdense Abhebung der Läsionen von der Umgebung.

Klinik

- **Typische Präsentation**
  Mitunter unspezifische Schulterbeschwerden • Schmerzen • Knacken oder Schnappen bei Bewegung • Im Vordergrund steht die Instabilität.
- **Therapeutische Optionen**
  Arthroskopische Glättung und Debridement • Naht bzw. Refixation des abgerissenen Labrums • Bei SLAP-Läsion evtl. Versetzen des Bizepssehnenankers • Schraubenrefixierung einer knöchernen Bankart-Läsion • Kapselraffung bei atraumatischer Instabilität.
- **Verlauf und Prognose**
  Gute Prognose bei frühzeitiger Versorgung.
- **Was will der Kliniker von mir wissen?**
  Diagnosestellung • Abgrenzung zu anatomischen Varianten • Lage und Ausdehnung • Oft ist die genaue DD der verschiedenen Läsionstypen schwierig – wichtig ist, Vorhandensein und den Ort einer Läsion zu klären.

Differenzialdiagnose

sublabrales Foramen	– umschriebene Labrumablösung am vorderen oberen Glenoid bei 1 – 4 Uhr mit unterschiedlicher Ausdehnung – folgt typischerweise der Kontur des Glenoids – verläuft vertikal oder leicht nach proximal geneigt – ist auf vordere obere ⅔ des Labrums beschränkt
Buford-Komplex	– partielle Labrumaplasie mit Verdickung des medialen glenohumeralen Bandes – Fehldeutung kann vermieden werden, wenn alle Strukturen systematisch von kranial nach kaudal verfolgt werden
sublabraler Rezessus	– bei 80% der Schultern beschrieben – unsichere DD zu SLAP I – im typischen Fall glatte Berandung des Labrums
weite Kapsel	– ausgedehnte Kapseltasche, die die Redundanz der kapsulären Strukturen als Ursache einer atraumatischen Instabilität illustriert (sichtbar meist erst in der direkten Arthrographie)

Typische Fehler

Intermediäres Signal an der Labrumbasis, das durch den bis dorthin ziehenden hyalinen Gelenkknorpel entsteht, als Labrumablösung fehlgedeutet • Fehldeutung eines sublabralen Rezessus, eines sublabralen Foramens oder eines Buford-Komplexes als SLAP-Läsion • Falsch negative Diagnose in der nativen MRT.

Literatur

Greenspan A. Skelettradiologie. München: Urban & Fischer, 2003: 139 – 140

Jbara M, Chen Q, Marten P, Morcos M, Beltran J. Shoulder MR arthrography: how, why, when. Radiol Clin North Am 2005; 43(4): 683 – 692

Pfirrmann C. MRT der Schulter. Radiologie up to date 2001; 1: 125 – 143

Snyder SJ, Karzel RP, Del Pizzo W, Ferkel RD, Friedman MJ. SLAP lesions of the shoulder. Arthroscopy 1990; 6(4): 274 – 279

Kurzdefinition

► **Epidemiologie**

Sammelbegriff für diskrete degenerative Veränderungen bis zu ausgedehnten Rupturen mit sekundärer Retraktion und Atrophie • Häufigkeit der Ruptur nach Trauma: 5% bei unter 50-Jährigen, bis zu 80% bei über 80-Jährigen • Posttraumatisch, z. B. nach (Sub-) Luxation, bei Älteren eher Rotatorenmanschettenruptur, bei Jüngeren dagegen Labrumläsion • Überwiegend ist die Supraspinatussehne betroffen, viel seltener die Subskapularis- (dann meist traumatisch bedingt) oder Infraspinatussehne.

► **Ätiologie/Pathophysiologie/Pathogenese**

Es wird unterschieden in:

- komplette Ruptur: transmurale Läsion, die eine Verbindung zwischen Gelenk- und Subakromialraum herstellt, unabhängig von ihrer flächenhaften Ausdehnung
- partielle Ruptur: artikulär, bursaseitig oder interstitiell

Nach ausgedehnten Rupturen kann es zu fettiger Atrophie und/oder Degeneration sowie Retraktion der betroffenen Muskeln kommen.

Degenerative Ruptur: Häufigste Form • Risikofaktoren für eine Ruptur sind Alter, (sub-) akromiale Anatomie, Impingement und präexistente Läsionen der Rotatorenmanschette • Bei Läsionen der distalen Supraspinatussehne evtl. Mindervaskularisierung • Evtl. spielt auch die Armposition und -beanspruchung im Beruf eine Rolle.

Traumatische Ruptur: Seltener • Schulterluxation oder plötzliche Armabduktion gegen Widerstand.

Zeichen der Bildgebung

► **Methode der Wahl**

MRT • MR-Arthrographie

► **Röntgenbefund**

Bei kompletter Rotatorenmanschettenruptur Humeruskopfhochstand (akromiohumeraler Abstand < 6 mm) • Erosionen an Akromionunterfläche durch Höhertreten des Humeruskopfs • Abflachung und Atrophie des Tuberculum majus durch fehlende Zugbelastung.

► **MRT-Befund**

Hohe diagnostische Sicherheit bei transmuralen Rotatorenmanschettenrupturen • Sensitivität 75 – 100% • Sehr zuverlässige Größenbestimmung • Zur Abgrenzung einer Partialruptur oder einer kleinen transmuralen Ruptur von einer Tendinopathie ist die native MRT weniger zuverlässig (besser MR-Arthrographie).

In fettgesättigten T2w und STIR-Sequenzen Konturierung der Defekte durch hyperintenses Flüssigkeitssignal • Evtl. Flüssigkeits- oder KM-Übertritt durch den Defekt in Bursa subacromialis und/oder subdeltoidea • Bei diskreten Läsionen kann das Degenerationsareal zu einer Überschätzung der Läsion führen • Bei Sequenzen mit kurzer Echozeit Überschätzung der Läsion, da geringerer Kontrast zwischen Ruptur (Flüssigkeit) und Degeneration und starker „Magic-angle“-Effekt.

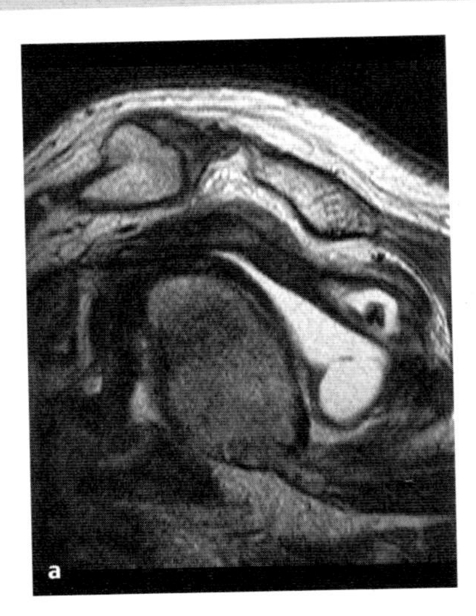

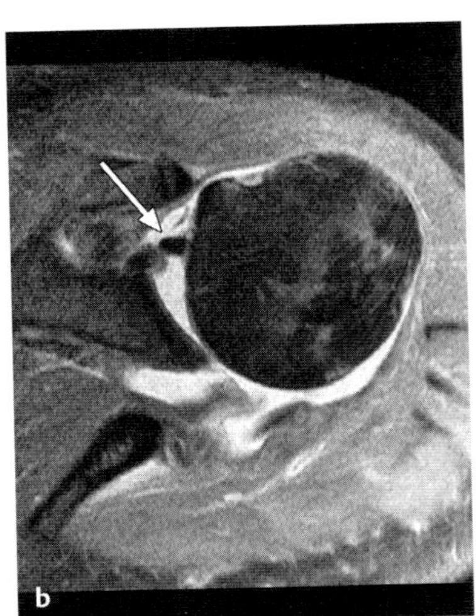

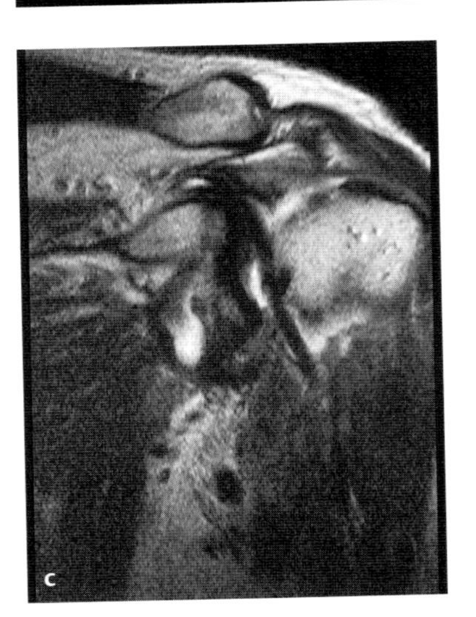

Abb. 122 a – c Fortgeschrittene Destruktion der Rotatorenmanschette auf dem Boden degenerativer Veränderungen. Ruptur der Supraspinatus- und Subskapularissehne, Luxation der langen Bizepssehne nach medial, starke Atrophie aller Muskeln der Rotatorenmanschette.
a MRT, sagittal. Generalisierte Atrophie, nach kaudal verlagerter Bauch des M. subscapularis und ins Gelenk dislozierte Bizepssehne.
b MRT, axial. Dislozierte Bizepssehne mit dem Bild des „leeren Sulkus" (Pfeil).
c MRT, koronar. Etwas superolateral der Bizepssehne flottieren Anteile der rupturierten Supraspinatussehne.

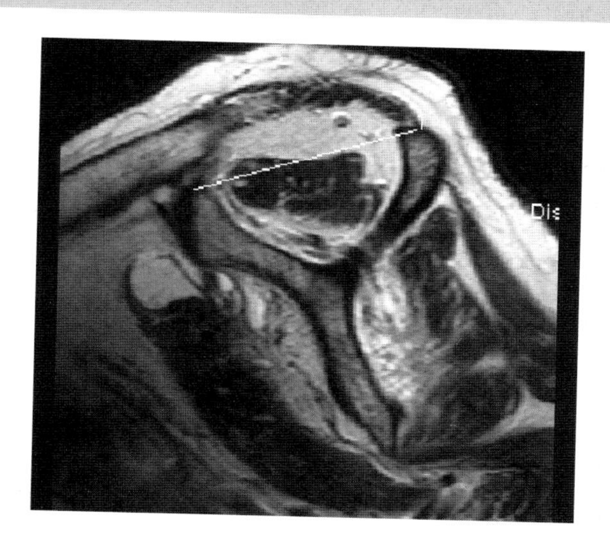

Abb. 123 Defektarthropathie bei Rotatorenmanschettenruptur. MRT, sagittal. Fortgeschrittene glenohumerale Arthrose. Starke Atrophie des M. supraspinatus, grenzwertig positives „tangent sign".

Degenerative Veränderungen ohne Ruptur: Unscharf begrenzte Signalanhebung • Evtl. Auftreibung des betroffenen Sehnenanteils ohne Konturdefekt oder flüssigkeitsisointenses Signal • Typische Lage ist 1 cm vom Ansatz des M. supraspinatus entfernt – genau der Anteil, in dem die Sehne schräg zum Hauptmagnetfeld verläuft • Deswegen sollte das MRT-Protokoll eine Sequenz mit langer Echozeit enthalten, da dann die artifizielle Signalanhebung durch den „Magic-angle"-Effekt kaum mehr sichtbar ist.
Ruptur: Ausdehnung der Ruptur in 2 Ebenen • Retraktion von Sehne und Muskel • Fettige Degeneration bzw. Atrophie der Muskeln (in T1w Bildern: Ersatz des Muskelgewebes durch hyperintenses Fettsignal, Abnahme des Muskelbauchdurchmessers) müssen genau beschrieben werden • Typisch ist eine Läsion im Bereich der ventralen Supraspinatussehne mit Ausdehnung nach dorsal bis in die Infraspinatussehne oder nach ventrokaudal in den Oberrand der Subskapularissehne • Bei traumatischer Ruptur der Subskapularissehne auf Luxation der Bizepssehne (meist nach medial tief, seltener oberflächlich zur Subskapularissehne) achten.

Klinik

- **Typische Präsentation**
  Schulterschmerzen • Eingeschränkte Abduktion der Schulter.
- **Therapeutische Optionen**
  Rekonstruktionsverfahren hängt ab von der Größe der Läsion • Bei kleiner Läsion arthroskopische, sonst offene Rekonstruktion • Falls die Beschwerden des Patienten stärker im Vordergrund stehen als die Wiederherstellung der Funktion, evtl. konservative Therapie (Physiotherapie) oder arthroskopisches Débridement.

- **Verlauf und Prognose**
  Zustand der Muskulatur (Atrophie und oder Verfettung) bestimmt die Prognose einer Rekonstruktion • Schlechte Prognose bei fettiger Atrophie und Degeneration von über 50% des Muskelquerschnitts, bei Retraktion der Sehnenenden bis auf Glenoidniveau, bei veralteter Ruptur von über 5 cm („Massenruptur“) und bei Humeruskopfhochstand mit akromiohumeralem Abstand von unter 6 mm.
- **Was will der Kliniker von mir wissen?**
  Größe (transmural vs. partiell, Länge des Defekts) der Läsion • Ort der Ruptur • Betroffene Sehnen • Ausmaß der Muskelatrophie und Sehnenretraktion • Qualität der Sehne an Rupturstelle.

Differenzialdiagnose

Tendinosis calcarea	– typische Kalkdepots im Röntgenbild
Läsion des N. subscapularis	– zuerst Denervierungsödem im M. infraspinatus, dann Arthrophie und fettige Degeneration – evtl. Ganglion als Ursache

Typische Fehler

Übersehen kleiner transmuraler und partieller Rupturen, bei denen die MRT-Diagnose hauptsächlich auf Veränderungen der Signalintensität beruht (Fehldeutungen aufgrund von „Magic-angle“- oder Partialvolumeneffekten) • Überschätzen einer Signalanhebung in T1w Sequenzen: erst bei Signalanhebung in Sequenzen mit langer Echozeit kann von einer Läsion ausgegangen werden • Fehlende Beschreibung einer Subskapularisläsion.

Literatur

Greenspan A. Skelettradiologie. München: Urban & Fischer, 2003: 139 – 140

Jbara M, Chen Q, Marten P, Morcos M, Beltran J. Shoulder MR arthrography: how, why, when. Radiol Clin North Am 2005; 43(4): 683 – 692

Kassarjian A, Bencardino JT, Palmer WE. MR imaging of the rotator cuff. Radiol Clin North Am 2006; 44(4): 503 – 523

Pfirrmann C. MRT der Schulter. Radiologie up2date 2001; 1: 125 – 141

Außenbandruptur am oberen Sprunggelenk

Kurzdefinition

► **Epidemiologie**
Bei Bandverletzungen am OSG ist das Außenband mit 65 – 80% der Fälle am häufigsten betroffen • Eine der häufigsten Verletzungstypen bei jungen Sportlern.

► **Ätiologie/Pathophysiologie/Pathogenese**
Partielle oder komplette Ruptur des fibularen Kapselbandapparats • Evtl. konsekutive anterolaterale Instabilität des oberen Sprunggelenks • Ursache ist ein Supinationstrauma bei plantarflektiertem Fuß • Zuerst rupturieren Lig. fibulotalare anterius und/oder Lig. fibulocalcaneare, seltener das Lig. fibulotalare posterius • Begleitverletzungen: Ruptur der Sprunggelenkskapsel, osteochondrale Fakturen des Talus, Syndesmosenruptur.

Zeichen der Bildgebung

► **Methode der Wahl**
Röntgenaufnahmen des OSG a. p. und seitlich • Nach Frakturausschluss evtl. gehaltene Aufnahme in 2 Ebenen im Seitenvergleich • In Ausnahmefällen MRT und CT zum Nachweis von Begleitverletzungen.

► **Röntgenbefund**
Native Aufnahmen: Beurteilung auf Frakturen und Arthrosezeichen • Ausschluss eines knöchernen Bandausrisses (frischer knöcherner Bandausriss zeigt eine Osteopenie zur Abrisskante hin, die Abrisskante hat scharfe Ecken) • Fehlende Gelenkkongruenz und/oder über 6 mm breiter Syndesmosenspalt weisen auf Instabilität hin.
Gehaltene a. p. Aufnahme: Inversionsbelastung • Gemessen wird der Winkel zwischen den Tangenten an das Pilon tibiale und die Talusrolle • Normal unter 5°, 5 – 15° unsicher, > 15° oder mehr als 8° Seitendifferenz weist auf Bandverletzung hin.
Gehaltene seitliche Aufnahme: Talusvorschub • Kürzeste Distanz zwischen hinterer Tibialippe und Talusrolle • Über 10 mm Vorschub oder mehr als 5 mm Seitendifferenz weisen auf Bandläsion hin.
Begleitbefunde: Osteochondrale Läsionen des Talus oft nur als diskrete Osteopenie an der Talusschultern erkennbar • Bei anteriorem Impingement (Spätfolge) knöcherne Ausziehungen an der vorderen Tibialippe mit reaktiven Veränderungen am Talushals.

► **CT-Befund**
Indiziert v. a. bei knöchernen Begleitverletzungen • Fragmentbeurteilung • Freie Gelenkkörper.

► **MRT-Befund**
Weichteile sind gut zu beurteilen • Bei komplett rupturierten Bändern Kontinuitätsunterbrechung und welliger Verlauf • Bei Teilruptur Auftreibung und Signalanhebung • Evtl. osteochondrale Läsion des Talus und (v. a. bei schwerem Trauma) gegenüberliegende Läsion der distalen Tibia (T2w hyperintens, T1w hypointens; evtl. osteochondrale Fraktur) • Klaffender Syndesmosenspalt und Diskontinuität der Syndesmosenbänder weisen auf Ruptur hin • Meist Erguss und Weichteilschwellung • Evtl. direkte MR-Arthrographie zur Abklärung osteochondraler Läsionen (Knorpeldeckung, Stabilität) und freier Knorpel- oder Knorpelknochenflakes • Spätfolgen: Sinus tarsi Syndrom, anteriores (knöchernes) oder anterolaterales (weichteiliges) Impingement.

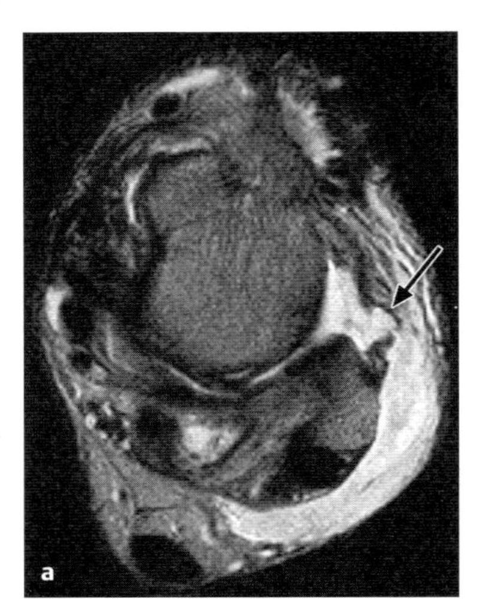

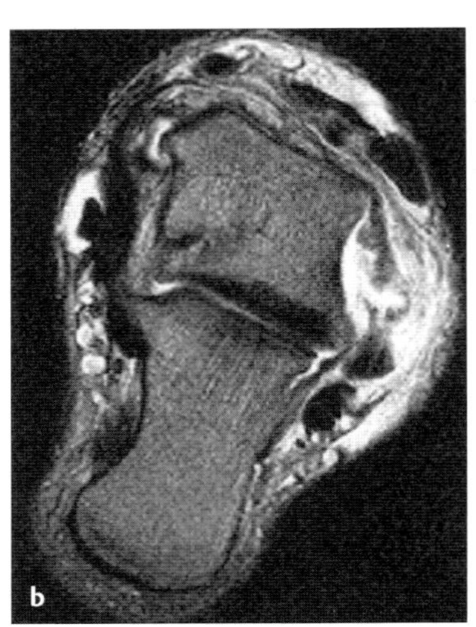

Abb. 124 a, b Außenbandruptur am oberen Sprunggelenk. MRT, proximal (**a**) und distal paraxial (**b**). Ruptur des Lig. fibulotalare anterius (**a**, Pfeil) und fibulocalcaneare (**b**), jeweils keine Bandkontinuität und wellig verlaufende, nicht mehr unter Spannung stehende Bandfragmente. Gelenkerguss und Weichteilschwellung. Retinakulumläsion (**b**).

Klinik

- **Typische Präsentation**
  Schmerz • Bewegungseinschränkung • Instabilität • Schwellung.
- **Therapeutische Optionen**
  Die frühfunktionelle konservative Therapie steht im Vordergrund: Gelenkschutz (Stützverband, Bandage, Orthese) • Ggf. kurzzeitige Ruhigstellung bis zur Abschwellung mit Gipsschiene • Individueller Belastungsaufbau • Physiotherapie • Koordinationsschulung • Muskelkräftigung • NSAR zur Schmerzlinderung • Operation selten primär, evtl. sekundär bei chronischer Instabilität: fibulare Kapselbandnaht, primäre Bandersatzoperation oder fibulare Kapselbandplastik.
- **Verlauf und Prognose**
  Unbehandelt kann die Außenbandruptur zu chronischer Instabilität mit degenerativen Veränderungen führen • Evtl. Impingement.
- **Was will der Kliniker von mir wissen?**
  Ausschluss von Frakturen • Knöcherner Bandausriss • Beurteilung von Taluskippung und Talusvorschub.

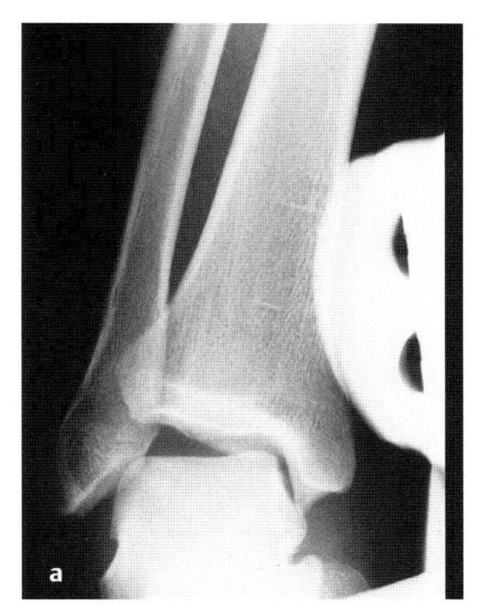

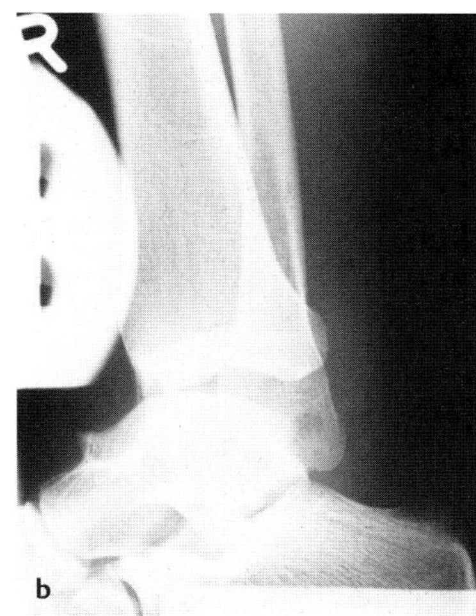

Abb. 125 a, b Gehaltene Aufnahmen nach Distorsionstrauma, a. p. (**a**) und seitlich (**b**). Pathologische Aufklappbarkeit (**a**) und Talusvorschub (**b**) weisen auf eine Ruptur der Ligg. fibulotalare anterius und fibulocalcaneare hin.

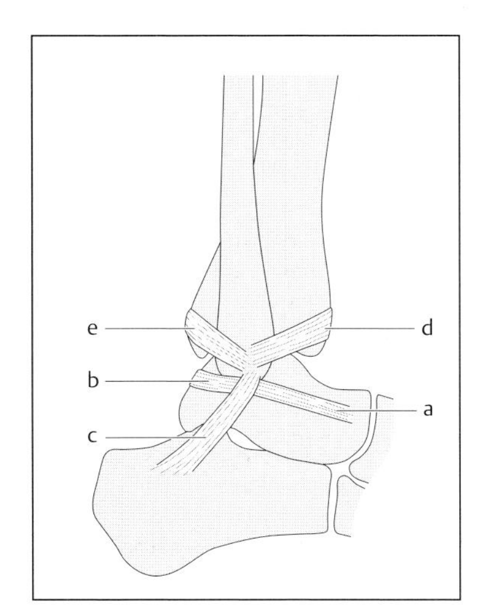

Abb. 126 Außenbandanatomie.
a Lig. fibulotalare anterius.
b Lig. fibulotalare posterius.
c Lig. fibulocalcaneare.
Syndesmosenbänder:
d Lig. tibiofibulare anterius.
e Lig. tibiofibulare posterius.

Differenzialdiagnose

Bandzerrung, Fraktur, chronische Bandinstabilität, traumatische Peronealsehnenluxation, isolierte Syndesmosenruptur, Achillessehnenruptur.

Typische Fehler

Akzessorische Ossikel, die fälschlich als knöcherner Bandausriss interpretiert werden.

Literatur

Becker HP, Rosenbaum D. Chronic recurrent ligament instability on the lateral ankle. Orthopäde 1999; 28(6): 483–492

Dunfee WR, Dalinka MK, Kneeland JB. Imaging of athletic injuries to the ankle and foot. Radiol Clin North Am 2002; 40(2): 289–312

Galanski M, Wippermann B. Kompendium der traumatologischen Röntgendiagnostik. Heidelberg: Springer, 1999: 353

Greenspan A. Skelettradiologie. München: Urban & Fischer, 2003: 326

Kirby AB, Beall DP, Murphy MP, Ly JQ, Fish JR. Magnetic resonance imaging findings of chronic lateral ankle instability.Curr Probl Diagn Radiol 2005; 34(5): 196–203

Achillessehnenruptur

Kurzdefinition

▸ **Epidemiologie**
Inzidenz 20 : 100 000 • In Deutschland etwa 16 000 pro Jahr • Prädispositionsalter 30. – 50. Lebensjahr • Männer sind 5-mal häufiger betroffen als Frauen.

▸ **Ätiologie/Pathophysiologie/Pathogenese**
Direktes Trauma, z. B. seitlicher Schlag auf dorsal flexierten Fuß • Schnittverletzung • Stoß • Indirektes Trauma (z. B. extreme Muskelanspannung) bei schlechtem Trainingszustand oder vorbestehenden degenerativen Veränderungen (v. a. bei älteren Athleten) • Erhöhtes Risiko nach Steroidinjektion, Zytostatika, bei Bindegewebserkrankungen, Diabetes mellitus, chronische Polyarthritis oder Durchblutungsstörungen.
- komplette Ruptur • Häufigste Form • Meist 2 – 6 cm über dem Kalkaneusansatz
- Teilruptur • Selten
- Abrissfraktur der Achillessehne am Kalkaneus (Entenschnabelfraktur) • Selten

Zeichen der Bildgebung

▸ **Methode der Wahl**
Röntgenaufnahmen in 2 Ebenen (Ausschluss eines knöchernen Ausrisses oder anderer knöcherner Begleitverletzungen) • Sonographie • MRT

▸ **Röntgenbefund**
Bei Entenschnabelfraktur Frakturlinie am Kalkaneus • Weichteilauftreibung in der Sehne (v. a. in digitaler Aufnahme gut sichtbar: Fensterung!).

▸ **Sonographie**
Ruptur als Lücke im Sehnenverlauf • Bei Teilruptur Hämatom und echoinhomogene Defektzone in der Sehne mit einzelnen noch erhaltenen Fasern.

▸ **MRT-Befund**
Darstellung der ganzen Achillessehne, v. a. bei Verdacht auf inkomplette Ruptur • Sehnenverdickung • Komplette Kontinuitätsunterbrechung • Später Degenerationsherde (Tendinose) und Ausdünnung • Bei Teilruptur (selten) evtl. einzelne intratendinöse Faserteilrupturen • Begleitveränderungen: Bursitis, Tendinitis.

Klinik

▸ **Typische Präsentation**
Peitschenartiger, reißender Schmerz im Moment der Ruptur • Hörbares Geräusch • Tastbare Dehiszenz über der Sehne (Delle) • Druckschmerz • Schwellung • Hämatom • Zehenspitzenstand unmöglich • Ausfall des Achillessehnenreflexes.

▸ **Therapeutische Optionen**
Konservativ: Immer häufiger • Evtl. Gips für 1 Woche • Spezialschuh mit ventraler Verstärkung und Absatzerhöhung um 3 cm für 6 Wochen • Krankengymnastik mit isometrischem Krafttraining.
Operativ: Besonders bei jungen athletischen Patienten • Naht • Umkippplastik • Fibrinklebung • Bei Entenschnabelfraktur Reposition und Verschraubung oder Zuggurtung • Postoperativ Unterschenkelgips für 3 – 6 Wochen.

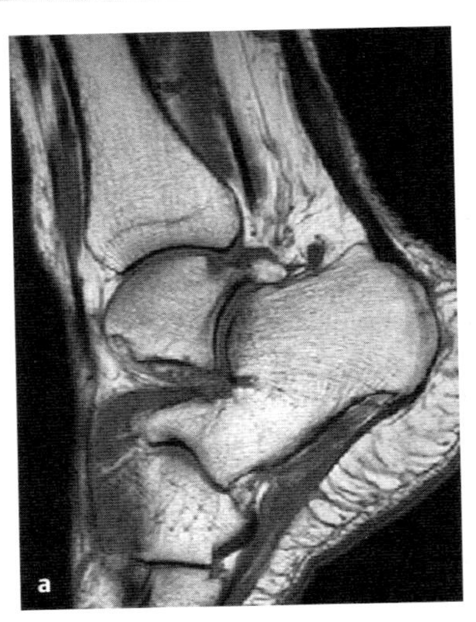

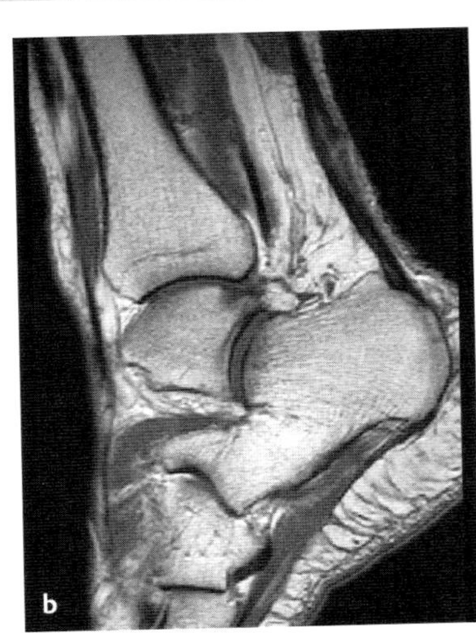

Abb. 127 a, b Partialruptur der Achillessehne.
a MRT, T1w. Hyperintense spindelförmige Auftreibung im mittleren Anteil.
b MRT nach KM-Gabe. Longitudinale und vertikale KM-Anreicherung, die die Teilruptur gut demarkiert.

- **Verlauf und Prognose**
  Sportfähigkeit nach konservativer oder operativer Therapie nach 3–4 Monaten • Wettkampftraining nach 6 Monaten • Rerupturrisiko nach Operation 2% • Nach konservativer Therapie bis 40%.
- **Was will der Kliniker von mir wissen?**
  Ausprägung der Ruptur • Knöcherne Beteiligung oder andere Begleitverletzung.

Differenzialdiagnose

Peritendinitis	– Flüssigkeit in umgebenden Weichteilen – intakte Sehne
OSG-Fraktur	– Frakturen in Röntgenaufnahme
Bursitis subachillea	– Flüssigkeitsansammlung zwischen Achillessehne und Kalkaneus

Typische Fehler

Übersehen einer knöchernen Beteiligung oder einer Dehiszenz der Sehne in der sonographischen Therapiekontrolle.

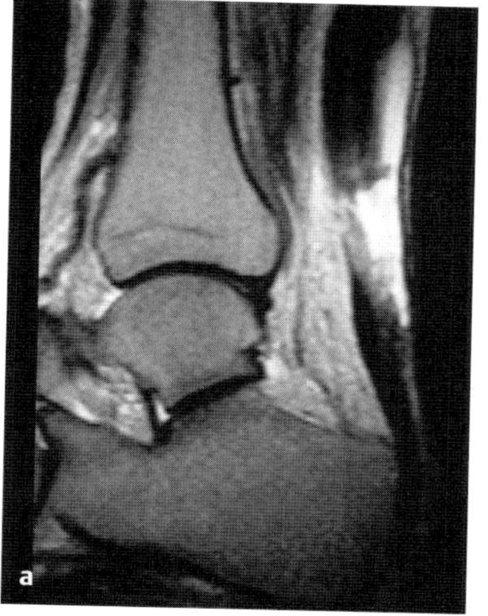

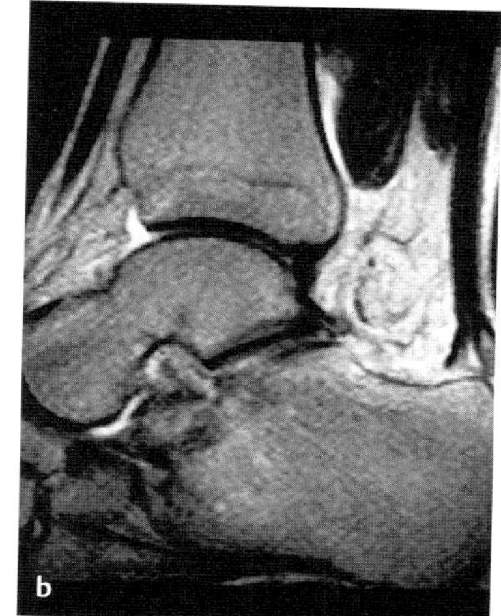

Abb. 128 a, b Achillessehnenruptur. MRT.
a Proximale Komplettruptur nahe am myotendinösen Übergang.
b Distale Avulsion des kalkanearen Sehnenansatzes.

Literatur

Galanski M, Wippermann B. Kompendium der traumatologischen Röntgendiagnostik. Heidelberg: Springer, 1999: 451

Jarvinen TA, Kannus P, Paavola M, Jarvinen TL, Josza L, Jarvinen M. Achilles tendon injuries. Curr Opin Rheumatol 2001; 13(2): 150 – 155

Karjalainen PT, Soila K, Aronen HJ et al. MR imaging of overuse injuries of the Achilles tendon. AJR 2000; 175: 251 – 260

Avulsionsfraktur

Kurzdefinition

► **Epidemiologie**
Am häufigsten Kinder und jugendliche Sportler (12.–16. Lebensjahr) • Trainingsfehler • Männer sind 9-mal häufiger betroffen als Frauen (größere Muskelmasse).

► **Ätiologie/Pathophysiologie/Pathogenese**
Avulsion ist ein strukturelles Materialversagen des Knochens durch Muskelzug an einem Sehnenansatz oder einer Aponeurose • Apophyse ist ein „Locus minoris resistentiae".
Akute Avulsionsfraktur: Exzessive, oft exzentrische Muskelkontraktion • Häufig im Rahmen forcierter Freizeitsportarten.
Chronische Avulsionsfraktur: Wiederholte Mikrotraumen • Überbeanspruchung.

- Tuber ischiadicum: Ursprung der ischiokruralen Muskulatur (M. biceps femoris, M. gracilis, M. semimembranosus, M. semitendinosus) • Tritt meist vor Apophysenschluss auf • Forcierte Kontraktion (Läufer)
- Spina iliaca anterior superior: Ansatz von M. sartorius und M. tensor fasciae latae • Forcierte Hüftextension (Sprinter)
- Spina iliaca anterior inferior: Ansatz des Caput rectum des M. rectus femoris • Forcierte Streckung des Kniegelenks (Fußball)
- R. inferior ossis pubis: Ansatz von M. adductor longus, brevis und M. gracilis • Meist chronische Avulsion (Fußball)
- Eminentia intercondylaris: knöcherner Kreuzbandausriss • Kinder häufiger als Erwachsene betroffen • Forcierte Knieflexion unter Innenrotation
- Tuberositas tibiae: akute Avulsion selten • Chronische Avulsion: Morbus Osgood-Schlatter aufgrund wiederholter Mikrotraumen mit Traktion der Patellarsehne an der Tuberositas • Sportlich aktive Adoleszente (Springen, Fußball) • In bis zu 50% beidseitig
- unterer Patellapol: Morbus Sindig-Larsson-Johannson • Pathogenese entspricht dem Morbus Osgood-Schlatter
- oberer Patellapol: Avulsion der Quadrizepssehne • Meist chronische Avulsionsverletzung bei extrem athletischen Adoleszenten
- Epicondylus medialis humeri: akute und chronische Form • Plötzliche oder wiederholte Kontraktion der Flexor-pronator-Muskelgruppe • Sturz auf ausgestreckten Arm • Adoleszente betroffen
- Basis des Metatarsale V: Ansatz der kurzen Peroneussehne • Forcierte Kontraktion bei einwärts gedrehtem Fuß
- Segond-Fraktur: Kortikale Avulsionsfraktur der Außenseite des Tibiakopfs • Beteiligung der meniskotibialen Portion des lateralen Kapselbandes (mittleres Drittel) • Forcierte Innenrotation und Varusstress

Zeichen der Bildgebung

► **Methode der Wahl**
Röntgen reicht in Korrelation mit typischer Anamnese und Klinik meist aus • Gedrehte und Zielaufnahmen häufig hilfreich • MRT und Szintigraphie im frühen Stadium sensitiv.

- **Röntgenbefund**
  - Tuber ischiadicum: bogenförmiges, scharf abgrenzbares, Knochenfragment • Bei nicht dislozierter Avulsion Fragment nahe seinem Ursprungsbereich (Epiphyseolysis ischiadica) • Bei dislozierter Avulsion Fragment mehr als 2 cm disloziert • Bei Abheilung „aggressiver" Aspekt mit Lyse- und Destruktionszonen
  - R. inferior ossis pubis: meist chronische Avulsionen • Prominente periostale Knochenneubildung • Keine dislozierten Fragmente
  - Segond-Fraktur: Fragment meist in a. p. oder Tunnelaufnahme nachweisbar • Evtl. bogenförmiges Fragment (laterales Kapselzeichen)
  - Eminentia intercondylaris: Röntgendiagnose oft schwierig • Ergänzend Tunnel- und/oder Schrägaufnahmen bzw. CT/MR notwendig
  - Epicondylus medialis humeri: akute Avulsion • Weichteilschwellung • Dislokation
  - Patellaoberpol: chronische Avulsion • Heterotope Ossifikationen in der Quadrizepssehne • Fragmentierter oberer Patellarand • Weichteilschwellung
  - Morbus Osgood-Schlatter: chronische Avulsion • Fragmentation der Tuberositas tibiae (DD normaler Knochenkern) • Spikulation • Weichteilschwellung
- **CT-Befund**

  Weiterführend bei negativem Röntgenbefund oder subakutem Stadium.
- **MRT-Befund**

  Abklärung einer Begleitverletzung von Muskeln, Sehnen und Bändern • Tumorausschluss bei fraglichen osteolytischen Veränderungen.
  - Os pubis: meist einseitiger Befund (Knochenmarködem) • Weichteilvermehrung am medialen Oberschenkel • Kräftige KM-Aufnahme.
  - Segond-Fraktur: elliptisches Fragment unterhalb des lateralen Tibiaplateaus • Knochenmarködem am lateralen Tibiarand • Häufig kombiniert mit signifikanten anderen Knieverletzungen: vorderer Kreuzbandriss (75 – 100%), Meniskusriss (66 – 70%), Fibulaköpfchenavulsion.
  - Morbus Osgood-Schlatter: Weichteilschwellung ventral der Tuberositas tibiae • Verlust des spitzen Winkels des infrapatellaren Fettkörpers • Verdickung oder Ödem der unteren Patellarsehne • Bursitis infrapatellaris.

Klinik

- **Typische Präsentation**

  Belastungsabhängige Schmerzen je nach Lokalisation • Bei chronischen Formen teils diffuser, dumpfer Schmerz • Evtl. auch nächtliche Schmerzen.
- **Therapeutische Optionen**

  Ruhigstellung der betroffenen Muskulatur • Kältetherapie • Antiphlogistische Maßnahmen • Heilgymnastik mit leichtem Stretching • Operation meist nicht sinnvoll.
  - Tuber ischiadicum: mehrere Tage Bettruhe • Bewegungseinschränkung • Wiederaufnahme normaler Belastung nach 6 – 12 Wochen • Schlechte Prognose bei dislozierter Avulsion und mangelnder Bewegungseinschränkung
  - Spina iliaca anterior superior/inferior: gute Prognose • Vorübergehende Bewegungseinschränkung (Flexion in Knie und Hüfte) • Volle Belastung nach 5 – 6 Wochen
  - Epicondylus medialis humeri: Immobilisierung • Fragmentreduktion • Fragmentreposition

Abb. 129 a, b
Avulsion.
a Avulsion des M. rectus femoris von der Spina iliaca anterior inferior. Heterotope Ossifikationen. Dislokation von unter 2 cm.
b Avulsion des M. sartorius von der Spina iliaca anterior superior. Heterotope Ossifikationen. Dislokation von unter 2 cm.

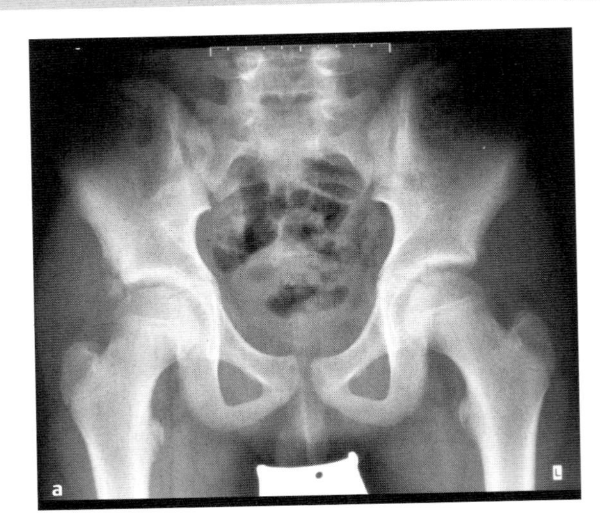

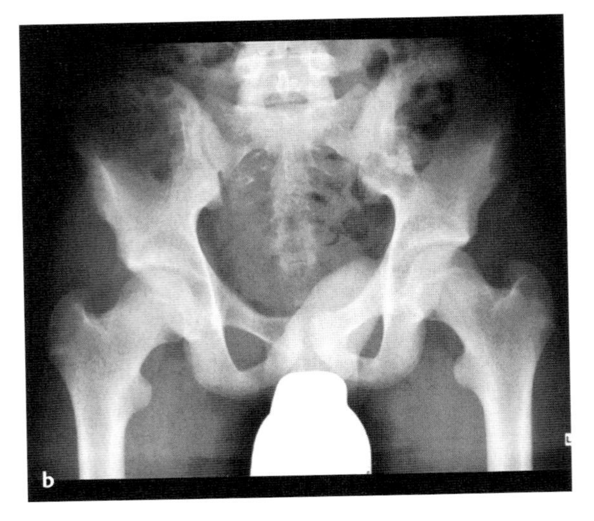

- **Verlauf und Prognose**
  Prognose hängt ab von ausreichender Ruhigstellung und Verzicht auf auslösende Überbelastung/Sportart • Am Tuber ischiadicum bei dislozierter Avulsion Gefahr der fibrösen Überbrückung mit funktioneller Einschränkung • Evtl. Ischialgie durch überschießende Kallusbildung oder direktes Impingement des N. ischiadicus durch Fragment.
- **Was will der Kliniker von mir wissen?**
  Diagnosestellung • Ausschluss der DD Tumor/Entzündung • Verlaufsbeurteilung.

Differenzialdiagnose

Osteomyelitis	– keine Assoziation mit typischem Überlastungsmechanismus – meist erwachsene Patienten
Knochentumor (z. B. Ewing-Sarkom)	– keine Assoziation mit typischem Überlastungsmechanismus – ossäre Destruktion

Typische Fehler

Fehldeuten einer abheilenden Avulsion mit Zeichen der Periostitis als Osteomyelitis oder Knochentumor. Auch histologisch Ist die Fehldiagnose „gut differenziertes Osteosarkom" möglich. Deshalb ist eine korrekte Interpretation zur Vermeidung unnötiger Biopsien wichtig. Schlüssel dazu sind Klinik und Topographie der Läsionen • Fehldeuten des dislozierten Epicondylus medialis humeri als Ossifikationszentrum der Trochlea humeri.

Literatur

Donnelly LF, Bisset GS, Helms CA, Squire DL. Chronic avulsive injuries of childhood. Skeletal Radiol 1999; 28(3): 138 – 144

Greenspan A. Skelettradiologie. München: Urban & Fischer, 2003: 544 – 548

Nehrer S, Huber W, Dirisamer A, Kainberger F. Apophyseal damage in adolescent athlete. Radiologe 2002; 42(10): 818 – 822

Stevens MA, El-Khoury GY, Kathol MH, Brandser EA, Chow S. Imaging features of avulsion injuries. Radiographics 1999; 19(3): 655 – 672

Impingement der Schulter

Kurzdefinition

► **Epidemiologie**

Bewegungsabhängiger Schmerz bei Abduktion und Elevation aufgrund eines Missverhältnisses zwischen Raumangebot und Bewegungsablauf • In über 90% subakromial • Supraspinatussehne betroffen • Selten subkorakoidal.

► **Ätiologie/Pathophysiologie/Pathogenese**

Einklemmung der Supraspinatussehne zwischen Dach des Subakromialraums und Tuberculum majus bei Abduktion und Elevation • Ursachen der subakromialen Enge sind:

- Akromionform
- subakromiale Osteophyten oder Osteophyten an der lateralen Klavikula (ACG)
- Os acromiale
- Bursitis, (Peri-)Tendinitis
- Höhertreten des Humeruskopfs
- Minderperfusion des Sehnengewebes
- prominentes Korakoid mit Affektion des M. subscapularis (korakoidales Impingement)

Akromionform: 3 Akromiontypen nach Bigliani:

- Typ I: gerade
- Typ II: gebogen
- Typ III: hakenförmig

Typ II und III häufig mit Impingement assoziiert • Ebenso ein flach ansteigendes Akromion (< 75°).

Stadieneinteilung des Impingements nach Neer:

- Stadium I: Ödem und Einblutung im M. supraspinatus (Alter meist unter 25 Jahre)
- Stadium II: Tendinose und Fibrose der Rotatorenmanschette • Verdickung der Bursa subacromialis (Alter 25 – 40 Jahre)
- Stadium III: Rotatorenmanschettenruptur (Alter meist über 40 Jahre)

Zeichen der Bildgebung

► **Methode der Wahl**

Röntgenaufnahmen • MRT

► **Röntgenbefund**

Projektionen: a.p., axial und Outlet-View (zur Beurteilung der Akromionform), evtl. Rockwood-Aufnahme • Knochenneubildung • Osteophyten (Spornbildung) an der Unterfläche des Akromions • Degenerative Veränderungen am Tuberculum majus und minus (Abflachung und Sklerosierung) • Verkalkungen am Ansatz der Rotatorenmanschette (Tendinosis calcarea) • Evtl. reduzierter akromiohumeraler Abstand (normal > 10 mm) • Evtl. Os acromiale.

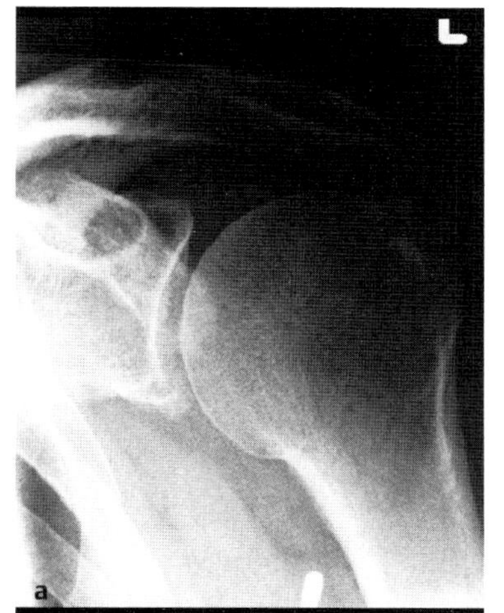

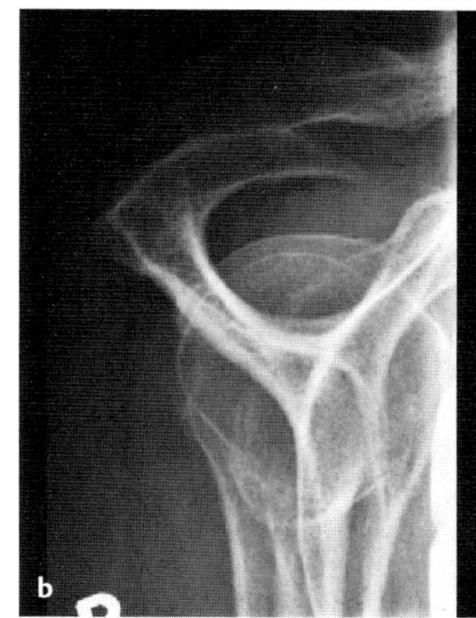

Abb. 130 a, b Impingement der Schulter.
a Seit Jahren bestehendes Impingement. Subakromiale Konsolenbildung und teils Sklerosierung, teils zystische Auflockerung am Tuberculum majus.
b Verkalkung am Ursprung des korakoakromialen Bandes, dadurch spitze Ausziehung am vorderen Akromionende.

► **MRT-Befund**
Subakromiale Bursitis: akut Ergussbildung, gedoppelte Fettlamelle bei chronischer Bursitis • ACG-Arthrose, insbesondere Kapselhypertrophie • Os acromiale • Akromionform • Darstellung der ossären Veränderungen am Vorderrand des Akromions und der evtl. assoziierten Veränderungen der Rotatorenmanschette • Bei aktivierter ACG-Arthrose evtl. Ödemzeichen.

Klinik

► **Typische Präsentation**
Diffuser Schulterschmerz und Schwäche, v. a. bei Abduktion und Außenrotation • Kein Trauma in der Anamnese • Nachtschmerzen • Passive Durchbewegung meist weniger schmerzhaft als aktive Bewegungen.

► **Therapeutische Optionen**
Konservativ: Physikalische Therapie • NSAR • Schonung • Subakromiale Steroidinjektion.
Operativ: Erweitern des subakromialen Raums (Akromioplastik).

► **Verlauf und Prognose**
Ohne Therapie meist Entwicklung einer Rotatorenmanschettenruptur.

► **Was will der Kliniker von mir wissen?**
Prädisponierende Faktoren • Differenzialdiagnosen.

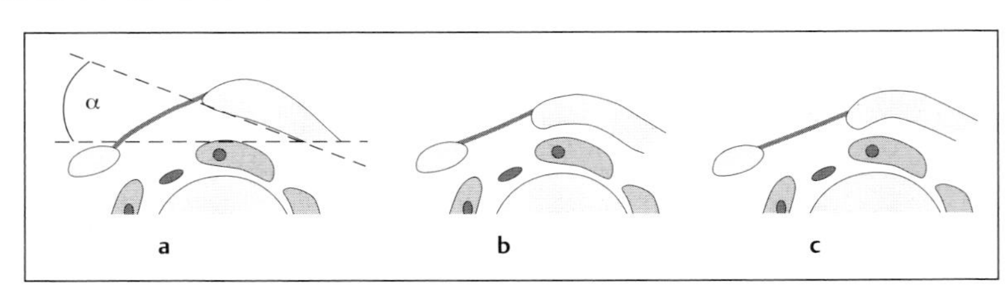

Abb. 131 a–c Akromion-Typen.
a Gerade.
b Gebogen.
c Hakenförmig.

Differenzialdiagnose

(Sub-)Luxation	– Kontusionszonen an typischer Stelle – Hill-Sachs-Delle – evtl. Labrumläsionen
Neoplasie	– Raumforderung
HWS-Pathologie	– Röntgenaufnahme der HWS mit degenerativen Veränderungen
Tendinitis calcarea	– Kalkdepots

Typische Fehler

HWS-Veränderungen nicht abgeklärt.

Literatur

Breitenseher M, Imhof H. Schulterdiagnostik. Radiologe 2004; 44: 555–619
Fritz RC. Magnetic resonance imaging of sports-related injuries to the shoulder: impingement and rotator cuff. Radiol Clin North Am 2002; 40: 217–234
Koester MC, George MS, Kuhn JE. Shoulder impingement syndrome. Am J Med 2005; 118: 452–455
Neer CS. Impingement lesions. Clin Orthop 1983; 173: 70–77
Wurnig C. Impingement. Orthopäde 2000; 29: 868–880

Kurzdefinition

- **Epidemiologie**
  10% aller Frakturen • Prädilektionsalter: 50%: Kinder unter 10 Jahren, 70%: bis zum 40. Lebensjahr.
- **Ätiologie/Pathophysiologie/Pathogenese**
  Indirekt durch Sturz auf Schulter oder ausgestreckten Arm • Selten direktes Trauma (Sturz oder Schlag auf Schulter) • Perinatal.

Zeichen der Bildgebung

- **Methode der Wahl**
  Kalvikula in 2 Ebenen • P.a. und mit 30° nach kranial anguliertem Strahlengang.
- **Röntgen/CT-Befund**
  Bei Frakturen des mittleren Klavikuladrittels häufig Biegungskeil sowie Dislokation des ~~medialen Fragments nach dorsokranial und~~ des lateralen Fragments nach mediokaudal.
  Einteilung der Frakturlokalisation nach Allman:
  - mittleres Klavikuladrittel: Schaftfrakturen • 80%
  - akromiales Klavikuladrittel: laterale Frakturen • 15%
  - sternales Klavikuladrittel: mediale Frakturen • 5%

  Subklassifikation der akromialen Frakturen nach Neer:
  - Typ I: häufiger • Lateral der korakoklavikulären Bänder • Stabil
  - Typ II: mediales Fragment nicht mehr durch die korakoklavikulären Bänder stabilisiert • Dislokation • Gefahr der Pseudarthrosenbildung • Instabil

  Weitere Einteilung der Klavikulafrakturen: OTA-Klassifikation.

Klinik

- **Leitbefunde**
  Schmerzen • Schwellung • Hämatom • Fehlstellung • Krepitatio.
- **Therapeutische Optionen**
  Meist konservativ mit Rucksackverband • Operativ mit Plattenosteosynthese und/oder Zuggurtung • Indikationen zur Operation: offene Frakturen, erhebliche Dislokation (mehr als Schaftbreite), interponiertes Fragment, Begleitverletzungen, dislozierte laterale Fraktur.
- **Verlauf und Prognose**
  Meist gute Prognose • Durchschnittliche Konsolidierungszeit bei Kindern 2–3 Wochen, bei Erwachsenen 4 Wochen.
- **Was will der Kliniker von mir wissen?**
  Einteilung des Frakturtyps • Dislokation • Intermediäres Fragment.
- **Komplikationen**
  Pseudoarthrose • Sekundäre Dislokation • Neurovaskuläre Begleitverletzungen (Plexus brachialis, A. und V. subclavia).

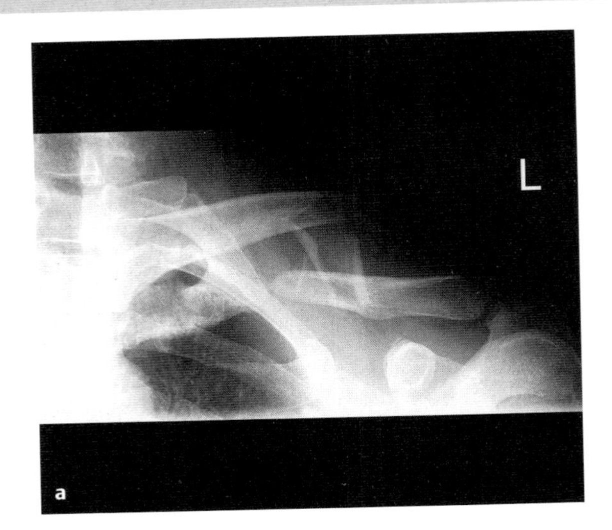

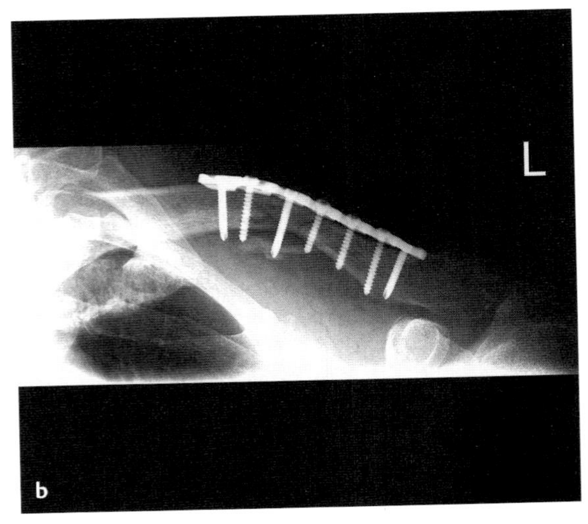

Abb. 132 a, b Klavikulafraktur.
a Röntgenaufnahme der linken Klavikula p. a. 50-jähriger Patient nach Sturz vom Fahrrad. Klavikulastückfraktur im mittleren Drittel, Interposition eines Frakturfragments, Hochstand der medialen Klavikula durch Zug des M. sternocleidomastoideus.
b Kontrollaufnahme nach Reposition und Plattenosteosynthese.

Differenzialdiagnosen

Akromioklavikuläre Sprengung (Tossy)	– keine Fraktur – erweiterter AC-Gelenkspalt

Typische Fehler

Übersehen einer nicht dislozierten Fraktur des mittleren Drittels bei Überlagerung durch 1. Rippe • Übersehen einer Fraktur des sternalen Drittels wegen fehlender oder geringer Dislokation (Lig. costoclaviculare) oder bei Überlagerung durch Wirbelsäule und Rippen • Verwechslung mit SCG-Verletzung oder nicht ossifizierten apophysären Wachstumsfugen (bis 22 medial offen).

Literatur

Galanski M, Wippermann B. Kompendium der traumatologischen Röntgendiagnostik. Heidelberg: Springer, 1999: 161 – 163

Allmann FL. Fractures and ligamentous injuries of the clavicle and its articulations. J Bone Joint Surg Am 1967; 49: 774 – 784

Schunk K, Strunk H, Lohr S, Schild H. Fractures of the clavicle: classification, diagnosis, therapy. Röntgenblätter 1988; 41: 392 – 396

Klonz A, Hockertz T, Reilmann H. Clavicular fractures. Chirurg 2002; 73: 90 – 100

Luxation des Akromioklavikulargelenks

Kurzdefinition

Syn.: Tossy-Verletzung

- **Epidemiologie**
  12% aller Luxationen am Schultergürtel • Männer 5 – 10-mal häufiger betroffen als Frauen.
- **Prädilektionsalter**
  60% aller Patienten sind unter 40 Jahren.
- **Ätiologie/Pathophysiologie/Pathogenese**
  Direkt durch Schlag auf Akromion; seltener indirektes Trauma (Sturz auf gebeugten Ellenbogen). Verletzung der Kapsel und Bandverbindungen im AC-Gelenk: Lig. acromioclaviculare und Lig. coracoclaviculare (zweigeteilt: Lig. trapezium und conoideum)

Zeichen der Bildgebung

- **Methode der Wahl**
  Projektionen: a.p. und um 15° nach kranial angulierter Strahlengang • Nach Ausschluss einer lateralen Klavikulafraktur Stressaufnahme mit 5 – 10 kg beider Seiten.
- **Röntgen/CT-Befund**
  Gelenkspaltweite im Seitenvergleich • Korakoklavikuläre Distanz (Norm 1 – 1,3 cm) und akromioklavikuläre Distanz (Norm: 0,3 – 0,8 cm) im Seitenvergleich • Stufenbildung zwischen Akromion und Klavikula.
  Klassifikation nach Tossy:
  - Tossy I: Kapseldehnung des ACG und Dehnung des Lig. acromioclaviculare • Keine röntgenologischen Zeichen, aber erheblicher Schmerz oder diskrete Gelenkspaltaufweitung (Seitenvergelich!)
  - Tossy II: Ruptur des Lig. acromioclaviculare und Teilruptur bzw. Dehnung des Lig. coracoclaviculare • Im Röntgenbild Verbreiterung des ACG-Spalts auf 1 – 1,5 cm • Klavikulahochstand um bis zu halbe Schaftbreite (25 – 50% im Vergleich zur Gegenseite)
  - Tossy III: Ruptur beider Bänder • Im Röntgenbild AC-Gelenkspalt > 1,5 cm • Klavikulahochstand um halbe Schaftbreite oder mehr (> 50% im Vergleich zur Gegenseite)

  Klassifikation nach Rockwood:
  - Rockwood I – III entspricht Tossy I – III.
  - Rockwood IV: Dorsaldislokation der Klavikula mit Trapeziusverletzung • Variabel große ACG-Spaltbreite
  - Rockwood V: extreme Kranialdislokation der Klavikula (mehr als doppelte Schaftbreite) mit Weichteilverletzung
  - Rockwood VI: Dislokation des lateralen Klavikulaanteils unter das Akromion

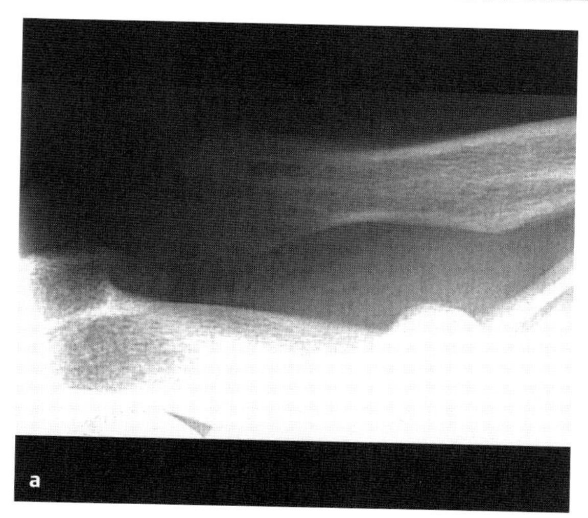

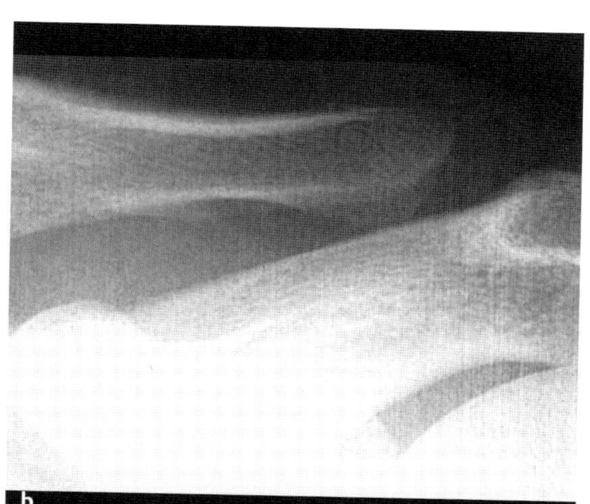

Abb. 133 a, b ACG-Sprengung, Tossy II. 33-jähriger Patient. Nach Sturz auf den Ellbogen Schmerzen im ACG. Röntgenaufnahme des rechten ACG p. a. (**a**) und der Gegenseite zum Vergleich (**b**). Rechts ACG-Sprengung mit Hochstand der Klavikula um knapp eine halbe Schaftbreite (Tossy II). Der ACG-Spalt misst 1,2 cm (Norm bis 0,8 cm).

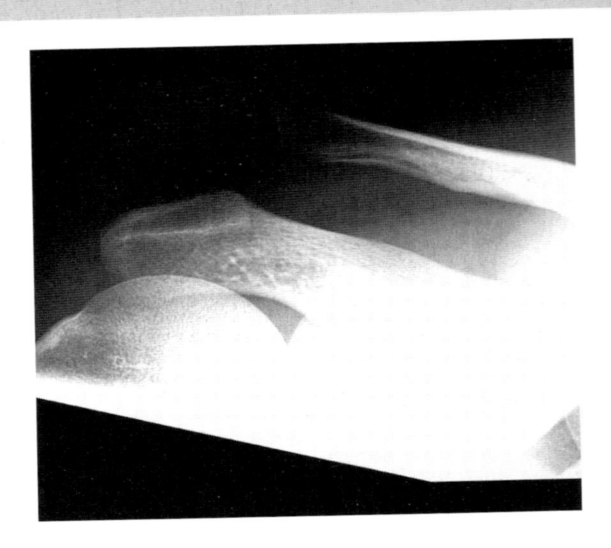

Abb. 134 ACG-Sprengung, Tossy III. 27-jähriger Patient nach Fahrradsturz. ACG-Sprengung mit Hochstand der Klavikula um 2-fache Schaftbreite (Tossy III).

Klinik

► **Leitbefunde**

Schwellung • Schmerzen bei Druck auf das ACG • Stufenbildung bei Klavikulahochstand (Klaviertastenphänomen).

Komplikationen: Weichteilverletzungen • Bleibender Hochstand • Schmerzen • Bewegungseinschränkung • Instabilität bei konservativer Therapie.

► **Therapeutische Optionen**

- Tossy I – II: konservativ mit Desault- oder Gilchristverband
- Tossy III: bei sportlich aktiven Patienten Bandnaht und Verstärkung mit resorbierbarer Kordel (PDS-Banding) • Alternativ konservativer Ansatz möglich
- Rockwood IV – VI: operativ

► **Verlauf und Prognose**

Meist gutes funktionelles Ergebnis nach konservativer und operativer Therapie.

► **Was will der Kliniker von mir wissen?**

Gelenkspaltweite des ACG im Seitenvergleich • Korakoklavikuläre Distanz im Seitenvergleich • Hochstand der Klavikula.

Differenzialdiagnosen

Klavikulafraktur	– Frakturlinie

Typische Fehler

Im Kindesalter Fehldiagnose „ACG-Sprengung" bei lateraler Klavikulafraktur (Epiphyseolyse) • Täuschungsmöglichkeiten durch individuelle Variabilität der Gelenkdarstellung und durch Unterlassen von Belastungsaufnahmen • Übersehen einer ACG-Luxation bei Dorsaldislokation des lateralen Klavikulaendes in der a.p. Aufnahme bei fehlender Kranialdislokation (Rockwood IV)

Literatur

Steinbrich W, Regazzoni P. Frakturen und Luxationen. Stuttgart: Thieme, 1999

Rockwood CA, Williams GR, Young DC. Acromioklavikular injuries. In: Rockwood CA, Green DP, Bucholz RW, Heckman JD (eds.). Fractures in Adults. Vol I. Philadelphia, PA: Lippincott-Raven, 1996: 1341 – 1413

Tossy JD, Mead NC, Sigmond HM. Acromioclavicular separations: Useful and practical classification for treatment. Clin Orthop 1963; 28: 111 – 119

Proximale Humerusfrakturen

Kurzdefinition

- **Epidemiologie**
  4–5% aller Frakturen • Vorwiegend ältere Patienten.
- **Ätiologie/Pathophysiologie/Pathogenese**
  Meist geringes Trauma • Sturz auf gestreckten Arm oder direkter Aufschlag auf die Außenseite des Humerus (häufig bei Osteoporose) • Bei jüngeren Patienten stärkeres Trauma nötig, häufiger dislozierte Frakturen oder Luxationsfrakturen.

Zeichen der Bildgebung

- **Methode der Wahl**
  Röntgen • CT
- **Röntgenbefund/CT-Befund**
  Röntgen Schulter in 2 Ebenen (a. p. und transthorakale oder Y-Aufnahme) • Evtl. axiale Aufnahme zur Beurteilung des Tuberculum minus • Modifizierte Einteilung nach Neer basiert auf Anzahl und Fehlstellung der 4 Hauptfragmente (Humeruskopfepiphyse, Humerusmeta-/-diaphyse (Collum chirurgicum), Tuberculum minus, Tuberculum majus) • Eine Dislokation wird ab 1 cm Verlagerung oder 45° Verkippung diagnostiziert:
  - Neer 1: nicht dislozierte Fraktur eines oder mehrerer Fragmente
  - Neer 2: Fraktur des Collum anatomicum, 2-Fragmentfraktur, 1 Fragment disloziert
  - Neer 3: Fraktur des Collum chirurgicum, 2-Fragmentfraktur, 1 Fragment disloziert
  - Neer 4: Fraktur des Tuberculum majus, 2- bis 4-Fragmentfraktur (subkapitale Fraktur, Abriss des Tuberculum majus oder minus) mit Dislokation der 3 Fragmente
  - Neer 5: Fraktur des Tuberculum minus, 2- bis 4-Fragmentfraktur
  - Neer 6: Luxationsfrakturen

  Weitere Einteilung nach AO.
- **CT-Befund**
  Überlagerungsfreie Darstellung der Gelenkbeteiligung, der Fragmente und von Dislokationen.

Klinik

- **Typische Präsentation**
  Schmerz • Schwellung • Bewegungseinschränkung nach Sturz auf Arm.
- **Häufige Komplikationen**
  Humeruskopfnekrose besonders bei 3- und 4-Fragmentfrakturen und bei Frakturen im Collum anatomicum (13–34%) • Posttraumatische Schultersteife • Omarthrose • Rotatorenmanschettenruptur • Nervenverletzungen (N. axillaris) • Gefäßverletzungen (A. axillaris, 5% bei dislozierten Frakturen).
- **Therapeutische Optionen**
  Ziel: frühe Mobilisierung wegen Gefahr der Kapselschrumpfung • Bei 2-Fragmentfrakturen, nicht oder minimal dislozierten Frakturen konservative Therapie (Gilchrist Verband) • Operativ: Plattenosteosynthese oder winkelstabiler proximaler Humerusnagel, ggf. mit Cerclage der Tubercula (bei Dislokation des Tuberculum majus um

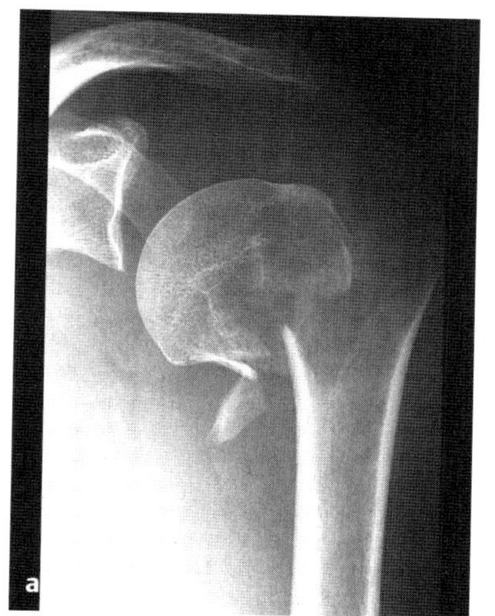

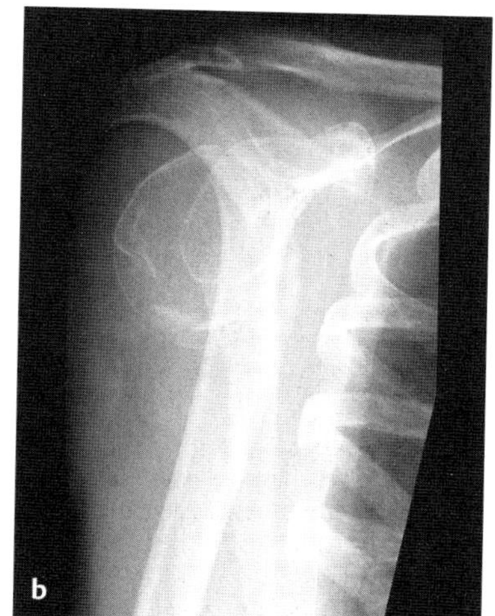

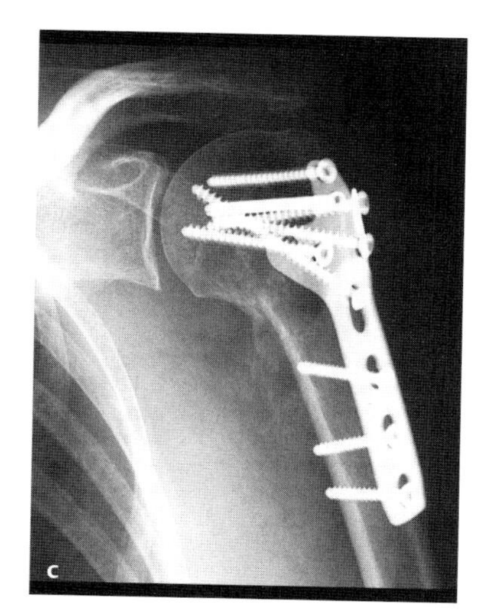

Abb. 135 a–c Subkapitale Humerusfraktur. 65-jährige Patientin nach Sturz auf die ausgestreckte Hand. Schulter a. p. (**a**) und Y-Aufnahme (**b**). Subkapitale Humerusfraktur mit ausgesprengtem Keilfragment. Dislokation des Humeruskopfs nach inferodorsal (Neer III). Tuberculum majus und minus intakt. **c** Kontrollaufnahme nach Reposition und Plattenosteosynthese.

mehr als 5 mm) • Endoprothese vorwiegend bei älteren Patienten ab 4-Fragmentfraktur und Omarthrose.

▸ **Verlauf und Prognose**

Bei eingestauchter, minimal dislozierter Fraktur gute Prognose • Prognose verschlechtert sich mit der Anzahl der Fragmente (Humeruskopfnekrose, Arthrose).

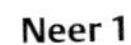

Neer 1

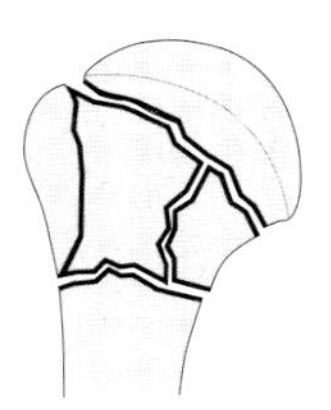

undislozierte bzw. minimale Dislokation

Neer 2
Collum anatomicum

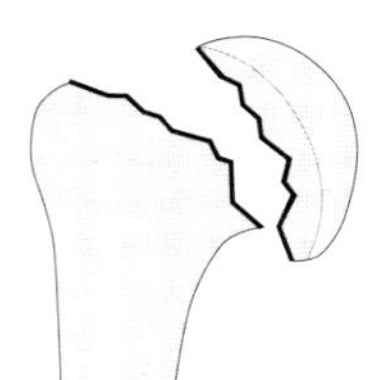

2-Segment-Fraktur

Neer 3
Collum chirurgicum

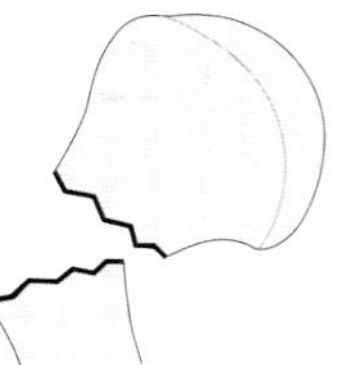

2-Segment-Fraktur ad axim

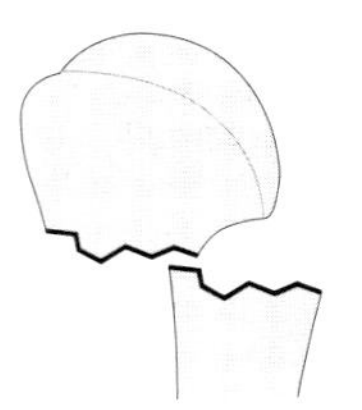

2-Segment-Fraktur ad latus

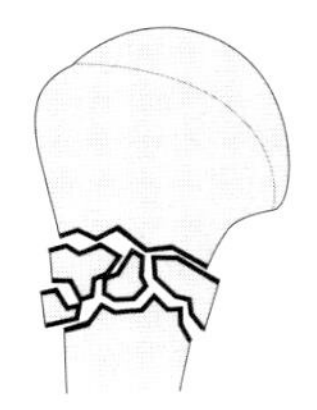

mit Trümmerzone

Neer 4
Tuberculum majus

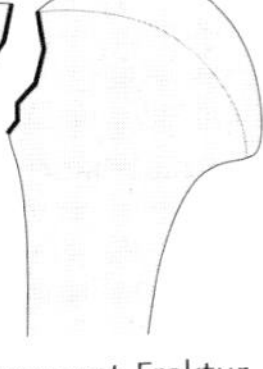

2-Segment-Fraktur

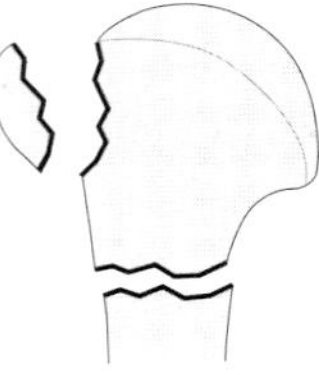

3-Segment-Fraktur (kombiniert mit Collum-chirurgicum-Fraktur)

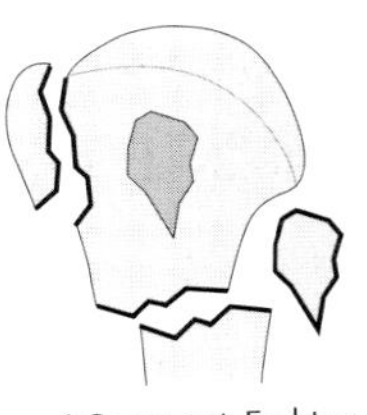

4-Segment-Fraktur (kombiniert mit Collum-chirurgicum- und Tuberculum-minus-Fraktur)

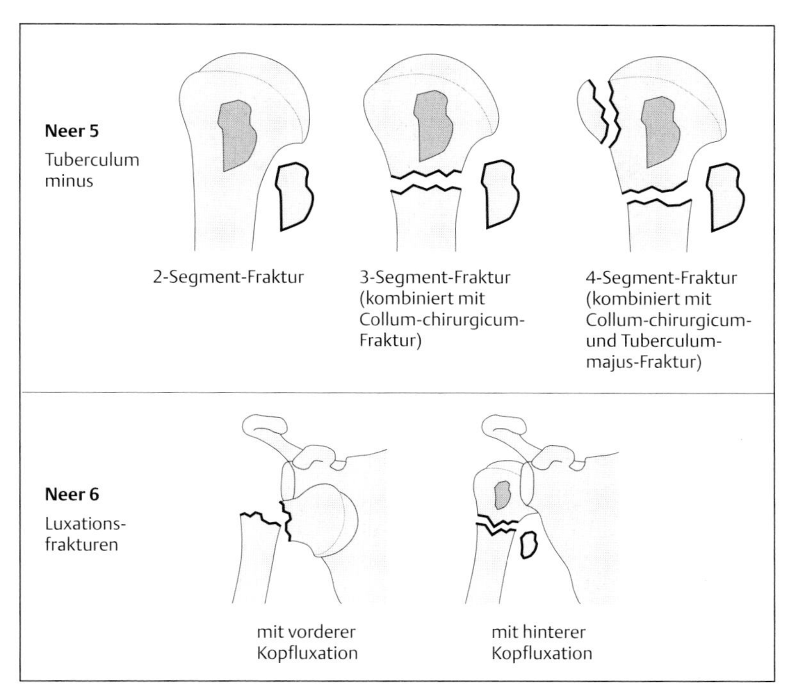

Abb. 136 Neer-Klassifikation.

- **Was will der Kliniker von mir wissen?**
  Anzahl der Fragmente • Dislokation im Gelenk • Abkippung des Kopfs • Tuberculum majus involviert?

Typische Fehler

Übersehen eines Abrisses des Tuberculums.

Literatur

Kilcoyne RF, Shuman WP, Matsen FA, Morris M, Rockwood CA. Neer classification of displaced proximal humeral fractures: spectrum of findings on plain radiographs and CT scans. Am J Roentgenol 1990; 154: 1029 – 1033

Steinbrich W, Regazzoni P. Frakturen und Luxationen. Stuttgart: Thieme, 1999

Schulterluxation

Kurzdefinition

► **Epidemiologie**
Häufigste Form einer Luxation • 50% aller Luxationen der großen Gelenke • Inzidenz 15 : 100 000.

► **Ätiologie/Pathophysiologie/Pathogenese**
Prädisponierend ist die schlechte ossäre Führung des Humeruskopfs • Ursachen: meist traumatisch, seltener habituell bei Kapsellaxizität.
Luxationsformen:
- vordere Luxation (97%): meist durch indirekte Krafteinwirkung • Kombination aus Extension, Außenrotation und Abduktion
- hintere Luxation (2 – 3%): meist durch indirekte Kräfte • Flexion, Innenrotation, und Adduktion, z. B. bei Stromunfällen oder Epileptikern
- Raritäten: obere Luxation mit Sprengung des Schulterdachs • Untere Luxation (Luxatio erecta)

Zeichen der Bildgebung

► **Methode der Wahl**
Röntgen

► **Röntgenbefund**
Röntgen in 2 Ebenen: a. p. Aufnahme Glenoid tangential und transskapuläre Aufnahme.
Vordere Luxation: Der Humeruskopf liegt anterior inferior, meist unter dem Korakoid • Selten ist er auch am Glenoidunterrand eingehakt.
Hintere Luxation: Der Humeruskopf überlagert sich mit dem Glenoidrand • Gelenkspalt nicht einsehbar.
Häufige Begleitverletzungen:
- Abriss des Tuberculum majus
- Hill-Sachs-Läsion: bei vorderer Luxation knöcherner Defekt am posterolateralen Humeruskopf • Entspricht der Stelle, an der der Humeruskopf am Glenoidunterrand eingehakt war • Evtl. Röntgen a. p. mit Innenrotation des Armes
- reversed Hill-Sachs-Defekt: bei hinterer Luxation • Bereich des Tuberculum minus
- Bankart-Läsion: knorpeliger und/oder knöcherner Defekt am inferioren Glenoidrand/Labrum

► **CT-Befund**
Insbesondere bei Verdacht auf Bankart-Läsion • Evtl. Arthro-CT: intraartikuläre Luftinsufflation unter Durchleuchtung, Darstellung des Labrums, der Gelenkkapsel und der glenohumeralen Bänder.

► **MRT-Befund**
Methode der Wahl bei Verdacht auf Labrumläsion, Kapsel-Band-Läsionen, Rotatorenmanschettenläsionen • Arthro-MRT: Injizieren eines Gemisch von Gd-und iodhaltigem KM • Verdünnung: Gadolinium-NaCl-Gemisch = 1 : 200, iodhaltiges KM 1 : 1

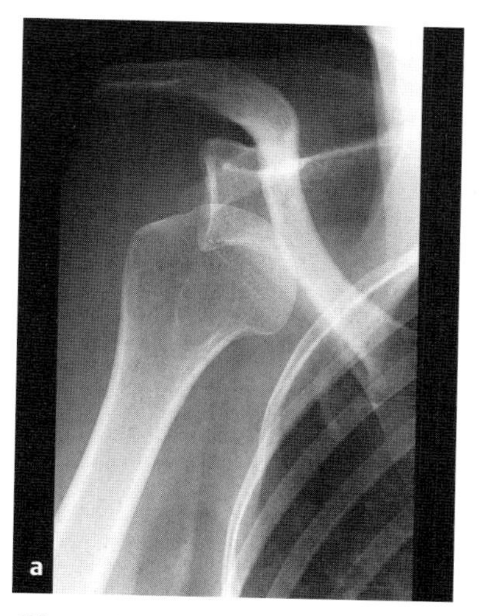

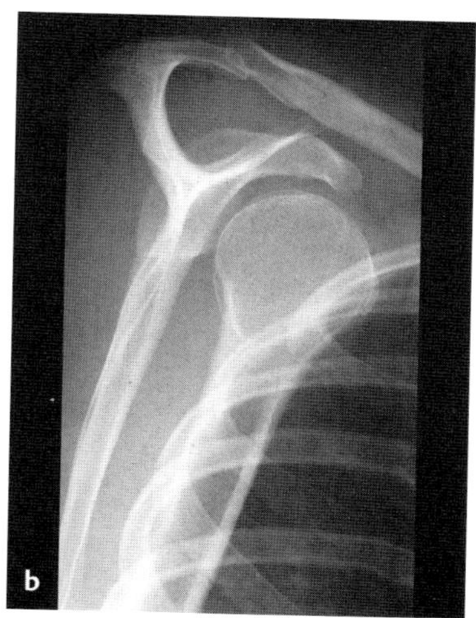

Abb. 137 a, b Vordere Schulterluxation. 46-jährige Patientin nach Sturz auf den ausgestreckten Arm. Röntgenaufnahme des rechten Schultergelenks a. p., wobei die Gegenseite des Körpers um 40° nach ventral rotiert wurde (**a**), und Y-Aufnahme (**b**). Die Gelenkpfanne ist leer. Der Humeruskopf ist nach ventral und kaudal unter das Korakoid luxiert.

Klinik

- **Typische Präsentation**
  Schmerz • Bewegungseinschränkung • Leichte Abduktionshaltung bei vorderer unterer Luxation.
- **Therapeutische Optionen**
  Geschlossene Reposition nach Gabe von Muskelrelaxanzien und Analgetika, ggf in Kurznarkose • Offene Reposition: falls geschlossene Reposition in Narkose fehlschlägt oder bei zusätzlicher Fraktur • Kapselraffung bei rezidivierenden Luxationen • Refixation bei Bankart-Läsionen.
- **Verlauf und Prognose**
  Bei Kapselschäden aufgrund posttraumatischer Luxation evtl. rezidivierende Luxationen, v. a. bei jüngeren Patienten • Sehr selten Schädigung des N. axillaris und der A. axillaris • Rotatorenmanschettenruptur, v. a. bei Patienten über 40 Jahre.
- **Was will der Kliniker von mir wissen?**
  Richtung der Luxation • Begleitende Fraktur • Hill-Sachs-Defekt • Bankart-Läsion • Regelrechte Gelenkartikulation nach Reposition.

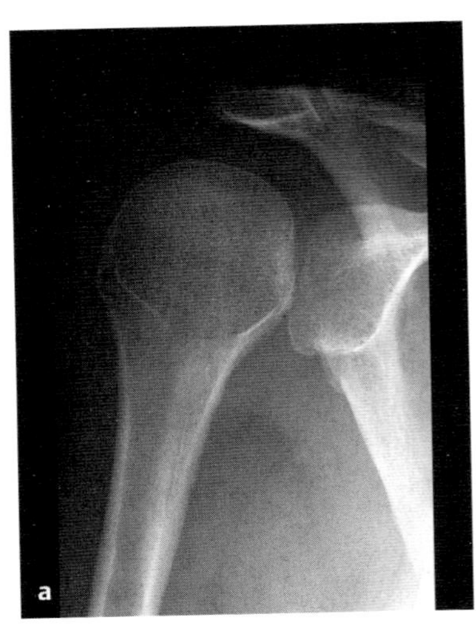

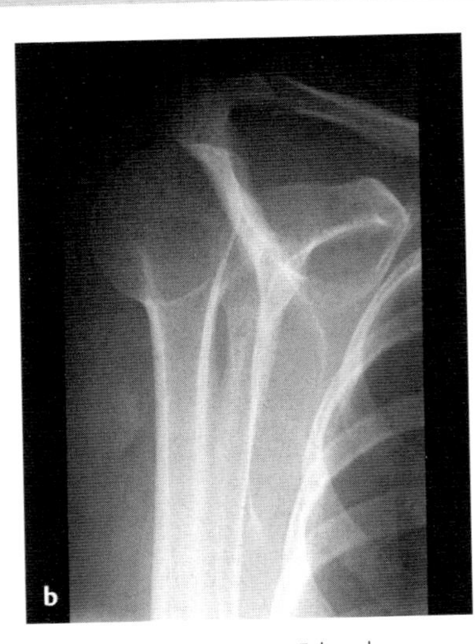

Abb. 138 a, b Hintere Schulterluxation. 45-jährige Patientin nach Sturz vom Fahrrad.

a Röntgenaufnahme des rechten Schultergelenks a. p. Gelenkspalt nicht einsehbar, der Arm ist nach innen rotiert.

b Y-Aufnahme. Die Luxation nach hinten ist eindeutig erkennbar.

Typische Fehler

Übersehen der hinteren Schulterluxation, insbesondere wenn Glenoid nicht tangential eingestellt wird • Übersehen einer knöchernen oder labralen Begleitverletzung (CT!).

Literatur

Deutsche Gesellschaft für Orthopädie und orthopädische Chirurgie, Bundesverband der Ärzte für Orthopädie (eds.). Leitlinien der Orthopädie. Köln Deutscher Ärzte-Verlag, 2002

Freyschmidt J, Stäbler A. Handbuch der diagnostischen Radiologie. Berlin, Heidelberg: Springer, 2005: 210 – 216

Stiles RG, Otte MT. Imaging of the shoulder. Radiology 1993; 188: 603 – 613

Kurzdefinition

- **Epidemiologie**
  Manifestation im 20.–60. Lebensjahr (85% der Fälle) • Frauen sind doppelt so häufig betroffen wie Männer • Häufigste Fraktur des Ellbogens beim Erwachsenen • Zweithäufigste Ellenbogenfraktur nach der suprakondylären Humerusfraktur bei Kindern
- **Ätiologie/Pathophysiologie/Pathogenese**
  Sturz auf die ausgestreckte Hand, direkter Schlag gegen den Ellenbogen. In ca 30% assoziierte Knochen- und Weichteilverletzungen (Kollateralbandläsion, Schädigung des Discus triangularis.

Zeichen der Bildgebung

- **Methode der Wahl**
  Röntgen • CT bei unklarer Fraktur, z. B. bei röntgenologisch nachgewiesenem Gelenkerguss (positives Fettpolsterzeichen)
- **Röntgenbefund**
  Röntgen a. p. und streng seitlich • Radiusköpfchen-Capitulum-humeri-Aufnahme • Aufhellungslinie am Radiusköpfchen • Impressionsfraktur • Sagittale Fraktur durch Radiusköpfchen und -hals (Meißelfraktur) • Extraartikuläre Fraktur, die nur den Hals betrifft • Trümmerfraktur • Diskrete Frakturen zeigen sich evtl. nur als feine Verdichtungslinie mit begleitendem Gelenkerguss • Dislokation ab 1–2 mm oder 20° Abkippung.
  Klassifikation nach Mason:
  - Typ I: nicht dislozierte Fraktur der Gelenkfläche oder des Halses
  - Typ II: dislozierte Fraktur (inkl. Einstauchung oder Abknickung), die mehr als 30% des Radiusköpfchens betrifft
  - Typ III: Trümmerfraktur
  - Typ IV: Radiusköpfchenfraktur mit Luxation des Radiusköpfchens

  Essex-Lopresti Fraktur: Trümmerfraktur des Radiusköpfchens • Verkürzung des Radiusschafts • Instabilität, Subluxation oder Luxation im distalen Radioulnargelenk • Ruptur der Membrana interossea.
- **CT-Befund**
  Indiziert bei Trümmerfrakturen und bei unklarem röntgenologischen Befund • Beurteilung der Fragmentlage • Objektivierung des Dislokationsgrades.

Klinik

- **Typische Präsentation**
  Radialseitiger Druckschmerz • Schonhaltung • Hämatom • Pronation/Supination nicht möglich.
- **Therapeutische Optionen**
  Bei nicht dislozierter Fraktur konservative Therapie mit Gipsschiene, Gipsverband für 14 Tage und anschließend frühfunktionelle Behandlung • Bei dislozierter (< 2 mm), luxierter Fraktur offene Reposition der Fragmente • Bei Trümmerfraktur Versuch der Adaptation der Fragmente, falls dies nicht gelingt Resektion oder Radiusköpfchenprothese.

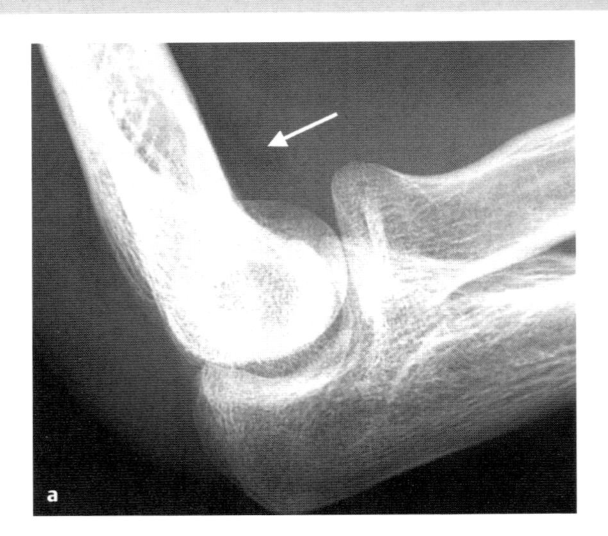

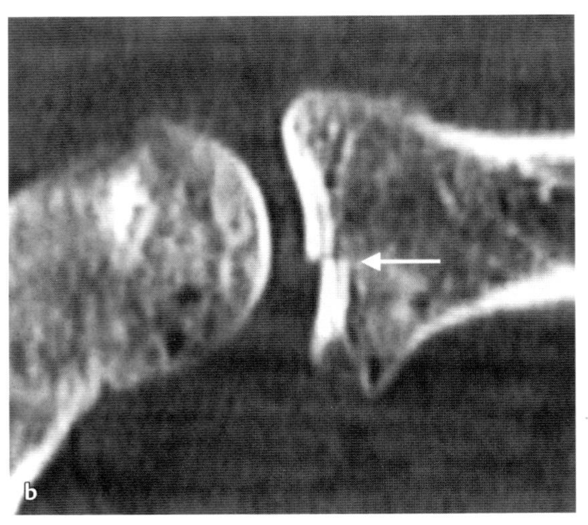

Abb. 139 a, b
Radiusköpfchenfraktur. 32-jähriger Patient nach Sturz vom Fahrrad.
a Röntgen seitlich. Positives Fettpolsterzeichen als Hinweis auf Gelenkerguss. Keine Frakturlinie erkennbar.
b Sagittale Rekonstruktion der axialen dünnschichtigen (1 mm) CT-Aufnahmen des Ellbogengelenks. Meißelfraktur des Radiusköpfchens und Stufenbildung im Gelenk.

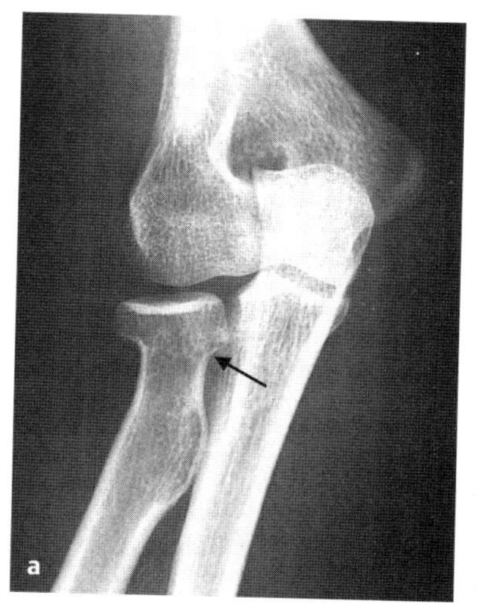

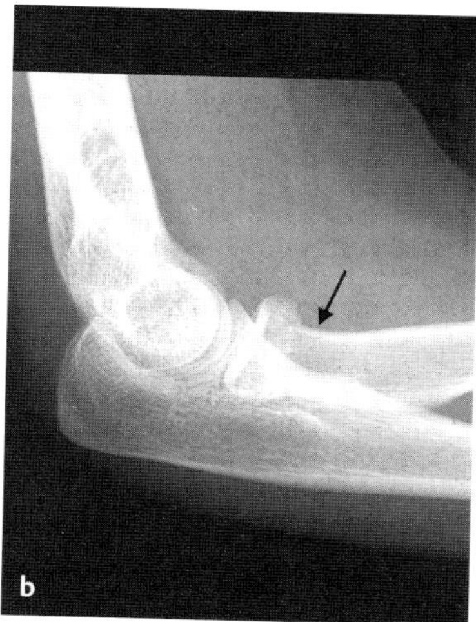

Abb. 140 a, b Radiusköpfchenfraktur. 29-jährige Patientin nach Sturz auf die ausgestreckte Hand beim Inline-Skaten.

a Röntgen a. p. Aufhellungslinie am Radiushals.

b Röntgen seitlich. Kein Gelenkerguss bei extraartikulärer Fraktur.

- **Verlauf und Prognose**
  Nach 6 – 8 Wochen konsolidiert.
- **Was will der Kliniker von mir wissen?**
  Klassifikation der Fraktur • Stellung/Dislokation • Luxation • Ausmaß der Stufe im Gelenk • Begleitverletzungen (Capitulum humeri oder Processus coronoideus) • Hinweise auf Kapsel-Band-Verletzung (kortikale Absprengung am epikondylären Bandansatz).

Differenzialdiagnose

Monteggia-Fraktur	– Radiusköpfchenluxation mit proximaler Ulnafraktur

Typische Fehler

Übersehen der Fraktur bei konventioneller Projektion in 2 Ebenen (Fettpolsterzeichen!) • Radiusköpfchenaufnahme obligat bei Verdacht, falls dennoch der Nachweis nicht gelingt und entsprechender Druckschmerz vorliegt (CT).

Literatur

Mason MB. Frakturklassifikation der Radiusköpfchenfraktur. Br J Surg 1954; 42: 123

Meyer-Marcotty MV, Lahoda LU, Hahn MP, Muhr G. Die Differenzialdiagnose der Radiusköpfchenfraktur. Eine kritische Analyse anhand der Ergebnisse von 53 Patienten. Unfallchirurg 2002; 105: 532 – 539

Haapamaki VV et al. Multidetector computed tomography diagnosis of adult elbow fracture. Acta Radiol 2004; 45: 65 – 70

Hebertsson P et al. Uncomplicated Mason type II and III fractures of the radial head and neck in adults – a long term follow up study. J Bone Joint Surg 2004; 86: 569 – 574

Kondylusfraktur beim Kind

Kurzdefinition

- **Epidemiologie**
  Bei Kindern ist die suprakondyläre Humerusfraktur mit 60% die häufigste Fraktur am Ellenbogen • Am zweithäufigsten laterale Kondylusfraktur (15%), gefolgt von der medialen Epikondylusfraktur (10%) • Meist im Alter von 3 – 10 Jahren • Altergipfel 5.–8. Lebensjahr.
- **Ätiologie/Pathophysiologie/Pathogenese**
  Kondyläre Frakturen sind im Gegensatz zu den suprakondylären und epikondylären Humerusfrakturen intraartikuläre Frakturen • Meist kreuzen kondyläre Frakturen die Epiphysenfuge • Kern des Capitulum humeri wird nur selten beteiligt • Höchste Frakturneigung zwischen 7 und 10 Jahren wegen der noch nicht ausreichenden Knochenfestigkeit, später häufiger Luxationen • Unterteilung in Frakturen des radialen und ulnaren Kondylus und transkondyläre Frakturen (sehr selten).

Zeichen der Bildgebung

- **Methode der Wahl**
  Röntgen
- **Röntgenbefund**
  Röntgen des Ellenbogens in 2 Ebenen • Röntgen der Gegenseite zur Routinediagnostik nicht erforderlich • Frakturlinie in seitlicher Projektion von posteroproximal nach anterodistal – endet in der oder quert die Epiphysenfuge • Frakturlinie verläuft in a. p. Projektion von peripher proximal nach zentral distal • Unterscheidung zwischen inkompletter stabiler und kompletter instabiler Fraktur, die die Epiphyse durchtrennt, nicht möglich • Diese Unterscheidung wird meist anhand des Auftretens (instabil) oder Fehlens (stabil) einer Dislokation im Gips nach wenigen Tagen getroffen • Dislokation: Fragmentdehiszenz von mehr als 2 mm • Indirekte Frakturzeichen: Erguss und positives Fettpolsterzeichen.

Klinik

- **Typische Präsentation**
  Starke Schwellung • Deformierung • Starke Schmerzen • Bewegungseinschränkung.
- **Therapeutische Optionen**
  Reposition in Allgemeinnarkose • Bei nicht dislozierter Fraktur konservative Therapie: zirkulärer Oberarmgips für 4 Wochen • Bei dislozierter Fraktur operative Therapie: metaphysäre Schraubenkompressionsosteosynthese.
- **Verlauf und Prognose**
  Ohne Dislokation gute Prognose • Bei Dislokation oder Instabilität verzögerte Heilung oder Pseudarthrose möglich.
- **Was will der Kliniker von mir wissen?**
  Verlauf der Frakturlinie • Fragmentdislokation.

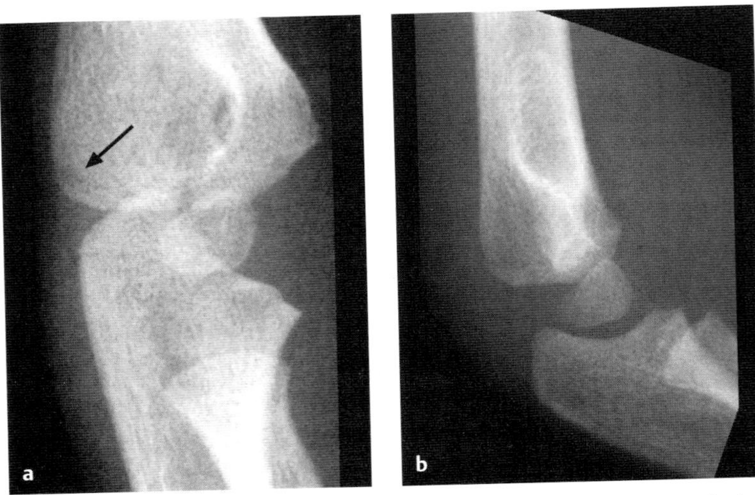

Abb. 141 a, b Frische Fraktur (Pfeil) des Epikondylus radialis. Röntgenaufnahme des Ellenbogengelenks a. p. (**a**) und seitlich (**b**).

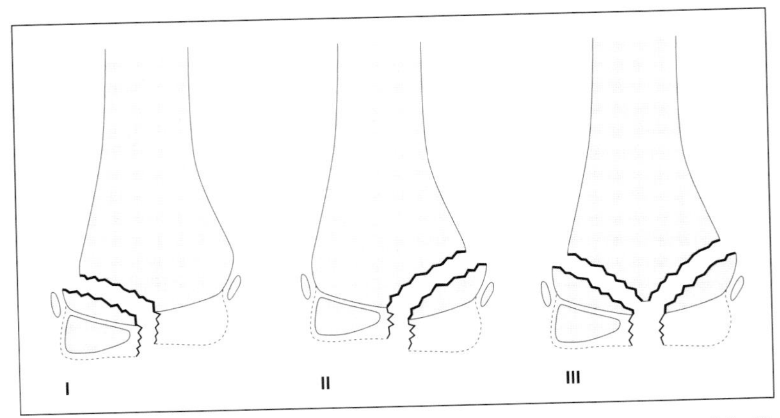

Abb. 142 Intraartikuläre Frakturen des distalen Humerus. Fraktur des Condylus radialis (I), ulnaris (II) und transkondyläre Fraktur (III).

Differenzialdiagnose

suprakondyläre Fraktur	– Fraktur bleibt in seitlicher Projektion proximal der Epiphysenfuge

Typische Fehler

Übersehen einer Fraktur bei fehlender Dislokation.

Literatur

Hammond WA, Kay RM, Skaggs DL. Supracondylar humerus fractures in children. AORN J 1998; 68(2): 186 – 199

Kocher MS, Waters PM, Micheli LJ. Upper extremity injuries in the paediatric athlete. Sports Med 2000; 30(2): 117 – 135

Lins RE, Simovitch RW, Waters PM. Pediatric elbow trauma. Orthop Clin North Am 1999; 30(1): 119 – 132

Weise K, Schwab E, Scheufele TM. Elbow injuries in childhood. Unfallchirurg 1997; 100(4): 255 – 269

Distale Radiusfraktur

Kurzdefinition

- **Epidemiologie und Inzidenz**
  Häufigste Fraktur des Menschen • 25 % aller Frakturen • Inzidenz 200 – 300 : 100 000 • Altersgipfel: 6. – 10. und 60. – 70. Lebensjahr (Osteoporose).
- **Ätiologie/Pathophysiologie/Pathogenese**
  - Extensionsfraktur (Colles): häufigste Form • Sturz auf die dorsalflektierte Hand • Dislokation des distalen Fragments nach dorsal
  - Flexionsfraktur (Smith): seltener • Sturz auf die flektierte Hand • Dislokation des distalen Fragments nach volar
  - Luxationsfraktur (Galeazzi): Fraktur des distalen Radiusschafts • Luxation des distalen Ulnaköpfchens • Distaler Unterarm völlig instabil.

Zeichen der Bildgebung

- **Methode der Wahl**
  Röntgen • Bei dislozierten Frakturen vor OP evtl. CT zur genauen Darstellung des Frakturverlaufs • Bei Verdacht auf auf röntgenologisch okkulte Fraktur MRT
- **Röntgenbefund**
  Röntgen Handgelenk in 2 Ebenen (d. p. und seitlich).
  Einteilung nach Frykman (Typ Colles):
  - Grad I: extraartikuläre distale Radiusfraktur
  - Grad II: Grad I und zusätzlich Fraktur des Processus styloideus ulnae
  - Grad III: Beteiligung des radiokarpalen Gelenks
  - Grad IV: Grad III und zusätzlich Fraktur des Processus styloideus ulane
  - Grad V: Beteiligung des radioulnaren Gelenks
  - Grad VI: Grad V und zusätzlich Fraktur des Processus styloideus ulane
  - Grad VII: Beteiligung beider Gelenke
  - Grad VIII: Grad VII und zusätzlich Fraktur des Processus styloideus ulane

  Weitere Einteilung nach AO.
  Sonderformen der distalen Radiusfraktur:
  - Chauffeur-Fraktur (Hutchinson-Fraktur): Absprengung des Processus styloideus radii • Sagittaler Frakturverlauf
  - „reversed Hutchinson fracture“: Absprengung der ulnaren Kante der Radiusgelenkfläche
  - Barton-Fraktur: Absprengung der dorsalen Radiuskante • Koronarer Frakturverlauf
  - „reversed Barton fracture“: Absprengung der ventralen Radiuskante
  - „punch fracture“: umschriebene Impression der Fovea lunata der Radiusgelenkfläche
  - Galeazzi-Luxationsfraktur: Fraktur des distalen Radiusschaftes und Luxation des distalen Ulnaköpfchens

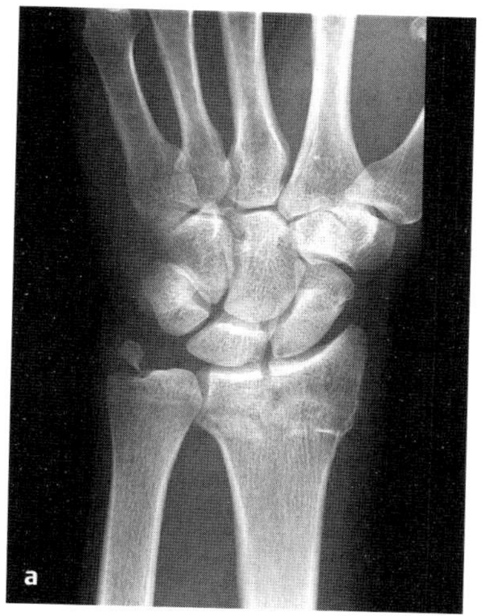

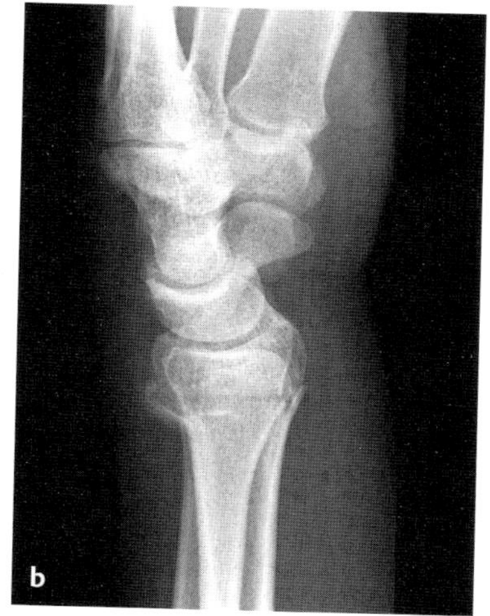

Abb. 143 a, b Handgelenk a. p. (**a**) und seitlich (**b**). 55-jähriger Patient nach Sturz auf die ausgestreckte Hand. Distale Radiusfraktur loco typico (Typ Colles). Beteiligung des Radiokarpal- und des Radioulnargelenks, Abriss des Processus styloideus ulnae. Die Radiuskonsole ist um 12° nach dorsal abgekippt. Typ Frykman VIII.

Klinik

- **Typische Präsentation**
  Druckschmerz • Weichteilschwellung • Eingeschränkte Beweglichkeit im Handgelenk • Fehlstellung
- **Therapeutische Optionen**
  Konservative Therapie: Bei 90% aller distalen Radiusfrakturen möglich • Wichtig: regelmäßige Röntgenkontrolle zur Erkennung erneuter Dislokation!
  Operative Therapie: Offene Frakturen • Nicht reponierbare Dislokation • Instabile Frakturen: Abriss des Processus styloideus ulnae, Smith-Fraktur, dorsale intraartikuläre Frakturen, Trümmerfrakturen • Verfahren: Spickdraht-, Plattenosteosynthese, Fixateur externe.
- **Verlauf und Prognose**
  Komplikationen: sekundäre Dislokation bis 2 Wochen nach der Reposition trotz Gips möglich • Morbus Sudeck • Posttraumatisches Karpaltunnelsyndrom • Posttraumatische Arthrose • Scapholunäre Bandläsion mit karpaler Instabilität.
- **Was will der Kliniker von mir wissen?**
  Frakturverlauf • Beteiligung der Gelenkflächen • Abriss des Processus styloideus ulnae (da instabile Fraktur und damit OP-Indikation) • Dislokation • Einstauchung • Luxationen von Radius oder Ulna • Ulnavorschub • Mögliche Zusatzverletzungen (Scaphoidfraktur, Luxationen der Handwurzelknochen, scapholunäre Bandläsion) •

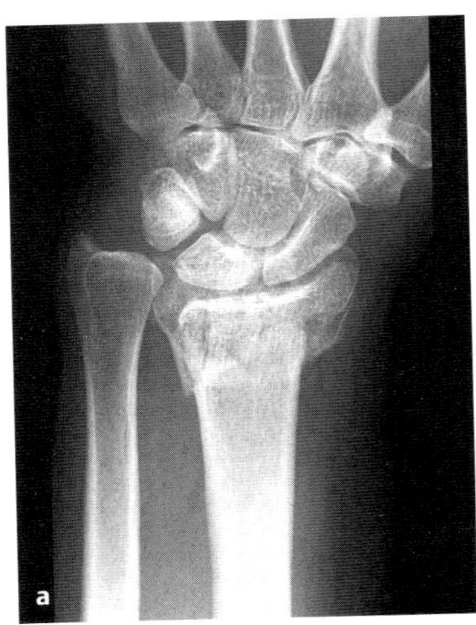

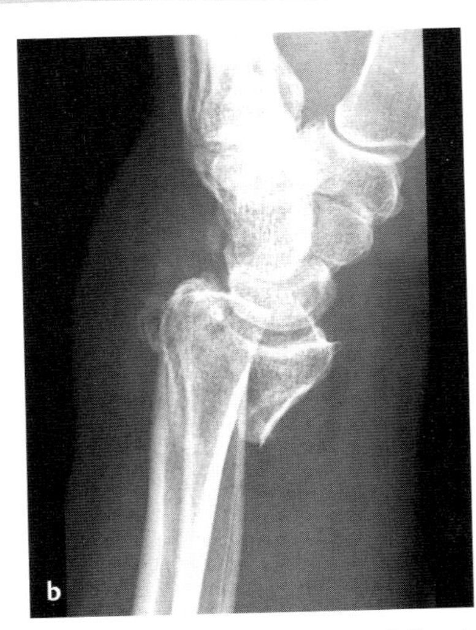

Abb. 144 a, b Handgelenk a. p. (**a**) und seitlich (**b**). 54-jährige Patientin nach Sturz auf die palmar flektierte Hand. Smith-Fraktur mit Trümmerzone der radialen Gelenkfläche. Eingestauchte und nach volar dislozierte Frakturfragmente, Ulnavorschub. Zusätzlich Fraktur des Os triquetrum (**b**).

Neigung der radialen Gelenkfläche (normal: Palmarneigung 10 – 12° (Seitbild), Ulnarneigung der Radiuskonsole 15 – 25° a. p. Bild).

Typische Fehler

Im Röntgen okkulte Fraktur übersehen (Schnittbildgebung!) • Übersehen von Begleitverletzungen (scapholunäre Bandläsion, Triquetrumfraktur).

Literatur

Doczi J, Fröhlich P. Classification of distal radius fractures and its diagnostic value. Unfallchirurg 1996; 99: 323 – 326

Galanski M, Wippermann B. Kompendium der traumatologischen Röntgendiagnostik. Heidelberg: Springer, 1999

Kurzdefinition

Syn.: Kahnbeinfraktur, Os-naviculare-Fraktur

- **Epidemiologie**
  Häufigste Fraktur der Handwurzel (50–80%) • Häufigkeitsgipfel 10–40 Jahre.
- **Ätiologie/Pathogenese/Einteilung**
  Meist indirektes Trauma • Sturz auf extendierte (dorsalflektierte) und ulnar- oder radialabduzierte Hand • Daneben auch über den Daumen oder Daumenballen vermittelte Stauchung • Seltener direktes Trauma.
  Einteilung nach Ausrichtung bzw. Lokalisation der Fraktur:
  - nach Böhler: Querfraktur (60%), horizontale (35%)/vertikale Schrägfraktur (3%)
  - proximales Drittel (20–30%), mittleres Drittel (60–80%), distales Drittel (selten, aber mit bester Heilungstendenz, da Blutversorgung von distal)

Zeichen der Bildgebung

- **Methode der Wahl**
  Röntgen • Bei klinischem Verdacht, aber unauffälligem Röntgenbefund evtl. CT oder MRT
- **Röntgenbefund**
  Röntgen Handgelenk in 2 Ebenen • Navikularequartett (4 Ebenen) • Gehaltene Aufnahme mit nach ulnar abduzierter Hand und Lagerung des Scaphoids parallel zum Film (Anheben der radialen Handseite um 40°) • Oft schwieriger Nachweis, v.a. bei nicht dislozierten Frakturen, inkompletten Frakturen in der Nähe der Tuberositas und kleinen Avulsionsfrakturen • Aufhellungslinie mit Kortikalisunterbrechung.
  Instabilitätszeichen:
  - Fragmendislokation von mehr als 1 mm
  - Hinweise auf Bandläsion, z.B. scapholunäre Dissozoation (scapholunärer Spalt > 2 mm) und DISI-Fehlstellung (scapholunärer Winkel > 60°)
  - Humpbach-Deformität: Kippung des Scaphoids zur Frakturlinie mit deutlich schlechteren Chancen zur Konsolidierung
  - Pseudarthrose

  Röntgenzeichen der Pseudarthrose: Resorptionszonen und Zysten entlang des bandförmigen und unscharf konturierten Frakturspalts • Nachfolgend Sklerosierung und Abdeckelung der Frakturflächen.
- **CT-Befund**
  Sensitiver als Röntgen • Fragmentstellung • Frakturlinien • Dislokationen • Kontrolle des Heilungsverlaufs mit Darstellung von Kallusbildung bzw. Resorptionszonen und Randsklerosen.
- **MRT-Befund**
  Bei negativem Röntgenbefund und klinischem Verdacht • Beurteilung assoziierter Kapselbandverletzungen • Evtl. Vitalitätsdiagnostik • Frakturlinie in T1w bandförmige Signalminderung • T2w bandförmige Signalerhöhung • Bei frischen Läsionen in STIR und fettgesättigten T2w Sequenzen sensitive Darstellung des Knochenmarködems • Evtl. falsch positive Befunde bei diffus erniedrigtem Signal auf T1w Aufnahmen ohne definitiven Nachweis einer Frakturlinie.

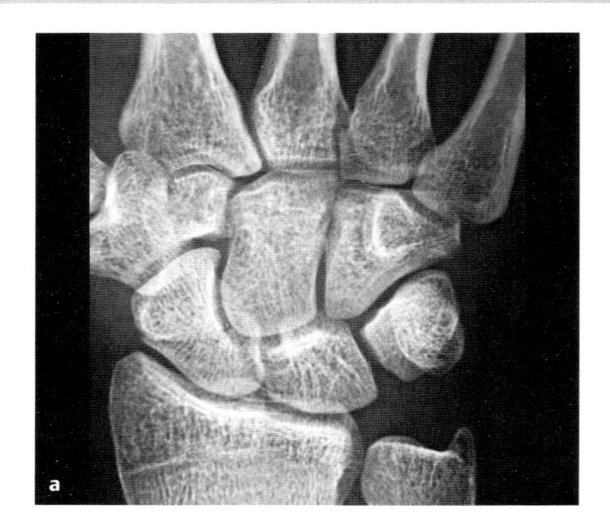

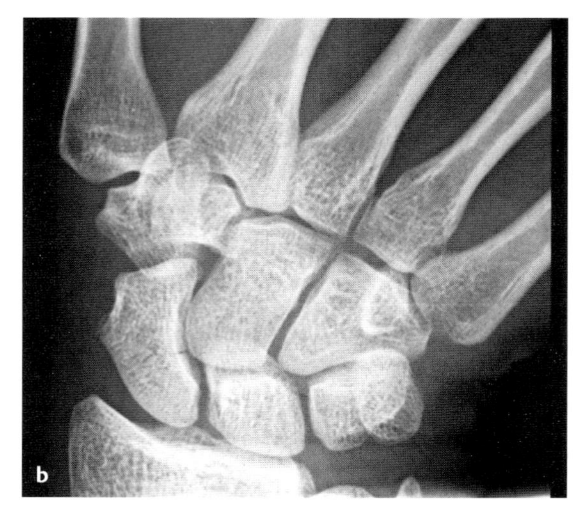

Abb. 145 a, b
Scaphoidfraktur im mittleren Drittel. Überlagerung durch das Os capitatum (**a**). Die Frakturlinie wird durch Ulnarduktion und Neigung der Handgelenkfläche nach ulnar besser freiprojiziert (**b**).

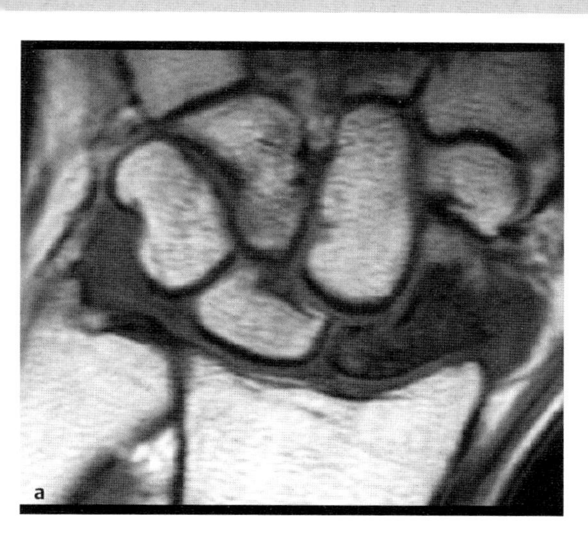

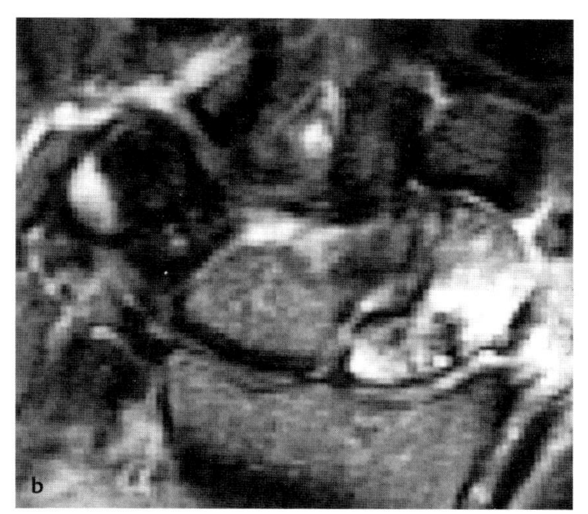

Abb. 146 a–d
Scaphoidfraktur. MRT.
a T1w, nativ. Ausgedehnte Signalabsenkung.
b STIR. Hyperintensität mit hypointenser Frakturlinie.

Abb. 146 c, d
c T1w nach KM-Gabe. Keine Kontrastierung des proximalen Scaphoidpols als Hinweis auf die unterbrochene Vaskularisierung und Devitalisierung.
d Seit langem bestehende Scaphoid-Nekrose mit Resorption des proximalen Fragments, radiokarpale Arthrose als Ausdruck der karpalen Instabilität, karpale Höhenminderung.

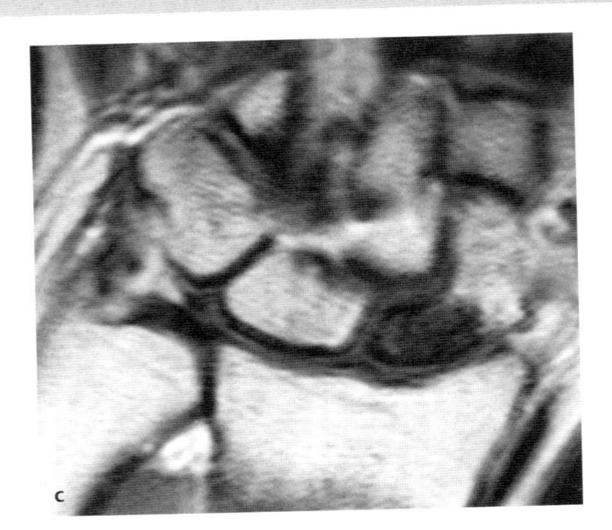

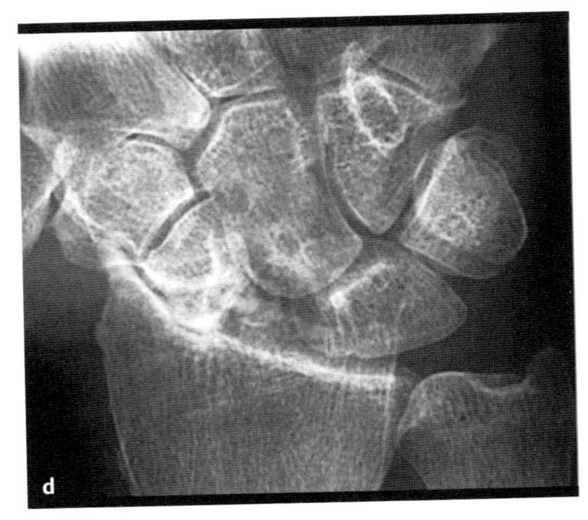

Klinik

- **Typische Präsentation**
  Druckschmerz in der Tabatière (Fovea radialis) • Tabatièrenkontur verstrichen • Bewegungsschmerz im Handgelenk.
- **Therapeutische Optionen**
  Konservative Therapie: Bei stabiler Fraktur • Böhler-Gips (Oberarmgips mit Einschluss von Daumen- und Zeigefingergrundgelenk für 4–6 Wochen, dann für 4–6 Wochen Unterarmgips).
  Operative Therapie: Bei instabiler Fraktur • Reposition und Schraubenosteosynthese (Herbert-Schraube) • Evtl. zusätzlich Spongiosaplastik, v.a. bei verzögerter Frakturheilung oder Pseudarthrose • Bei Pseudarthrose Matti-Russe-I-Plastik oder bei Defektpseudarthrosen Implantat nach Russe II oder Fisk-Hernandez • Postoperativ Oberarm-/Unterarmgips für 4–8 Wochen.
- **Verlauf und Prognose**
  Nur langsame Heilung • Neigung zu Pseudarthrosen • Scaphoid- oder Scaphoidteilnekrose (meist proximales Fragment) • Karpale Instabilität.
- **Was will der Kliniker von mir wissen?**
  Frakturlinienverlauf • Dislokation • Beurteilung der Vitalität • Pseudarthrose.

Differenzialdiagnose

Scaphoideum bipartitum	– selten – schon primär abgerundete, sklerosierte Ränder der Knochenelemente

Typische Fehler

Übersehen der Fraktur.

Literatur

Dorsay TA, Major NM, Helms CA. Cost-effectiveness of immediate MR-imaging versus traditional follow-up for revealing radiographically occult scaphoid fractures. AJR 2001; 177(6): 1257–1263

Galanski M, Wippermann B. Kompendium der traumatologischen Röntgendiagnostik. Heidelberg: Springer, 1999: 233–235

Hunter D. Diagnosis and management of scaphoid fractures: a literature review. Emerg Nurse 2005; 13(7): 22–26

Metz VM. Trauma of the bones of the hand and wrist. Wien Med Wochnschr 2001; 151(21–23): 513–514

Os-triquetrum-Fraktur

Kurzdefinition

► **Epidemiologie**
Nach der Scaphoidfraktur die häufigste Fraktur der Handwurzel (13%) • Prädilektionsalter: junge Erwachsene.

► **Ätiologie/Pathophysiologie/Pathogenese**
Axiales Stauchungstrauma durch Sturz auf die Hand • Direktes Trauma • Beim Überstrecktrauma des Handgelenks wird das Os triquetrum zangenartig zwischen Processus styloideus ulnae und Os pisiforme fixiert.

Zeichen der Bildgebung

► **Methode der Wahl**
Röntgen Handgelenk in 2 Ebenen • Bei unklarem Röntgenbefund CT

► **Röntgen/CT-Befund**
Dorsale Avulsionsfraktur: Bei Hyperextension des Handgelenks knöcherner Ausriss des dorsalen radiotriquetralen oder interkarpalen Bandes • In der seitlichen Projektion dorsal in Höhe des Os triquetrum kleines abgesprengtes Fragment (im a. p. Bild meist nicht zu sehen, da überlagert durch Os pisiforme).
Korpusfraktur: Selten (3%) • Aufhellungslinie im Os triquetrum im a. p. Bild (im seitlichen Bild meist nicht zu sehen, da Os lunatum, Os capitatum und Os scaphoideum den Corpus des Os triquetrum überlagern).

Klinik

► **Typische Präsentation**
Schmerzen, v. a. bei Gelenkbeugung • Schmerzen und Schwellung über dem ulnaren Handrücken distal des Processus styloideus ulnae • Stauchungsschmerz des 4. und 5. Strahls • Instabilität bei begleitenden Bandrupturen (bei klinischer Untersuchung) • Komplikationen: bei begleitenden Bandverletzungen Instabilität im Handgelenk • Spätfolge: karpaler Kollaps.

► **Therapeutische Optionen**
Meist Ruhigstellung im Gips oder Gipsschiene für 2 – 4 Wochen • Operation bei Dislozierter Fraktur.

► **Verlauf und Prognose**
Triquetrumfrakturen heilen meist folgenlos aus.

► **Was will der Kliniker von mir wissen?**
Frakturverlauf • Dislokation.

Typische Fehler

Übersehen der Fraktur im Röntgen, da meist nur in einer Ebene erkennbar (oft diskreter Röntgenbefund • Wichtig ist die klinische Untersuchung des Patienten, Tastbefund!).

Literatur

Schmitt R, Lanz U. Bildgebende Diagnostik der Hand. Stuttgart: Hippokrates, 1996

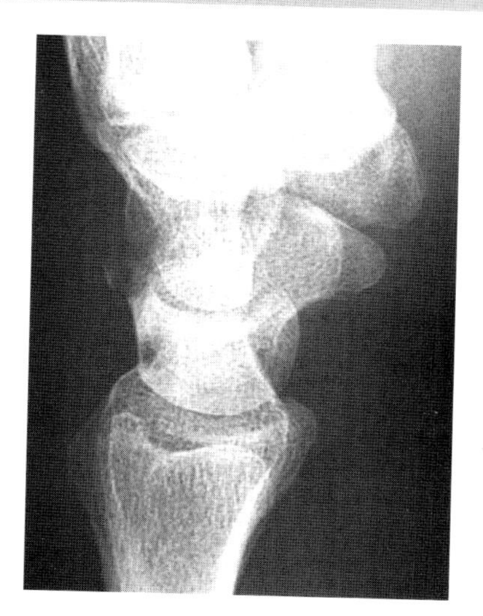

Abb. 147 Os-triquetrum-Fraktur. 37-jähriger Patient nach Sturz auf die Hand beim Inline-Skaten ohne Handgelenkschutz. Seitliche Röntgenaufnahme des linken Handgelenks. Dorsale Avulsionsfraktur des Os triquetrum.

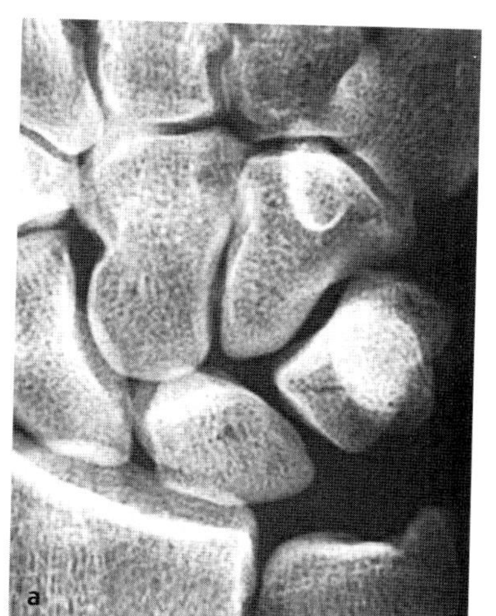

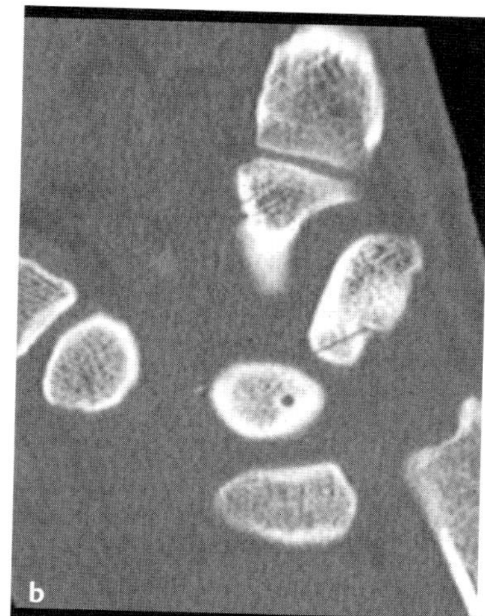

Abb. 148 a, b Os-triquetrum-Fraktur. 31-jährige Patientin nach Sturz beim Inline-Skaten auf die rechte Hand ohne Handgelenkschutz.

a Handgelenk a. p. Aufhellungslinie (Frakturlinie) an der Korpusbasis des Os triquetrum.

b CT, koronare Rekonstruktion aus 0,75 mm axialen Schichten. Bestätigung der Fraktur.

Skidaumen (gamekeeper's thumb)

Kurzdefinition

- **Epidemiologie**
  10% aller Verletzungen im alpinen Skisport • Kommt auch bei Eishockey und Handball vor.
- **Ätiologie/Pathogenese**
  Daumen bleibt beim Sturz am Griff oder in der Schlinge des Skistocks hängen und wird nach dorsal und radial gedrückt • Ruptur des ulnaren Kollateralbandes im Daumengrundgelenk • Interligamentäre Ruptur oder knöcherner Ausriss (öfter distal als proximal) • Komplikation ist das Einschlagen des proximalen Bandstumpfs unter die Sehnenaponeurose des M. adductor pollicis („Stener-Läsion"), wodurch eine Ausheilung verhindert und die Entwicklung einer chronischen Instabilität begünstigt wird.

Zeichen der Bildgebung

- **Methode der Wahl**
  Röntgen
- **Röntgenbefund**
  Röntgenaufnahmen in 2 Ebenen • Nach Frakturausschluss gehaltene oder Stressaufnahme • Dann Untersuchung beider Hände im Seitenvergleich • Ausgerissenes knöchernes Fragment • Aufklappbarkeit von mehr als 28° bzw. Unterschied der Aufklappbarkeit im Seitenvergleich von mindestens 20°.
- **MRT-Untersuchung**
  Nur bei unklarer Diagnose oder alter Ruptur • Koronare und axiale Schichtführung mit T2w und fettgesättigten T2w Sequenzen • Diskontinuität des ulnaren Kollateralbandes • Evtl. knöcherner Ausriss • Bei der Stener-Läsion Dislokation des proximalen Bandstumpfs.

Klinik

- **Typische Präsentation**
  Druckschmerz • Weichteilschwellung • Hämatom • Einschränkung der Beweglichkeit möglich.
- **Therapeutische Optionen**
  Bei Teilruptur des ulnaren Kollateralbands 4-wöchige Ruhigstellung des Daumengrundgelenks in Daumenschiene • Bei vollständiger Ruptur, knöchernem Ausriss oder hochgradigem Verdacht auf Stener-Läsion Versorgung innerhalb der ersten 10 Tage mit direkter Bandnaht • Bei knöchernem Ausriss transossäre Band- und Ausziehnaht oder Osteosynthese (Drähte, Schrauben, Anker).
- **Verlauf und Prognose**
  Nicht oder falsch behandelte Verletzung führt zu Funktionseinschränkung (Flaschengriff nicht mehr möglich) mit Instabilität im Daumengrundgelenk („Wackeldaumen") und evtl. Beeinträchtigung der gesamten Handfunktion.
- **Was will der Kliniker von mir wissen?**
  Knöcherne Beteiligung • Ausmaß der Aufklappbarkeit.

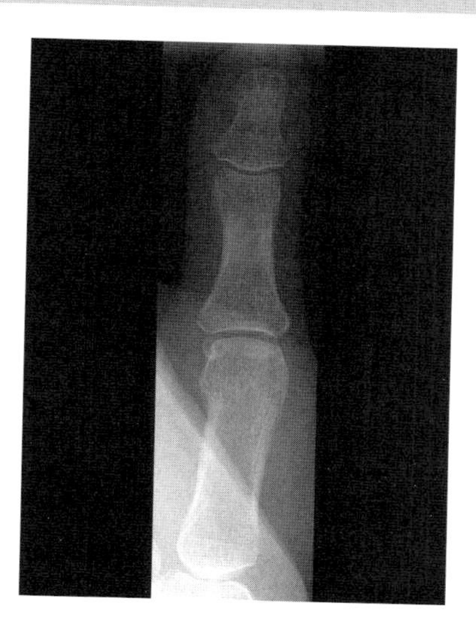

Abb. 149 Schmerzen am Daumengrundgelenk nach forcierter Abduktion des Daumens bei einem Sturz beim Skifahren. Röntgenaufnahme d. p. Knöcherner Ausriss eines länglichen Fragments an der ulnarseitigen Basis des Daumengrundglieds.

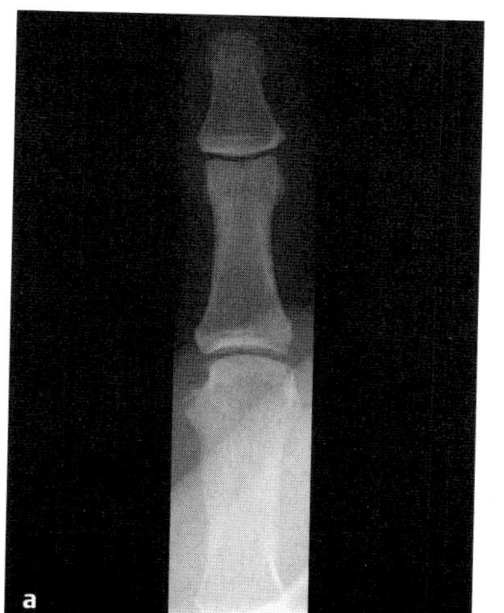

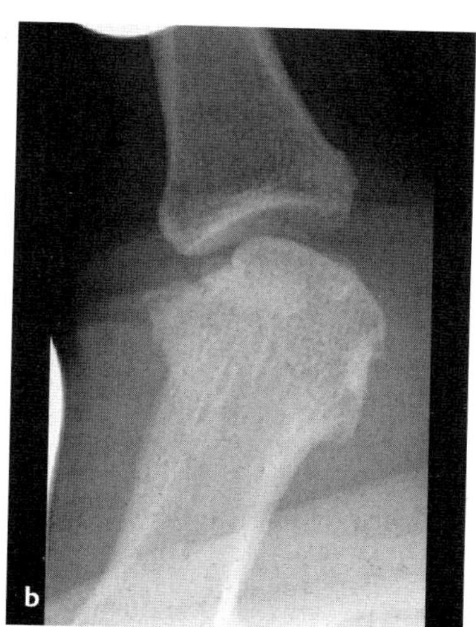

Abb. 150 a, b Skisturz mit dem Skistock in der Hand.

a Röntgen d. p. Radialseitig Ossifikation am distalen Os metacarpale I nach früherem Trauma. Keine frische Fraktur erkennbar.

b Radialduktionsaufnahme. Abwinklung von 37° im MCP-Gelenk.

Differenzialdiagnose

Frakturen und/oder Luxationen der Phalangen und des Metakarpale sind auf dem Röntgenbild gut erkennbar.

Typische Fehler

Bei der Stressaufnahme sorgfältige d. p. Projektion des Daumengrundgelenks und adäquate Abstützung des Metakarpale und des Daumengrundglieds gegeneinander, sodass ein adäquater Stress aufgebaut und auch bildlich nachgewiesen werden kann.

Literatur

Newland CC. Gamekeeper's thumb. Orthop Clin North Am 1992; 23(1): 41 – 48

Spaeth HJ, Abrams RA, Bock GW et al. Gamekeeper thumb: differentiation of nondisplaced and displaced tears of the ulnar collateral ligament with MR imaging. Work in progress. Radiology 1993; 188 (2): 553 – 556

Wiemer P. Der Skidaumen. Deutsche Zeitschrift für Sportmedizin. 2001; 52: 11

Kurzdefinition

► **Epidemiologie**
11 – 13 % aller Frakturen der HWS • 1 – 2 % aller Wirbelfrakturen • Häufigste HWS-Verletzung beim alten Menschen • Tritt als Traumafolge in allen Altersstufen auf.

► **Ätiologie/Pathophysiologie/Pathogenese**
Meist Hyperextensionstrauma.

Zeichen der Bildgebung

► **Methode der Wahl**
Primärdiagnostik meist mit Röntgenaufnahme • Röntgenaufnahmen der HWS in 2 Ebenen und Denszielaufnahme (horizontaler Strahlengang bei geöffnetem Mund) • CT zur überlagerungsfreien Darstellung des HWK 2

► **Röntgen/CT-Befund**
Einteilung nach Anderson und D'Alonzo:
- Typ I: schräg durch die Densspitze • Avulsionsfraktur der Ligg. alaria • Stabil • Sehr seltene Fraktur
- Typ II: quer durch die Basis des Dens • Instabil • Häufigster Frakturtyp • Bei Dislokation bildet sich in 70 % der Fälle eine Pseudarthrose
- Typ III: durch den Axiskörper • Häufig nach anterior-kaudal disloziert • Instabil • Neigt nicht zur Pseudarthrosenbildung

Alternativ Einteilung der Dens-Frakturen nach AO • Sonderform: Hangman-Fraktur (beidseitige Wirbelbogenfraktur des HWK 2).

► **MRT-Befund**
Bei neurologischem Defizit, Myelonschaden oder einer intraspinalen Blutung.

Klinik

► **Typische Präsentation**
Nackenschmerz • Schmerzhafte Bewegungseinschränkung • Komplikationen: Querschnittssyndrom, Pseudarthrose, chronisches Schmerzsyndrom, Bewegungseinschränkung.

► **Therapeutische Optionen**
Bei Verkippung des Dens oder translatorischer Instabilität von mehr als 2 mm Notfall-OP, da Myelonkompression droht!
- Typ I: ohne atlantoaxiale Instabilität konservative Therapie im Stiff-Neck für 4 – 6 Wochen
- Typ II: möglichst Operation (z. B. geschlossene Reposition und ventrale Zugschraubenosteosynthese) • Bei Kontraindikationen zur OP und nicht dislozierter Fraktur Halo-Traktion für 12 Wochen möglich • Bei konservativer Versorgung häufig Pseudarthrose
- Typ III: Halo-Fixateur für 12 Wochen • Heilt meist aus

► **Verlauf und Prognose**
Meist gut bei operativer Versorgung und keinem primären neurologischen Defizit.

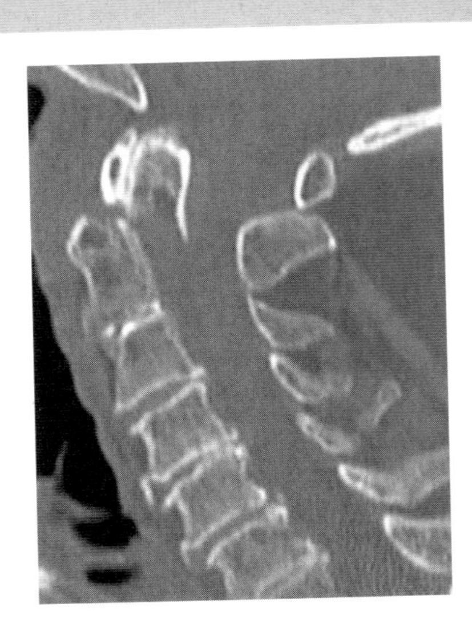

Abb. 151 91-jährige Patientin nach häuslichem Sturz (mit Stirn gegen die Wand geschlagen). CT in sagittaler Rekonstruktion. Densfraktur Typ II mit Dislokation des Axis und der übrigen HWS nach ventral. Instabil.

► **Was will der Kliniker von mir wissen?**
Einteilung nach Anderson und D'Alonzo • Stabilität • Dislokation.

Differenzialdiagnose

Os odontoideum	– Normvariante – keine Fusion der Densapophyse mit dem Axiskörper – abgerundet, glatt konturiert
noch fehlende Fusion	– bei Kindern – Fusion des Os terminale mit dem Axiskörper im 11. – 12. Lebensjahr. Die subdentale Synchondrose kann bis in die Adoleszenz persistieren (DD Typ-II-Fraktur) – Fusion der hinteren Bögen im 2. – 3. Lebensjahr – Fusion des hinteren Bogens mit dem Axis im 7. Lebensjahr

Literatur

Gebauer M, Lohse C, Barvencik F, Pogoda P, Rueger JM, Puschel K, Amling M. Subdental synchondrosis and anatomy of the axis in aging: a histomorphometric study on 30 autopsy cases. Eur Spine J 2006; 15(3): 292 – 298

Kirkpatrick JS, Sheils T, Theiss SM. Type-III dens fracture with distraction: an unstable injury. A report of three cases. J Bone Joint Surg Am 2004; 86-A(11): 2514 – 2518

Vargas TM, Rybicki FJ, Ledbetter SM, MacKenzie JD. Atlantoaxial instability associated with an orthotopic os odontoideum: a multimodality imaging assessment. Emerg Radiol 2005; 11(4): 223 – 225

Kurzdefinition

► **Epidemiologie**
In der EU jährlich 414 000 Fälle, in Deutschland 100 000 • Durchschnittliches Alter 72 Jahre bei Männern, 77 Jahre bei Frauen • Frauen sind 2- bis 3-mal häufiger betroffen als Männer.

► **Ätiologie/Pathophysiologie/Pathogenese**
Meist mediale Schenkelhalsfraktur (95%, Fraktur innerhalb der Gelenkkapsel) • Seltener laterale Schenkelhalsfraktur (5%) • Meist durch Sturz auf die Hüfte bei osteoporotisch geschwächtem Knochen.

Zeichen der Bildgebung

► **Methode der Wahl**
Röntgen • CT oder MRT bei fraglicher Fraktur im Röntgen

► **Röntgenbefund**
Röntgen Hüfte in 2 Ebenen (a.p. und axiale Aufnahme) • Lauenstein-Aufnahme schmerzbedingt meist nicht möglich • BÜS vor OP zu Beurteilung der unverletzten Gegenseite (Coxa vara/valga, Länge des Schenkelhalses im Verhältnis zum Sitzbeinhöcker) • Aufhellungslinie durch den Schenkelhals mit oder ohne Abkippung des Fragments.
Gebräuchlichste Klassifikation nach Pauwels, Einteilung nach dem Winkel der Frakturlinie zur Horizontalebene:
- Typ 1: Winkel zur Horizontalen 30°
- Typ 2: Winkel zur Horizontalen 30–50°
- Typ 3: Winkel zur Horizontalen über 50°

Alternativ AO-Klassifikation oder Klassifikation nach Garden.

Klinik

► **Typische Präsentation**
Schmerzen • Außenrotationsfehlstellung mit Verkürzung und Hochstand des Beines • Hämatom • Schwellung.
Komplikationen: Femurkopfnekrose (10–20%), insbesondere bei Paulwels II und III • Verzögerte Frakturheilung oder Pseudarthrose (5–25%) • Sekundäre Koxarthrose • Gefahr des Abrutschens, der Femurkopfnekrose und Pseudarthrose nimmt zu, je steiler der Frakturverlauf ist.

► **Therapeutische Optionen**
Bei eingestauchter Fraktur Pauwels Grad I und bei valgisierender Abduktionsfraktur konservativer Therapieversuch • Regelmäßige Röntgenaufnahmen zur Verlaufskontrolle, um eine Dislokation nach Belastung nicht zu übersehen • Bei Pauwels Grad II und III bei jüngeren Patienten(< 65 Jahre) Hohlschraubenosteosynthese • Bei älteren Patienten (v.a. bei begleitender Arthrose) Endoprothese.

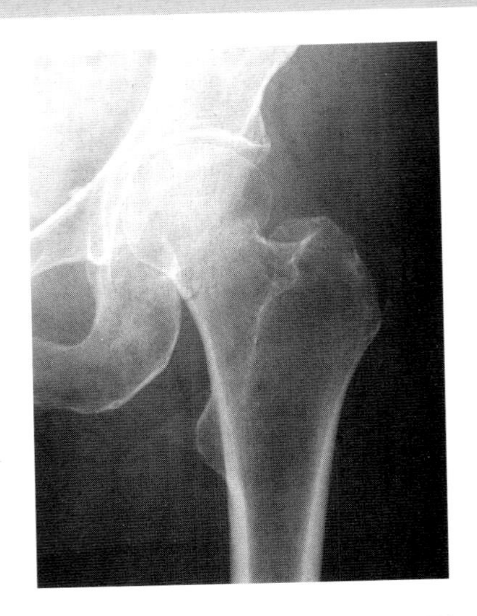

Abb. 152 70-jährige Patientin nach Sturz auf die linke Hüfte. Röntgenaufnahme des linken Hüftgelenks a. p. Eingestauchte mediale Schenkelhalsabduktionsfraktur, Pauwels Grad I–II (34°, Garden 1). Stabile Fraktur, konservative Behandlung.

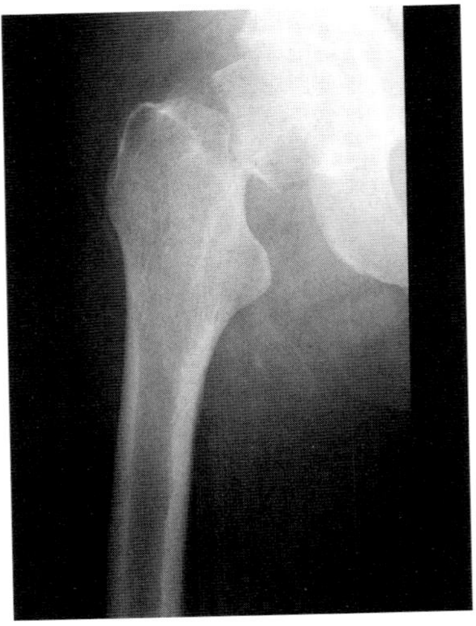

Abb. 153 62-jähriger Patient mit Sturz auf die rechte Hüfte. Röntgenaufnahme des rechten Hüftgelenks a. p. Dislozierte mediale Schenkelhalsfraktur, Pauwels Grad II (61°). Instabile Fraktur, operative Versorgung mit Hohlschrauben.

▸ **Verlauf und Prognose**

Das funktionelle Ergebnis hängt in erster Linie vom Allgemeinzustand (Komorbidität) des Patienten ab • Pflegebedürftigkeit nimmt oft zu.

▸ **Was will der Kliniker von mir wissen?**

Grad der Dislokation (Verkippung des Kopfs nach dorsal bzw. vertikaler Versatz) • Frakturlinienverlauf (Gradeinteilung) • Einstauchung • Koxarthrose.

Differenzialdiagnose

pertrochantäre Fraktur	– Frakturlinie verläuft durch die Intertrochantärregion
Stressfraktur	– Ermüdungsfraktur bei übermäßiger Belastung oder als Insuffizienzfraktur bei Osteoporose – Frakturlinie meist nur diskret zu sehen, liegt medial in der Kompakta am Schenkelhals mit umgebender reaktiver Sklerose – meist kein eindeutiges Trauma erinnerlich
pathologische Fraktur	– Fraktur durch Osteolyse

Typische Fehler

Das Bein liegt bei der a.p. Aufnahme häufig schmerzbedingt in Außenrotationsfehlstellung. Dadurch überlagert der Trochanter major den Schenkelhals, sodass die Fraktur übersehen werden kann. Falls der Patient das Bein nicht 15° innenrotieren kann, unterpolstert man das Becken der betroffenen Seite.

Literatur

Blomfeldt R, Tornkvist H, Ponzer S, Soderqvist A, Tidermark J. Comparison of internal fixation with total hip replacement for displaced femoral neck fractures. Randomized, controlled trial performed at four years. J Bone Joint Surg Am 2005; 87(8): 1680 – 1688

Schmidt AH, Asnis SE, Haidukewych G, Koval KJ, Thorngren KG. Femoral neck fractures. Instr Course Lect 2005; 54: 417 – 445

Zlowodzki M, Bhandari M, Keel M, Hanson BP, Schemitsch E. Perception of Garden's classification for femoral neck fractures: an international survey of 298 orthopaedic trauma surgeons. Arch Orthop Trauma Surg 2005; 125(7): 503 – 505

Pertrochantäre Femurfraktur

Kurzdefinition

- **Epidemiologie**
  40–45% der proximalen Femurfrakturen • Gleich häufig wie Schenkelhalsfrakturen • Durchschnittsalter 70–80 Jahre, also etwas höheres Alter als Schenkelhalsfrakturen • Frauen sind 2- bis 8-mal häufiger betroffen als Männer.
- **Ätiologie/Pathophysiologie/Pathogenese**
  Meist Sturz auf die Hüfte • Bevorzugt bei älteren Patienten mit osteoporotisch geschwächtem Knochen • Bei jüngeren Patienten nur nach schwerem Trauma, z. B. Snowboarden, Inlineskaten, Motorradunfall • Frakturlinie meist schräg vom Trochanter major zum Trochanter minor • Selten (10–15%) vom Trochanter minor nach kaudal lateral (reversed pertrochantäre Fraktur).

Zeichen der Bildgebung

- **Methode der Wahl**
  Röntgen: Beckenübersichtsaufnahme • Hüftgelenk a. p. (Darstellung des proximalen Femurschaftes im Hinblick auf Implantateinbringung) • Hüftgelenk axial im horizontalen Strahlengang
- **Röntgenbefund**
  Aufhellungslinie durch die Intertrochantärregion • Evtl. Dislokation oder/und Abriss der Trochanteren.
  Einteilung nach Evans:
  - Typ I: nicht disloziert • Weitgehend stabil • 2 Fragmente
  - Typ II: disloziert • Kleines Trochanter-minor-Fragment • Intakter medialer Kortex • Reposition ist möglich mit stabiler medialer Abstützung
  - Typ III: disloziert • Posteromediale Trümmerzone • Nicht reponierbar • Instabil
  - Typ IV: Trümmerfraktur mit zusätzlichem Trochanter-major-Fragment • Nach Reposition keine mediale Abstützung • Instabil
  - Typ V: verläuft von proximal medial nach distal lateral („reversed oblique fracture")

  Alternativ Einteilung nach AO-Klassifikation.

Klinik

- **Typische Präsentation**
  Schmerzen • Außenrotationsfehlstellung • Verkürzung und Hochstand des Beines • Hämatom • Schwellung.
- **Therapeutische Optionen**
  Meist operative Therapie mit Gammanagel, proximalem Femurnagel (belastungsstabil) oder dynamischer Hüftschraube • Bei zusätzlicher Koxarthrose Endoprothese.
- **Verlauf und Prognose**
  Meist aufgrund des Alters postoperativ eingeschränkte Mobilität • Komplikationen: Schaftfissur beim Einbringen des Nagels • Auswandern der Schenkelhalsschraube ins Gelenk • Verzögerte Frakturheilung oder Pseudarthrose mit konsekutivem Materialbruch.

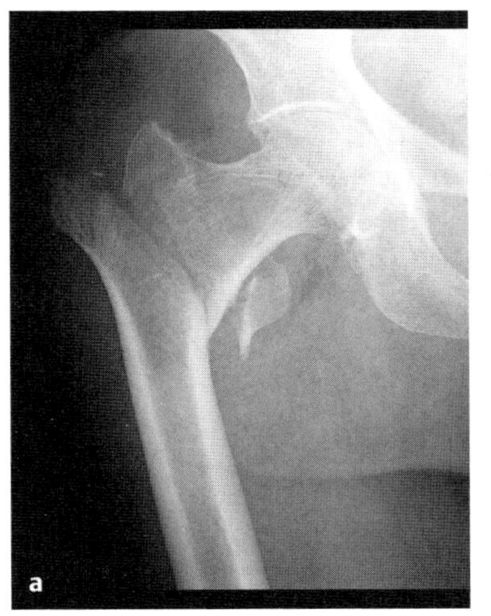

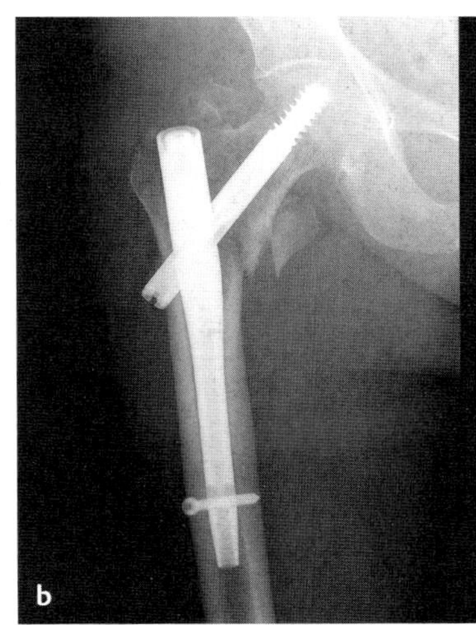

Abb. 154 a, b 87-jährige Patientin nach Sturz auf die rechte Seite.
a Röntgenaufnahme des rechten Hüftgelenks a. p. Pertrochantäre Oberschenkelfraktur mit Absprengung des Trochanter minor und Dislokation, Evans Typ III.
b Postoperative Kontrollaufnahme nach Versorgung mit Gamma-Nagel.

► **Was will der Kliniker von mir wissen?**
Frakturlinienverlauf • Trochanter minor beteiligt (mediale Abstützung fehlt) • Ausmaß der begleitenden Koxarthrose • Grad der Dislokation • Vorliegen einer reversed pertrochantären Fraktur (technisch sehr anspruchsvoll zu versorgen).

Differenzialdiagnose

Schenkelhalsfraktur	– Frakturlinie im Schenkelhals (mediale/laterale Fraktur)

Literatur

Kregor PJ, Obremskey WT, Kreder HJ, Swiontkowski MF (Evidence-Based Orthopaedic Trauma Working Group). Unstable pertrochanteric femoral fractures. J Orthop Trauma 2005; 19(1): 63–66

Lorich DG, Geller DS, Nielson JH: Osteoporotic pertrochanteric hip fractures: management and current controversies. Instr Course Lect. 2004; 53: 441–454

Pajarinen J, Lindahl J, Michelsson O, Savolainen V, Hirvensalo E.: Pertrochanteric femoral fractures treated with a dynamic hip screw or a proximal femoral nail. A randomised study comparing post-operative rehabilitation. J Bone Joint Surg Br 2005; 87(1): 76–81

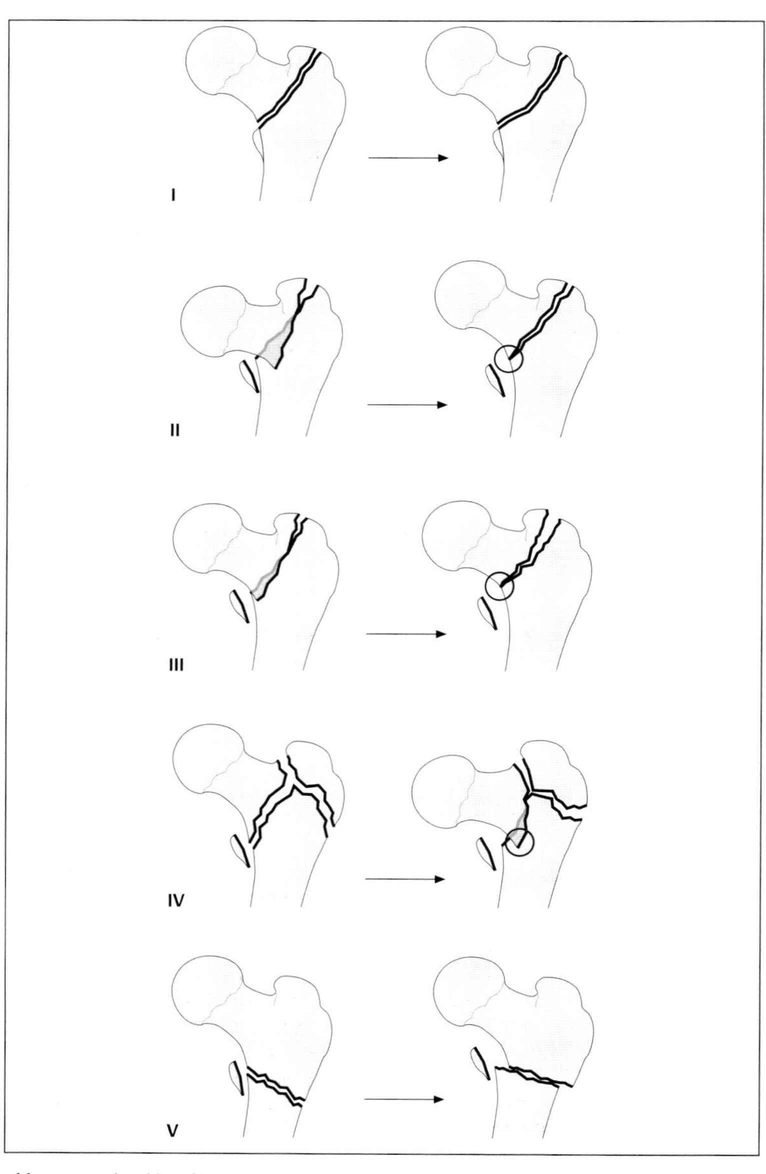

Abb. 155 Frakturklassifikation nach Evans.

Kurzdefinition

► **Epidemiologie**
1% aller Frakturen.

► **Ätiologie/Pathogenese**
Direktes Trauma: Anpralltrauma („dashboard injury") oder Sturz auf gebeugtes Knie • Indirektes Trauma (selten): plötzliche Beugung bei voll kontrahiertem M. quadriceps • Fraktur bei Patellarückflächenersatz • Einteilung in Quer-/Schrägfraktur (60%; meist durch direktes Trauma), Längsfraktur (15%), Mehrfragmentfraktur (Stern- und Trümmerfrakturen, 25%) sowie Abrissfraktur am oberen oder unteren Patellapol (durch direktes oder indirektes Trauma, häufig bei Kindern).

Zeichen der Bildgebung

► **Methode der Wahl**
Röntgen

► **Röntgenbefund/CT-Befund**
Kniegelenk a.p. und seitlich, Patella tangential • Frakturlinie • Evtl. freie Gelenkkörper • Patella baja bei Quadrizepssehnenruptur • Patella alta bei Patellarsehnenruptur.

► **CT-Befund**
Nur bei Diskrepanz zwischen Röntgenbefund und Klinik oder Verdacht auf freie Gelenkkörper.

► **MRT-Befund**
Bei Verdacht auf Patellaluxation (Retinakulum) sowie Patellarsehnen- oder Quadrizepssehnenläsion • Bei Patellaluxation Kontusionszonen an der inferomedialen Patella und am unterem lateralen anterioren Femurkondylusrand • Beurteilung des medialen patellofemoralen Bandes (patellar- oder femoralseitiger Ausriss) • Osteochondrale Fragmente • Auftreibung • Diskontinuität • Welliger Faserverlauf bei Quadrizeps- oder Patellarsehnenruptur.

Klinik

► **Typische Präsentation**
Traumaanamnese • Weichteilschwellung • Tastbarer Frakturspalt • Schmerzhaft eingeschränkte Kniestreckung • Hämarthros • Instabilitätsgefühl.

► **Therapeutische Optionen**
Konservative Therapie: Bei nicht dislozierter Fraktur (Fissur, Längsfraktur, subaponeurotische Fraktur) • Ruhigstellung in Gipshülse für 4 Wochen.
Operative Therapie: Bei dislozierter oder querverlaufender Fraktur • Adaptation gegen den Zug des M. quadriceps femoris mit Zuggurtungsosteosynthese (evtl. kombiniert mit Cerclage) • Bei Längs- und Schrägfraktur Zugschraubenosteosynthese • Bei Trümmerfraktur Spickdrähte, umlaufende und 8-förmige Cerclage oder Adaptation der Fragmente mit resorbierbarem Nahtmaterial über Bohrkanäle • Notfalls Patellektomie • Postoperativ Frühmobilisierung.

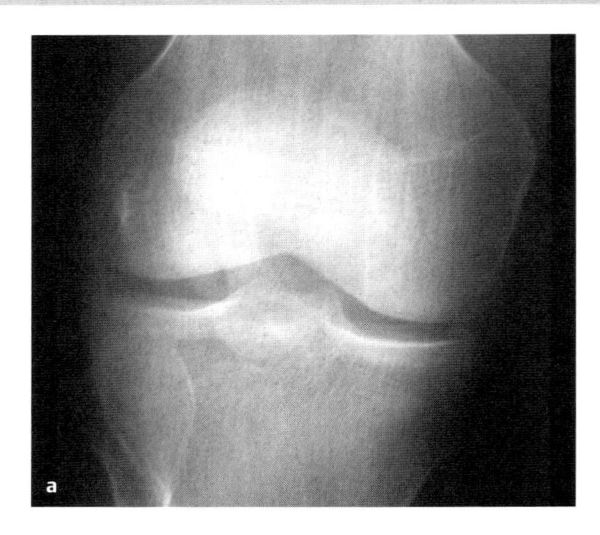

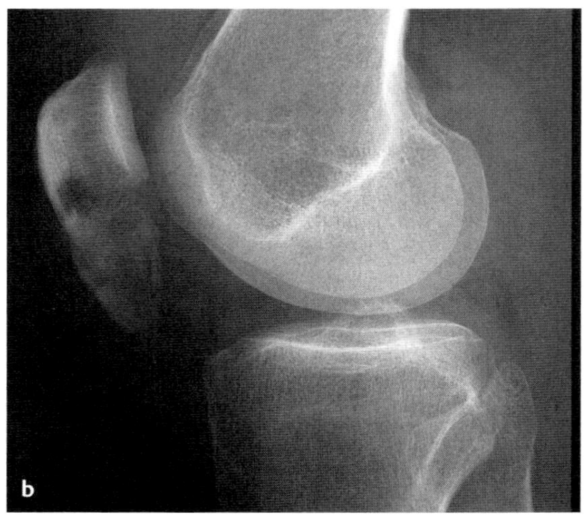

Abb. 156 a, b
Patellaquerfraktur. Röntgen Patella a. p. (**a**) und seitlich (**b**).

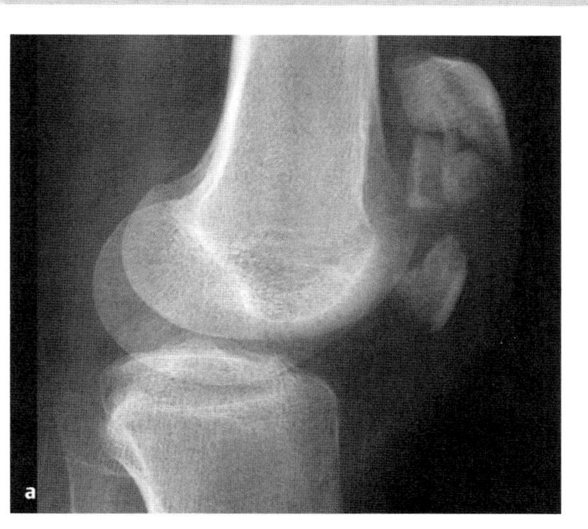

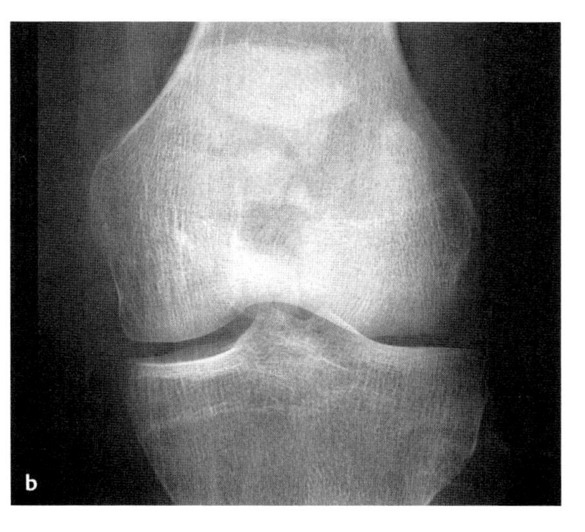

Abb. 157 a, b
Patellatrümmerfraktur. Röntgen Patella a. p. (**a**) und seitlich (**b**). Sternförmige Konfiguration, Fragmentdehiszenz in proximodistaler Richtung.

- **Verlauf und Prognose**
  In 70% sehr gutes bis gutes Ergebnis • In 30% belastungsabhängige oder ständige Schmerzen, Arthrose und chronischen Reizzustände mit Kraft- und Funktionseinschränkung • Schlechtere Ergebnisse bei Trümmer- und distaler Querfraktur.
- **Was will der Kliniker von mir wissen?**
  Frakturart mit/ohne Dislokation.

Differenzialdiagnose

Patella bipartita und multipartita	– typische Lokalisation im oberen äußeren Anteil – die beiden (oder bei Patella multipartita multiplen) Knochenelemente passen (anders als bei Fraktur) nicht exakt aneinander

Typische Fehler

Übersehen kleinerer, nicht dislozierter Frakturen, longitudinaler Fissuren und kleiner abgesprengter Flakes • Verkennen einer Patella bipartita als Fraktur.

Literatur

Galanski M, Wippermann B. Kompendium der traumatologischen Röntgendiagnostik. Heidelberg: Springer, 1999: 325 – 326

Galla M, Lobenhoffer P. Patella fractures. Chirurg 2005; 76(10); 987 – 997

Mellado JM, Ramos A, Salvado E, Camins A, Calmet J, Sauri A. Avulsion fractures and chronic avulsion injuries of the knee: a role of MRI Imaging. Eur Radiol 2002; 12(10): 2463 – 2473

Kurzdefinition

- **Epidemiologie**
  1% aller Frakturen • 75 – 80% betreffen das laterale (in 50% begleitende Außenmeniskusverletzungen) und 5 – 10% das mediale Tibiaplateau • 5 – 10% bikondyläre Frakturen.
- **Ätiologie/Pathophysiologie/Pathogenese**
  50% der Verletzten sind Fußgänger im Straßenverkehr • Sturz mit Verdrehung • Oft sind ältere Frauen (Osteoporose, v.a. Impressionsfraktur) und jüngere Männer (Sportverletzung, oft Spaltfraktur) betroffen • Häufigster Pathomechanismus ist Valgusstress mit oder ohne axiale Kompression oder bei Trümmerfrakturen die vertikale Kompression (Sturz auf das gestreckte Bein) • Eine Fraktur des medialen Tibiaplateaus beruht auf höherer Traumaenergie als die laterale Fraktur • Trabekelquerschnittsfläche ist am lateralen Tibiakopf geringer als medial.
  Klassifikation nach Schatzker:
  - Typ I: Spaltfraktur des lateralen Tibiaplateaus ohne Depression (v.a. jüngere Patienten)
  - Typ II: Spaltfraktur mit Dislokation (Depression) der lateralen Gelenkfläche (v.a. ältere Patienten mit Osteoporose)
  - Typ III: Depression des lateralen Plateaus ohne Spaltfraktur durch die Gelenkfläche
  - Typ IV: Spaltfraktur des medialen Plateaus mit oder ohne Depression
  - Typ V: Spaltfraktur durch das mediale und laterale Plateau
  - Typ VI: Dissoziation des Tibiaplateaus von der darunterliegenden Meta-/Diaphyse (massives Trauma)

Zeichen der Bildgebung

- **Methode der Wahl**
  Röntgen • CT
- **Röntgenbefund**
  Röntgenaufnahmen a.p. und seitlich • Seitliche Aufnahme im horizontalen Strahlengang („Cross-table"-Aufnahme) • Schrägaufnahmen • Kontrolle des Heilungsverlaufs (cave: Repositionsverlust) • Frakturverlauf • Gelenkerguss • In der „Cross-table"-Aufnahme bei Lipohämarthros Spiegelbildung im Erguss infolge Separation von Knochenmarkfett (röntgentransparent) und schwereren Blutanteilen.
- **CT-Befund**
  Zur definitiven Abklärung bei unklarem Befund in der Röntgenaufnahme und zur OP-Planung • Optimale Darstellung von Gelenkflächendepression, Spaltfrakturen und knöchernen Bandausrissen.

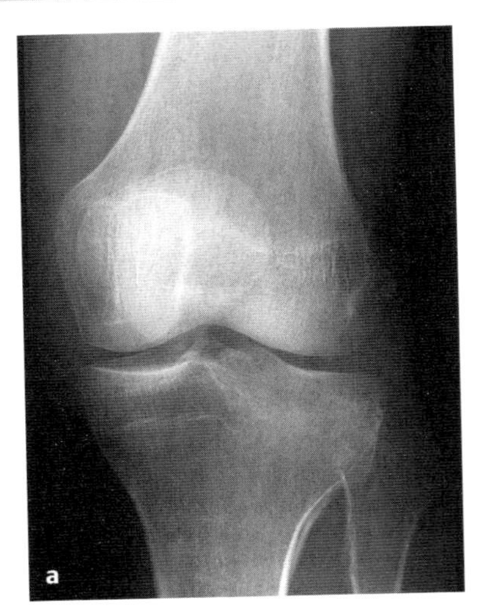

Abb. 158 a – c Laterale Tibiakopffraktur mit Beteiligung der Interkondylarregion. Röntgen linkes Knie a. p. (**a**) und seitlich (**b**) sowie CT-Rekonstruktion (**c**). Trabekuläre Kompression mit Depression der lateralen Gelenkfläche (**a**, **c**) und Frakturlinie in die Metaphyse (**b**).

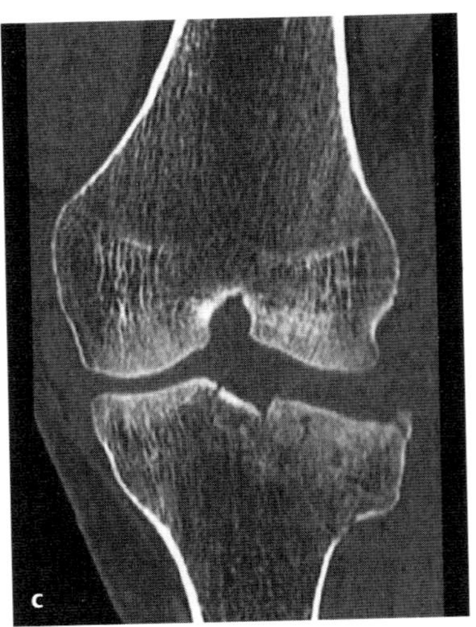

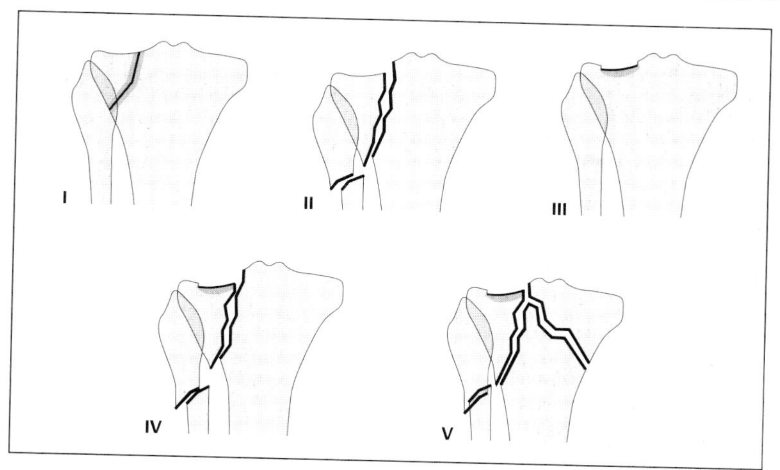

Abb. 159 Einteilung der Tibiakopffrakturen.
I Nicht dislozierte Fraktur.
II Depressionsfraktur.
III Impressionsfraktur.
IV Impressions-Depressions-Fraktur.
V Bikondyläre Fraktur.

Klinik

- **Typische Präsentation**
  Schmerzhafte Bewegungseinschränkung • Druckschmerz • Weichteilschwellung • Hämatom (fast immer Hämarthros) • Häufig assoziierte Kniebinnenläsion.
- **Therapeutische Optionen**
  Behandlungsziel ist die Wiederherstellung der Gelenkkongruenz, der korrekten Achsenstellung, der Gelenkstabilität und der frühzeitigen Mobilisierung.
  Konservative Therapie: Bei stabilen, nichtdislozierten Spaltfrakturen • Tutor für 3–4 Wochen • Dann Krankengymnastik • Volle Belastung nach 2–3 Monaten.
  Operative Therapie: Bei instabilen, dislozierten Frakturen • Offene Reposition • Gelenkflächenrekonstruktion • Schrauben- oder Plattenosteosynthese • Größere (metaphysäre) Fragmente fungieren als Schlüsselfragmente, an denen die kleineren ausgerichtet werden • Ziel ist die Versorgung mit minimalem Weichteiltrauma:
  - einfache Spaltfraktur: Schraubenosteosynthese
  - Kondylenfraktur: Plattenosteosynthese mit T-Abstützplatte
  - Trümmerfraktur: Fixateur externe, evtl. auch Hybridfixateur
  - Impressions-Depressions-Fraktur: Anheben und Unterfüttern der Impression (ab 2 mm knöcherner Stufe) und Plattenosteosynthese mit T-Platte

  Postoperativ frühfunktionelle Mobilisierung, Krankengymnastik und Bewegungsschiene.

- **Verlauf und Prognose**
  Häufigste Spätkomplikationen sind Sekundärarthrose durch Achsenfehlstellung oder Inkongruenz der Gelenkflächen • Pseudarthrose • Osteonekrose • Instabilität • Bewegungseinschränkung • Prognose ungünstiger mit zunehmender Frakturschwere, vorbestehender Osteopenie oder Größe des (traumatischen und operativen) Weichteilschadens.
- **Was will der Kliniker von mir wissen?**
  Frakturnachweis • Frakturlokalisation • Ausmaß der Dislokation • Ausschluss von Begleitverletzungen des Kapsel-Band-Apparats.

Differenzialdiagnose

Verletzungen des Kapsel-Band-Apparats sind nach Ausschluss knöcherner Läsionen genau durch die MRT abzuklären • Frakturen der anderen Knochen im Kniegelenk.

Typische Fehler

Übersehen der Fraktur auf der Röntgenaufnahme, wenn keine Fragmentdehiszenz besteht • Ein Lipohämarthros (Spiegelbildung) weist auf eine Fraktur hin • Übersehen von Eminentiaausrissen und Fibulaköpfchenfrakturen (oft vergesellschaftet mit Instabilität).

Literatur

Barrow BA, Fajman WA, Parker LM et al. Tibial plateau fractures: evaluation with MR-Imaging Radiographics 1994; 14(3): 553–559

Galanski M, Wippermann B. Kompendium der traumatologischen Röntgendiagnostik. Heidelberg: Springer, 1999: 320–324

Greenspan A. Skelettradiologie. München: Urban & Fischer, 2003: 282–289

Kode L, Lieberman JM, Motta AO. Evaluation of tibial plateau fractures: efficacy of MR imaging compared with CT. AJR 1994; 163(1): 141–147

Luria S, Liebergall M, Elishoov O, Kandel L, Mattan Y. Osteoporotic tibia plateau fractures: an underestimated cause of knee pain in the elderly. Am J Orthop 2005; 34(3): 186–188

Kurzdefinition

- **Epidemiologie**
  Nach der distalen Radiusfraktur die zweithäufigste Fraktur des Menschen.
- **Ätiologie/Pathophysiologie/Pathogenese**
  Umknicken (Distorsionstrauma) beim Gehen oder Laufen • Abknicken des Talus gegenüber der Malleolengabel mit Fraktur des Malleolus medialis und/oder lateralis.

Zeichen der Bildgebung

- **Methode der Wahl**
  Röntgen des oberen Sprunggelenks in 2 Ebenen (a.p. und seitlich mit 15 – 20° Innenrotation des Mittel/Vorfußes) • CT bei komplexen Frakturen vor OP
- **Röntgen/CT-Befund**
  Einteilung nach AO oder nach Danis-Weber in Bezug zur Syndesmose (knapp oberhalb des Gelenkspalts):
  - Weber-A-Fraktur: 10 – 20% • Fraktur der distalen Fibula unterhalb der Syndesmose • Intakte Syndesmose • Meist Supinationstrauma bei adduziertem Fuß
  - Weber-B-Fraktur: 45 – 75% • Fraktur der distalen Fibula in Höhe der Syndesmose • Syndesmose kann intakt oder gerissen sein • Supinations- oder Pronationstrauma bei außenrotiertem/abduziertem Fuß
  - Weber-C-Fraktur: 7 – 19% • Fibulafraktur oberhalb der Syndesmose • Syndesmose ist immer gerissen • Einriss der Membaran interossea bis zur Frakturlinie • Meist Pronationstrauma bei außenrotiertem Fuß

  Syndesmosenverletzung wahrscheinlich, wenn Gelenkspalt zwischen Malleolus medialis und Trochlea tali erweitert ist (weiter als zwischen Tibia und Talus) oder wenn der Talus inkongruent und nach lateral versetzt steht (Lot von Tibialängsachse trifft nicht den Mittelpunkt der Talusrolle).

  Fakultative Begleitverletzungen: Schräge Abscherfraktur des Innenknöchels und/oder der distalen Tibiahinterkante („Volkmann Dreieck") • Abscherfraktur der distalen Tibiavorderkante • Koronarer Frakturverlauf (Tillaux-Fraktur) • Innenbandriss • Osteochondrale Fraktur des Talus • Luxationsfraktur.

  Maisonneuve-Fraktur: Hohe Fibulafraktur • Ruptur der Syndesmose • Längsruptur der Membrana interossea bis zur Fraktur (meist Distorsionstrauma).

  Trimalleoläre Fraktur: Bimalleoläre Fraktur plus Absprengung der Tibiahinterkante (Volkmann-Dreieck) • Evtl. auch Luxation der Talusrolle (Luxationsfraktur).

  Pilon-tibiale-Fraktur: Vertikal verlaufende Fraktur der distalen Tibia • Meist schweres Stauchungstrauma (extraartikulär, partielle Gelenkfraktur, vollständige Gelenkfraktur).

  Triplane-Fraktur: Frakturverlauf in 3 Raumebenen • Sagittal durch Epiphyse • Transversal durch Tibia • Koronar durch Metaphyse.
- **CT**
  Bei komplexen Frakturen (trimalleolär, Pilon tibiale, triplane, Tillaux), insbesondere bei Dislokation.

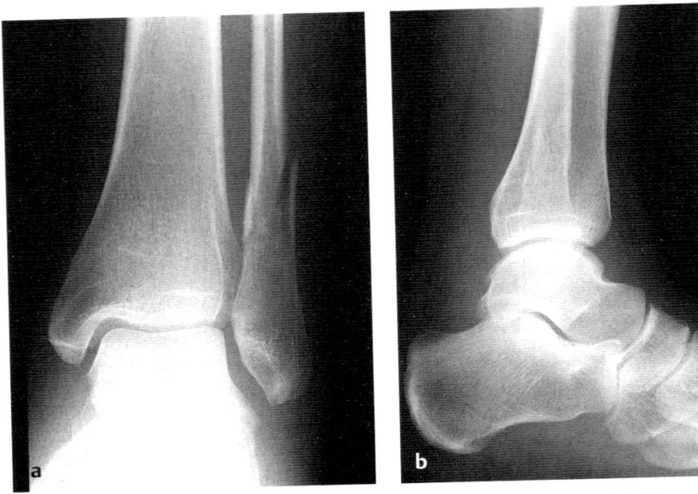

Abb. 160 a, b OSG-Fraktur Röntgen oberes Sprunggelenk a.p. (**a**) und seitlich (**b**). 35-jährige Patientin mit Weber-C-Fraktur.

- **MRT**
  Zur Abklärung einer Bandläsion oder Syndesmosenruptur • In axialen und gekippten T2w Aufnahmen entlang der Bänder Kontinuitätsunterbrechung mit Flüssigkeitssignal • Evtl. osteochondrale Absprengung (Flake).

Klinik

- **Typische Präsentation**
  Schmerzen • Schwellung am OSG • Belastungsunfähigkeit.
- **Therapeutische Optionen**
  Konservative Therapie: Bei Weber-A-Fraktur und nicht dislozierter Weber-B-Fraktur • Unterschenkelgehgips für 6 Wochen.
  Operative Therapie: Bei Weber-C-Fraktur und dislozierter Weber-B-Fraktur (disloziert bei mehr als 2 mm Fragmentverschiebung) • Außerdem bei Maisonneuve-Fraktur, bi- und trimalleolärer Fraktur oder Fraktur des Malleolus medialis • Plattenosteosynthese der Fibula • Stellschraube zwischen distaler Fibula und Tibia • Bei Fraktur des Malleolus medialis Zuggurtungsosteosynthese oder Zugschraube • Operative Versorgung auch, wenn das Volkmann-Dreieck mehr als 1 cm des gelenkbildendenden Abschnitts betrifft.
- **Verlauf und Prognose**
  Meist gute Prognose • Insbesondere bei Pilon-tibiale-Fraktur sekundär posttraumatische Arthrose möglich.

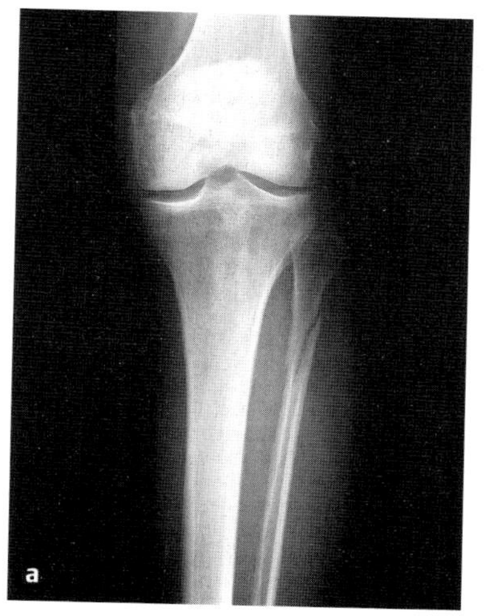

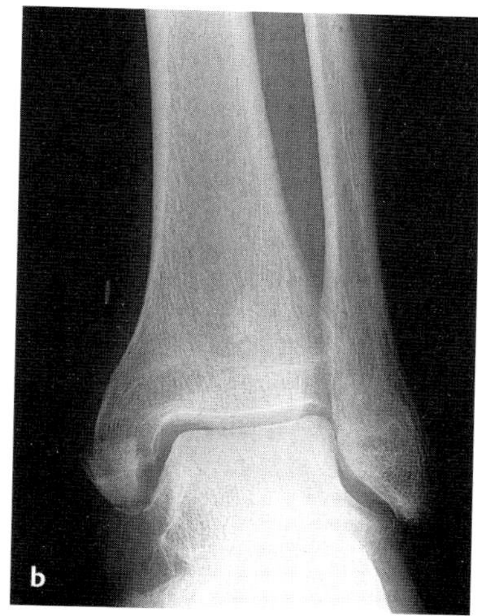

Abb. 161 a, b 83-jähriger Patient nach Sturz. Röntgen linker Unterschenkel mit Knie a. p. (**a**) und linkes Sprungggelenk a. p. (**b**). Maisonneuve-Fraktur (hohe Weber-C-Fraktur) mit zusätzlicher Innenknöchelfraktur.

► **Was will der Kliniker von mir wissen?**
Einteilung der Fraktur • Dislokation • Malleolengabel gesprengt als Hinweis auf Instabilität im OSG?

Differenzialdiagnose

Außenbandruptur ohne Fraktur	– klinisch kaum zu unterscheiden, da auch deutliche Weichteilschwellung/Hämatom vorliegt. In jedem Fall Röntgen!

Typische Fehler

Übersehen einer hohen Fibulaläsion („Maisonneuve-Verletzung"); daher Druckschmerz immer auch an der proximalen Fibula testen!

Literatur

Cone RO, Ngyen V, Flournoy JG, Guerra J. Triplane fracture of the distal epiphysis: radiographic and CT studies. Radiology 1984; 153: 763 – 767

Gehr J, Neber W, Hilsenbeck F, Friedl W. New concepts in the treatment of ankle joint fractures. Arch Orthop Trauma Surg 2004; 124: 96 – 103

Kalkaneusfraktur

Kurzdefinition

▸ **Epidemiologie**
Mit 60% die häufigste Fraktur der Fußwurzelknochen • In ⅔ der Fälle Beteiligung des unteren Sprunggelenks • In 10% beidseitig • In 80% intraartikulärer Verlauf • In 50% Beteiligung des Kalkaneokuboidalgelenks • In 2% offene Fraktur.

▸ **Ätiologie/Pathophysiologie/Pathogenese**
Sturz aus großer Höhe und axiale Stauchung der Ferse • Autounfall • Stauchung auf harter Unterfläche beim Laufen oder Springen • Durch den Aufprall Kompression des härteren Talus auf den relativ weichen Kalkaneus • Mitunter Stressfraktur bei Sportlern • Selten pathologische Fraktur bei Zysten/Lipomen • Cave: In 10 – 20% der Fälle zusätzlich Kompressionsfrakturen der thorakolumbalen Wirbelsäule.
Meist vertikale Frakturlinie durch den zentralen Talus • Je nach Fußstellung sekundäre Frakturlinien:
- bei dorsal flektiertem Fuß Impression der hinteren Gelenkfacette in das posterolaterale Hauptfragment („joint depression fracture")
- bei plantar flektiertem Fuß horizontale Frakturlinie in den Tuber mit Rotation dieses Fragments

Unterteilung in periphere und zentrale Frakturen (meist Beteiligung des unteren Sprunggelenks) • Unterteilung der zentralen Frakturen nach Sanders (auf Basis der CT):
- Typ I: Fraktur ohne Dislokation
- Typ II: dislozierte Fraktur, Zweifragment- oder Spaltfraktur
- Typ III: dislozierte Fraktur, Dreifragment- oder Impressions-/Spaltfraktur
- Typ IV: dislozierte Fraktur, Vierfragment- oder Trümmerfraktur

Periphere Frakturen: isolierte Fraktur von Processus anterior tali, Sustentaculum tali oder Tuber calcanei sowie Abrissfrakturen („Entenschnabelfraktur" durch Abriss des Achillessehnenansatzes).

Zeichen der Bildgebung

▸ **Methode der Wahl**
Röntgen • CT

▸ **Röntgenbefund**
Röntgenaufnahmen des Sprunggelenks in 2 Ebenen • Axiale Kalkaneusaufnahme • Klassisches und manchmal einziges Röntgenzeichen ist die Abflachung des Tubergelenkwinkels nach Böhler in der seitlichen Projektion auf unter 20° (physiologisch 35°) • Bei starker Kompression auch negativer Winkel möglich • Beste Abschätzung einer Verbreiterung des Kalkaneus (normale Breite 30 – 35 mm) in der axialen Aufnahme • Verbreiterung evtl. auch in der a.p. Aufnahme des OSG zu erkennen, wenn die laterale Kalkaneusbegrenzung die Spitze des Außenknöchels überragt.

▸ **CT-Befund**
Genaue Beurteilung des Frakturtyps und Operationsplanung • Beurteilung des Talonavikular- und Kalkaneokuboidalgelenks sowie des Sustentaculum tali in den axialen Schichten • Darstellung der posterioren Facette in den koronaren Schichten • Beurteilung des Frakturtyps und der Fragmente bei Trümmerfraktur • OP-Planung (Schlüs-

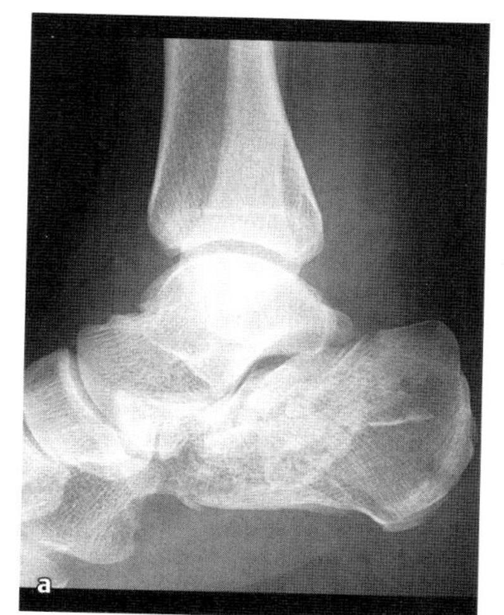

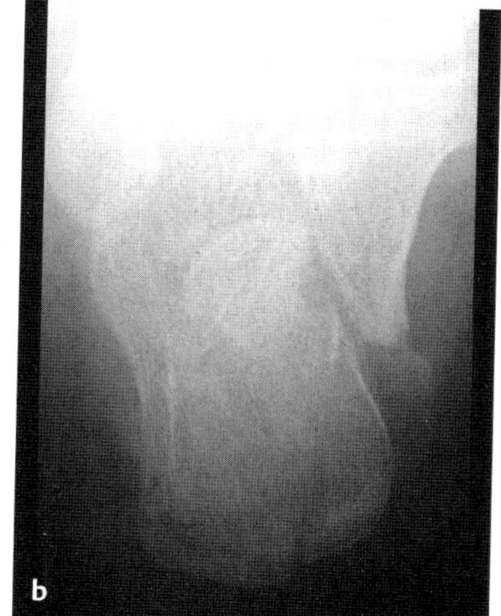

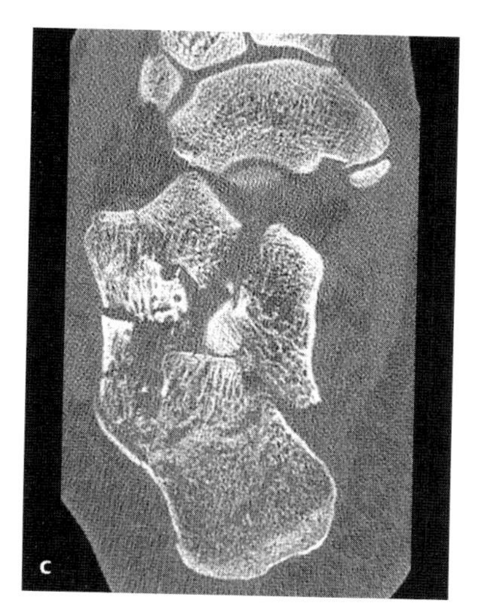

Abb. 162 a–d Trümmerfraktur des Kalkaneus. Röntgen rechter Kalkaneus seitlich (**a**) und axial (**b**), CT koronar (**c**) und Sagittal (**d**). Reduktion des Böhler-Winkels (**a, d**) und Verbreiterung des Kalkaneus (**b, c**).

selfragment ist der subtalare Gelenkblock mit dem Sustentaculum, da dieses seine Position zum Talus meist nicht ändert).

► **MRT-Befund**

Bei Verdacht auf Stressfraktur und unauffälliger Röntgenaufnahme.

Abb. 162 d

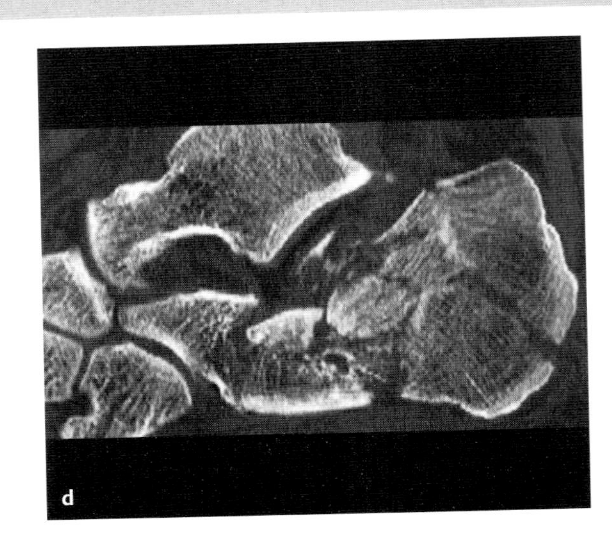

Klinik

- **Typische Präsentation**
  Schwellung • Hämatom • Deformität • Schmerzhafte Bewegungseinschränkung • Druckschmerz • Klopfschmerz • Kompressionsschmerz.
- **Therapeutische Optionen**
  Ziel der Behandlung: Rekonstruktion der Gelenkflächen mit Wiederherstellung von Form und Funktion.
  Konservative Therapie: Alle Frakturen ohne repositionswürdige Fehlstellung.
  Operative Therapie: Entenschnabelfraktur muss immer mit Zugschraubenosteosynthese versorgt werden • Relative OP-Indikation bei intraartikulären Frakturen mit Impression oder bei dislozierte Frakturen • Offene Reposition mit Platten-/Schraubenosteosynthese • Fixateur externe.
- **Verlauf und Prognose**
  Wesentlicher prognostischer Faktor ist das Ausmaß der intraartikulären Dislokation • Gute Langzeitprognose bei 90% der extraartikulären und nicht dislozierten intraartikulären Frakturen • Bei Gelenkschaden immer posttraumatische Arthrose.
- **Was will der Kliniker von mir wissen?**
  Größe und Lage der Hauptfragmente • Verbreiterung, Verkürzung, Abflachung und Varisierung des Kalkaneus • Beteiligung und Verwerfung der Gelenkflächen • Beteiligung des Kalkaneokuboidalgelenks.

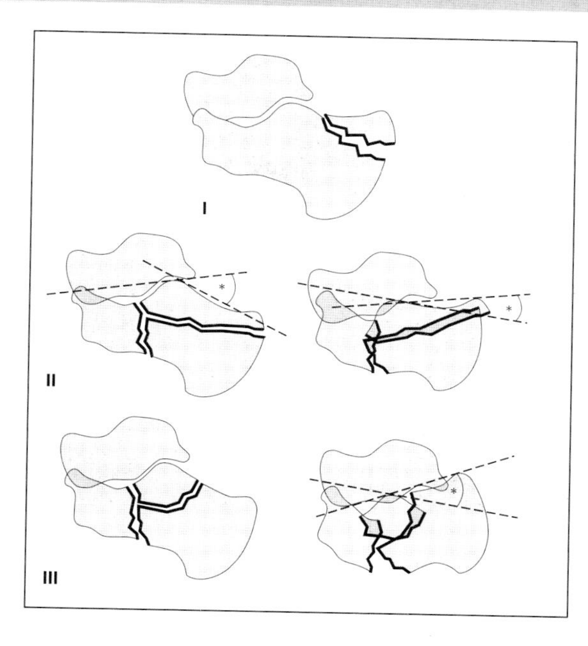

Abb. 163 Unterschiedliche Ausprägung zentraler, primär vertikaler Kalkaneusfrakturen. Tubergelenkwinkel nach Böhler (*).
I Entenschnabelfraktur vom peripheren Typ.
II Entenschnabelfraktur vom „tongue type".
III Entenschnabelfraktur vom „joint depression type".

Differenzialdiagnose

Calcaneus secundarius	– akzessorisches Knochenelement – Anamnese – sklerosierte Begrenzung
Stressfraktur	– Anamnese – vertikal laufende Frakturlinie senkrecht zur hinteren oberen Kortikalis

Typische Fehler

Fraktur bei fehlender Dislokation übersehen.

Literatur

Daftary A, Haims AH, Baumgaertner MR. Fractures of the calcaneus: a review with emphasis on CT. Radiographics 2005; 25(5): 1215 – 1226

Galanski M, Wippermann B. Kompendium der traumatologischen Röntgendiagnostik. Heidelberg: Springer, 1999

Lim EV, Leung JP. Complications of intraarticular calcaneal fractures. Clin Orthop Relat Res 2001; 391: 7 – 16

Maskill JD, Bohay DR, Anderson JG. Calcaneus fractures: a review article. Foot Ankle Clin 2005; 10(3): 463 – 489

Basisfraktur des Metatarsale V

Kurzdefinition

► **Epidemiologie**
Häufigste Fraktur am Mittelfuß • Männer und Frauen gleich häufig betroffen • In 90% Abrissfraktur an der Tuberositas ossis metatarsalis V.

► **Ätiologie/Pathophysiologie/Pathogenese**
Akutes Trauma mit forcierter Supination • Abrissfraktur, vermittelt durch den lateralen Zügel der Plantaraponeurose und die Sehne des M. peroneus brevis • Meist nur geringe (< 2 mm) Dislokation.
Jones-Fraktur: Basisnahe (innerhalb 1,5 cm von Gelenklinie) Fraktur am proximalen Schaft • Meist direktes Trauma.
Stressfraktur: Typischerweise mehr als 1,5 cm distal der Gelenklinie • Überlastung oder verminderte Festigkeit des Knochens • Evtl. ist eine eingeschränkte Vaskularisierung Ursache für eine hohe Rate an Pseudarthrosen.
Klassifikation nach Torg:
- Typ I: scharfe Frakturränder • Keine Fragmentdislokation • Keine Sklerose • Keine Periostreaktion
- Typ II: Dehiszenz des Frakturspalts • Periostreaktion • Variable Sklerose („delayed union")
- Typ III: Dehiszenz des Frakturspalts • Periostreaktion • Deutliche Sklerosierung der Frakturränder („non-union")

Zeichen der Bildgebung

► **Methode der Wahl**
Röntgen • Evtl. CT

► **Röntgenbefund**
Röntgenaufnahmen des Vorfußes in 2 Ebenen • Meist horizontal und quer zur Längsachse des Os metatarsale V verlaufende Aufhellungslinie an dessen Basis • Kortikalisunterbrechung • Bei nicht dislozierter eingestauchter Fraktur Verdichtungslinie an korrespondierender Stelle • Weichteilschwellung am lateralen Fußrand • Bei Stressfraktur zusätzlich periostale Reaktion und variable Sklerosierung.

► **CT-Befund**
Bei schwerem Trauma zur Beurteilung einer Gelenkbeteiligung und des Lisfranc-Gelenks.

Klinik

► **Typische Präsentation**
Schmerzen • Schwellung am lateralen Fußrand (DD Sprunggelenkstrauma mit Schwellung am Malleolus lateralis) • Belastung nicht möglich.

► **Therapeutische Optionen**
- Torg-I-Fraktur: meist konservativ
- Torg-II-Fraktur: konservativ oder operativ
- Torg-III-Fraktur: operativ (Spickdraht-, intramedulläre Schraubenosteosynthese)

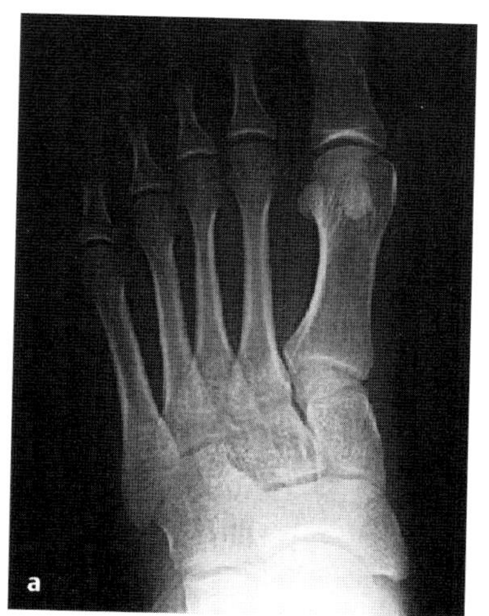

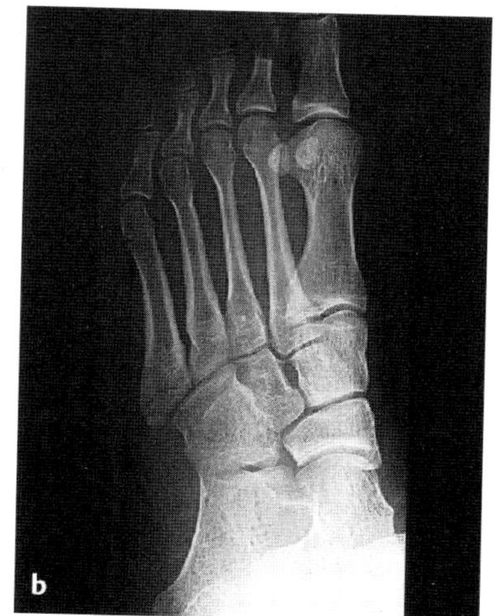

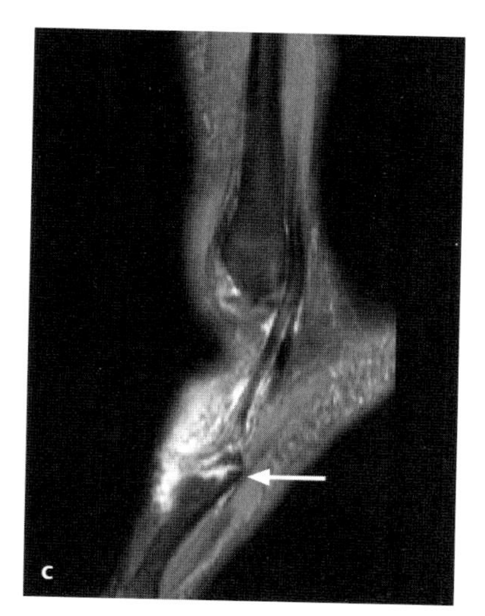

Abb. 164a–c Avulsionsfraktur der Basis des Os metatarsale V.

a Röntgenaufnahme des Fußes d. p. Quer zur Längsachse verlaufende, nur schwer erkennbare Frakturlinie.

b Schrägprojektion. Die Frakturlinie ist wesentlich besser erkennbar.

c MRT, PDw mit Fettsättigung, schräg sagittal. Abrissfraktur (Pfeil) mit Beteiligung der Peroneussehne, die eine Zerrung aufweist.

- **Verlauf und Prognose**
  Bei früher Diagnose und konsequenter Entlastung gute Prognose • Bei Jones-Fraktur Neigung zur Pseudarthrose, deshalb oft Verschraubung.
- **Was will der Kliniker von mir wissen?**
  Fragmentdislokation • Gelenkbeteiligung • Ausschluss einer OSG-Fraktur.

Differenzialdiagnose

Fraktur im OSG	– typische Befunde im Röntgen
Apophysenfuge Basis MT V	– Orientierung parallel zur Längsachse, nicht bis zum Tarsometatarsalgelenk – der Apophysenkern selbst ist schalenförmig, nicht keilförmig und zwischen 9. und 14. Lebensjahr als separates Knochenelement erkennbar
Os peroneum, Os vesalianum	– rundliche Form – kortikale Begrenzung

Typische Fehler

Falsch positive Diagnose einer Fraktur bei offener Apophysenfuge.

Literatur

Fetzer GB, Wright RW. Metatarsal shaft fractures and fractures of the proximal fifth metatarsal. Clin Sports Med 2006; 25(1): 139 – 150

Lawrence SJ, Botte MJ. Jone's fractures and related fractures of the proximal fifth metatarsal. Foot Ankle 1993; 14(6): 358 – 365.

Nunley JA. Fractures of the base of the fifth metatarsal: the Jones fracture. Orthop Clin North Am 2001; 32(1): 171 – 180.

Pao DG, Keats TE, Dussault RG. Avulsion fracture of the base of the fifth metatarsal not seen on conventional radiography of the foot: the need for an additional projection. AJR 2000; 175(2): 549 – 552.

Stewart IM. Jones's fracture: fracture of base of fifth metatarsal. Clin Orthop 1960; 16: 190 – 198

Stoller D. Ankle and Foot. Magnetic Resonance Imaging in Orthopaedics and Sports Medicine. Philadelphia: Lippincott, Williams & Wilkins, 1996: 568 – 569

Torg JS, Balduini FC, Zelko RR et al. Fractures of the base of the fifth metatarsal distal to the tuberosity. Classification and guidelines for non-surgical and surgical management. J Bone Joint Surg Am 1984; 66(2): 209 – 214

Kurzdefinition

► **Epidemiologie**
Nicht dislozierte und in der Röntgenaufnahme trotz korrekter Untersuchungstechnik nicht nachweisbare Fraktur • Anteil okkulter Frakturen am Schenkelhals: 2 – 9 % • Bei Scaphoidfraktur 15 %.

► **Ätiologie/Pathophysiologie/Pathogenese**
Wie bei apparenten Frakturen.

Zeichen der Bildgebung

► **Methode der Wahl**
MRT • CT • Szintigraphie (bei älteren Patienten erst nach 1 – 3 Tagen positiv)

► **CT-Befund**
HR-Spiral-CT • Frakturlinie, Kortikalisstufe, Kortikalisunterbrechung oder trabekuläre Verdichtungszonen • Insbesondere an Handgelenk, Fußwurzelknochen und Wirbelsäule.

► **MRT-Befund**
Sensitivität 93 % • Spezifität 95 % • In T1w und T2w Sequenzen linear oder bandförmig reduzierte Signalintensität im Knochenmark, die Anschluss an die Kortikalis hat • In T2w oder STIR-Sequenzen perifokales Ödem • Frakturlinie in T2w hypointens aufgrund der Kompression der Trabekel • Zentrale lineare Hyperintensität, wenn der Frakturspalt distendiert ist • In GE-Sequenzen durch Suszeptibilitätseffekte unterschiedlich deutliche Signalauslöschungen • Evtl. begleitende Weichteilverletzungen (Hämatom, Muskelkontusion) • Evtl. epiphysäre Frakturbeteiligung • Insbesondere am Becken kann die MRT deutlich ausgedehntere Frakturlinien als vermutet darstellen.

Klinik

► **Typische Präsentation**
Beispiel Schenkelhalsfraktur: Im Gegensatz zu üblicher Anamnese (Sturz mit folgendem Hüft- oder Knieschmerz, geschwollene, verkürzte, abduzierte, außenrotierte untere Extremität) nur leichte Beschwerden bei passiver Bewegung • Patient kann bei nicht dislozierter Fraktur das Bein sogar evtl. belasten.
Beispiel Scaphoidfraktur: Druckschmerz in der Tabatière und am Tuberculum ossis scaphoidei • Achsenstoßschmerz entlang D II.

► **Therapeutische Optionen**
Wie bei apparenten Frakturen.

► **Verlauf und Prognose**
Ziel der Frühdiagnose ist die Senkung der Komorbidität (z. B. durch Immobilisierung), die Verhinderung einer sekundären Dislokation und die Verhinderung einer Pseudarthrose.

► **Was will der Kliniker von mir wissen?**
Diagnosestellung • Beurteilung der Frakturkonsolidierung im Verlauf (v. a. CT) • Ausschluss einer Nekrose.

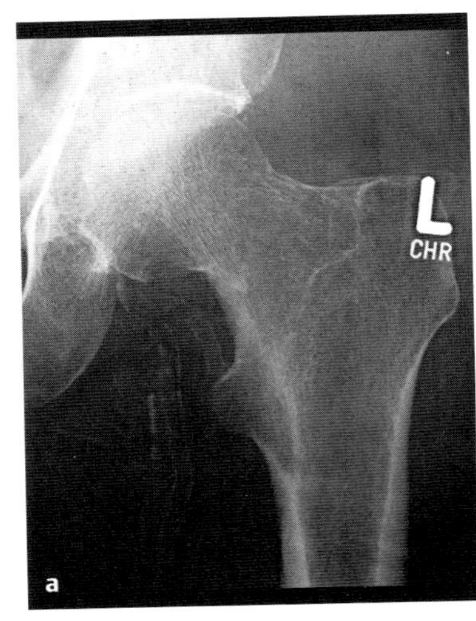

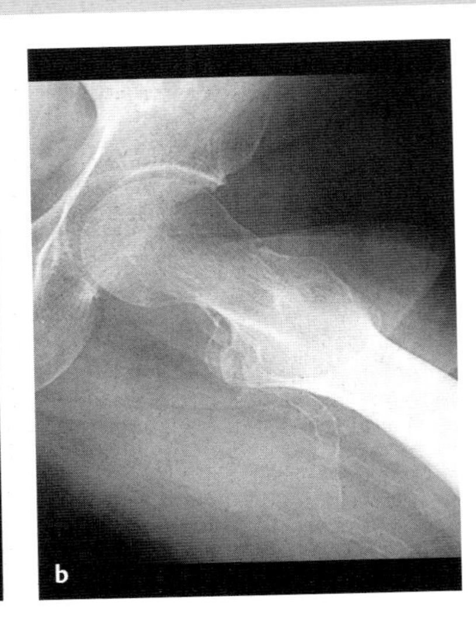

Abb. 165 a–d Sturz auf die linke Hüfte.
a, b Röntgenaufnahme der linken Hüfte a. p. (**a**) und seitlich (**b**). Keine Fraktur erkennbar.

Differenzialdiagnose

Knochenkontusion	– im MRT Veränderungen, die einem Knochenmarködem ähneln – keine Frakturlinie

Typische Fehler

Unterlassen weiterer (Schnittbild-)Abklärung bei primär negativem Röntgenbefund.

Literatur

Deutsch AL, Mink JH, Shellock FG (1990) Magnetic resonance imaging of injuries to bone and articular cartilage. Emphasis on radiographically occult abnormalities. Orthop Rev 1990; 19(1): 66–75

Greenspan A. Skelettradiologie. München: Urban & Fischer, 2003: 544–548

Memarsadeghi M, Breitenseher MJ, Schaefer-Prokop C, Aldrian S, Gabler C, Prokop M. (2006) Occult scaphoid fractures: comparison of multidetector CT and MR imaging – initial experience. Radiology 2006; 240(1): 169–76

Mittal RL, Dargan SK. Occult scaphoid fracture: a diagnostic enigma. J Orthop Trauma 1989; 3(4): 306–308

Newhouse KE, el-Khoury GY, Buckwalter JA. Occult sacral fractures in osteopenic patients. J Bone Joint Surg Am 1992; 74(10): 1472–1477

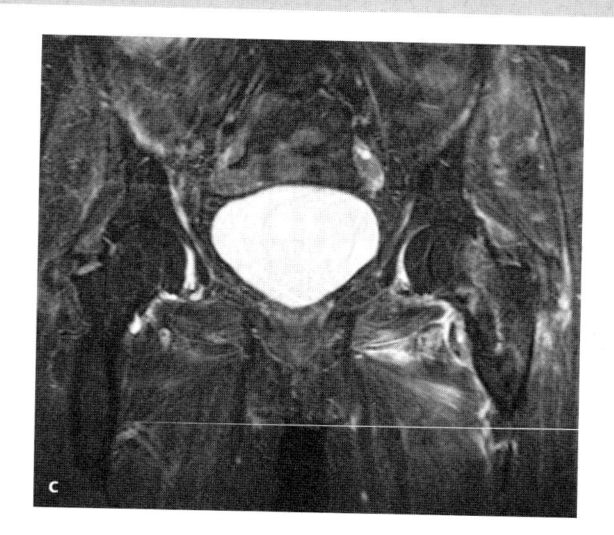

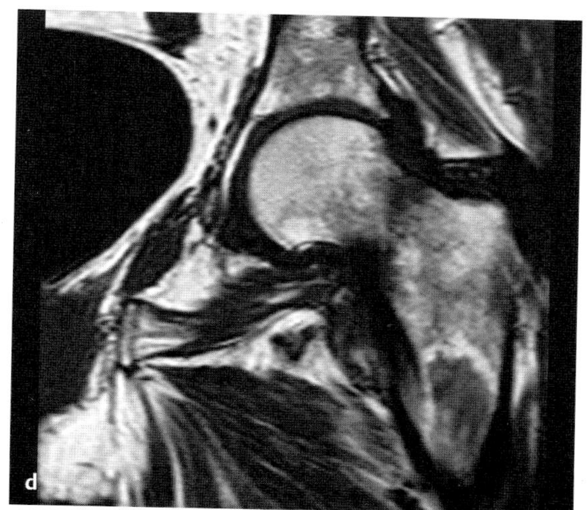

c, d MRT koronar (**c**) und sagittal (**d**). Frakturlinien durch den Schenkelhals mit Ausdehnung in das Trochantermassiv.

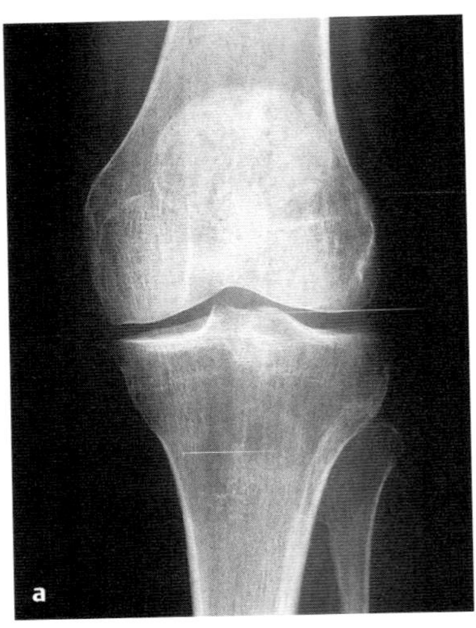

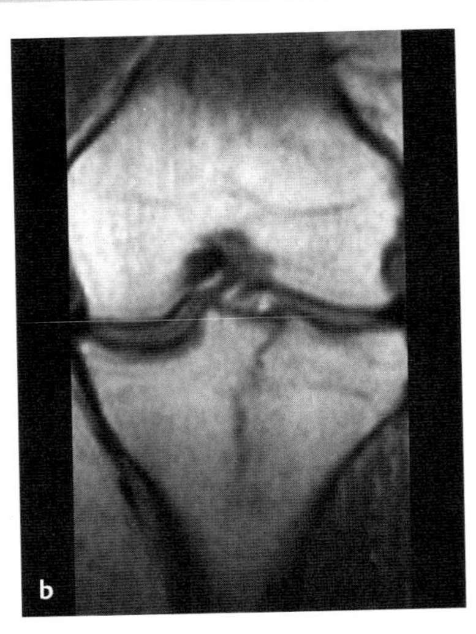

Abb. 166 a, b Nach Sturz Schmerzen im linken Kniegelenk.
a Röntgen linkes Knie a. p. Unauffälliger Befund.
b MRT. Sagittal verlaufende Frakturlinie im Tibiakopf.

Peh WC, Gilula LA, Wilson AJ. Detection of occult wrist fractures by magnetic resonance imaging. Clin Radiol 1996; 51(4): 285 – 292

Perron AD, Miller MD, Brady WJ. Orthopedic pitfalls in the ED: radiographically occult hip fracture. Am J Emerg Med 2002; 20(3): 234 – 237

Rizzo M, Shin AY. Treatment of acute scaphoid fractures in the athlete. Curr Sports Med Rep 2006; 5(5): 242 – 248

Rizzo PF, Gould ES, Lyden JP, Asnis SE. Diagnosis of occult fractures about the hip. Magnetic resonance imaging compared with bone-scanning. J Bone Joint Surg Am 1993; 75(3): 395 – 401

Stressfraktur (Ermüdungsfraktur, Insuffizienzfraktur)

Kurzdefinition

► **Epidemiologie**

Stressfraktur ist der Oberbegriff für Ermüdungs- und Insuffizienzfrakturen • Überwiegend betroffen sind untere Extremität und Becken • Bis zu 20% aller Verletzungen in sportmedizinischen Kliniken sind Ermüdungsfrakturen • Leistungssport und Laufsport sind für 70% aller Ermüdungsfrakturen verantwortlich • Die (primäre wie sekundäre) Osteoporose ist ein zentrales Element bei den Insuffizienzfrakturen.

► **Ätiologie/Pathophysiologie/Pathogenese**

Ungleichgewicht von Auf- und Abbau des Knochens mit überproportional gesteigerter Osteoklastenaktivität • Trabekuläre, im weiteren Verlauf auch kortikale Mikrofrakturen • Periostaler Reparationsversuch durch Knochenneubildung.

Ermüdungsfraktur: Wiederholte inadäquate submaximale Belastung eines normalen Knochens • Stressreaktion: Ausbleiben einer manifesten Fraktur.

Insuffizienzfraktur: Physiologische Belastung von Knochensubstanz mit geringer Elastizität oder vermindertem Mineralsalzgehalt (Osteoporose, Morbus Paget, Osteomalazie) • Bei Tumoren auch als pathologische Fraktur bezeichnet.

Zeichen der Bildgebung

► **Methode der Wahl**

Röntgen • MRT • Szintigraphie • CT

► **Röntgenbefund**

Sensitivität im Frühstadium gering (15%) • Erhöhte Transparenz, Unschärfe der Kortikalis und lamelläre Periostreaktion oder Kallusbildung können anfangs fehlen • Wertvollstes radiologisches Frühzeichen ist die Periostreaktion • Oft erst nach Wochen deutliche solide oder lamelläre Periostreaktion, Frakturlinie und Kallusbildung • Frakturlinie verschwindet später als Zeichen der Heilung.

► **CT-Befund**

Bei kortikalen Stressfrakturen kann die CT evtl. erst nach 2–3 Wochen Frakturlinien und eine periostale oder endostale Knochenbildung zeigen • Spongiöse Stressfrakturen haben eine diffuse Sklerosierung mit stumpfen Rändern (endostaler Kallus, trabekuläre Kondensation) • Bei sakraler Insuffizienzfraktur nach längerem Verlauf abgerundete und sklerosierte Frakturränder • Bei Osteoporose ist der Nachweis negativer Dichtewerte entscheidend für die Abgrenzung von tumorassoziierten Frakturen • Hilfreich zum Nachweis längs verlaufender Stressfrakturen der Tibia (bis 10%).

► **Szintigraphie**

Sehr hohe Sensitivität • Spezifität geringer als Röntgen (DD Tumor, Infektion, Knocheninfarkt, Periostitis) • Intensive, fokal erhöhte Tracer-Aufnahme 6–72 Stunden posttraumatisch (linear, spindelförmig) • Bei normalem Röntgenbefund Unterscheidung zwischen ossärer und extraossärer Läsion möglich • Im Frühstadium leicht erhöhte Nuklidaufnahme, im Verlauf deutlich zunehmend • Bei beidseitiger Insuffizienzfraktur des Sakrums Honda-Zeichen: H-förmige Tracer-Verteilung.

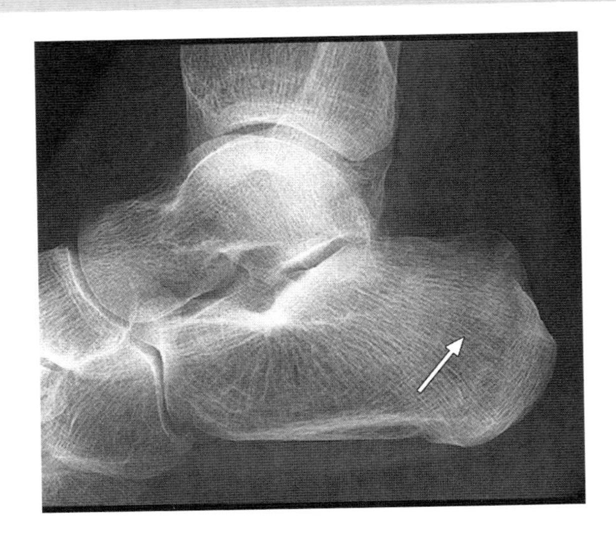

Abb. 167 Ermüdungsfraktur des Kalkaneus. Bei Wiederaufnahme von Laufsport nach längerer Pause Schmerzen an der Ferse. Röntgen Kalkaneus seitlich. Senkrecht zur hinteren oberen Kortikalis verlaufende lineare Verdichtungszone (Pfeil).

► **MRT-Befund**
Höchste Sensitivität in festtgesättigten T2w und STIR-Sequenzen • Hilft bei negativem Röntgenbefund weiter.
Stressreaktion: Frühe Signalanhebung (STIR, T2w TSE) • Knochenmarkähnliches Signal.
Stressfraktur: Knochenmarkähnliches Signal • In allen Sequenzen hypointense Frakturlinie (meist senkrecht, in der Tibia im Ausnahmefall längs zur benachbarten Kortikalis) • Bei Distension der Fraktur zentral erhöhte Signalintensität • Oft ausgeprägte periostale Reaktion mit ausgedehntem Ödem und KM-Aufnahme • Mit zunehmender Heilung Abblassen der genannten Veränderungen und Kallusbildung • Typischer schmetterlingsförmiger Ödemaspekt bei beidseitiger Insuffizienzfraktur des Sakrums.

Klinik

► **Typische Präsentation**
Diagnose ergibt sich hauptsächlich aus der Anamnese • Langsame Entstehung der Symptomatik • Zusammenhang mit unüblicher körperlicher Aktivität (Veränderung von Ablauf/Dauer) • Verschlechterung durch weitere körperliche Anstrengung • Besserung in Ruhe • Für die Entstehung spielt die Osteoporose eine wichtige Rolle.
Bevorzugte Lokalisationen sind proximale Tibia, Os naviculare pedis, Kalkaneus, Metatarsalia 2 und 3, Femurhals und Becken • Am Becken v. a. beidseitige Stressfrakturen des Sakrums, Frakturen des Femurhalses, des Os ilium oberhalb des Acetabulums sowie der Schambeine • Besonders bei Kindern Pars interarticularis LWK 5 oder 4.

► **Therapeutische Optionen**
Belastungsreduktion • Castverband • Analgetika.

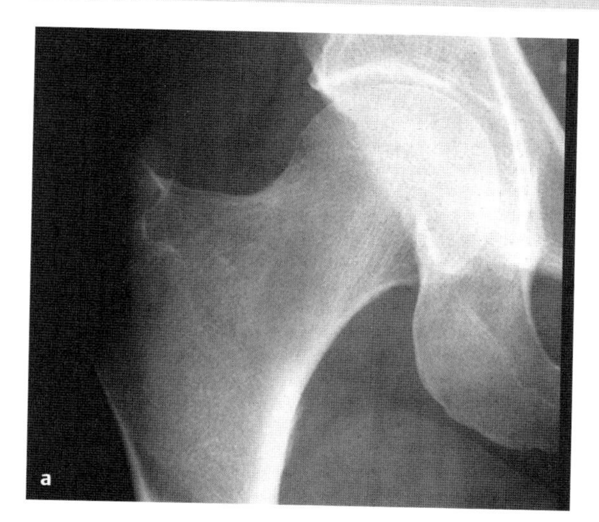

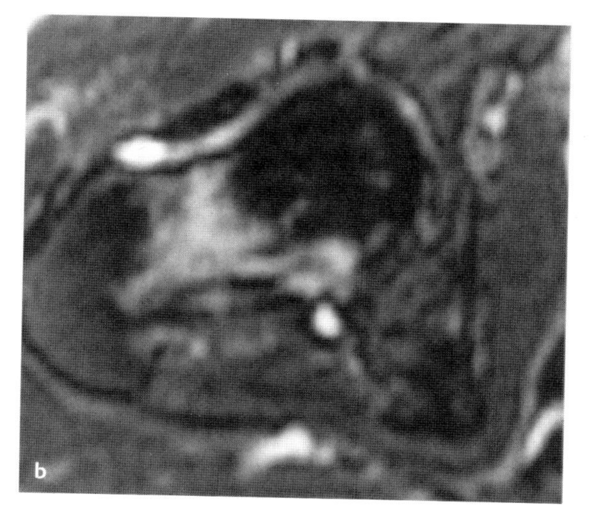

Abb. 168 a – d Stressfraktur durch intensiven Laufsport ohne allmählichen Trainingsaufbau. Schmerzen im rechten Hüftgelenk.
a Röntgenaufnahme der rechten Hüfte a. p. Unauffälliger Befund.
b MRT. Ödem.

- **Verlauf und Prognose**

  Bei Stressreaktion und frühe Therapie gute Prognose • Bei manifesten Frakturen bei ausreichender Ruhigstellung gute Prognose • Cave: bei Sakrumfraktur häufig Pseudarthrose.

- **Was will der Kliniker von mir wissen?**

  Frühe Diagnose und Abgrenzung von Differenzialdiagnosen (Tumor, Entzündung).

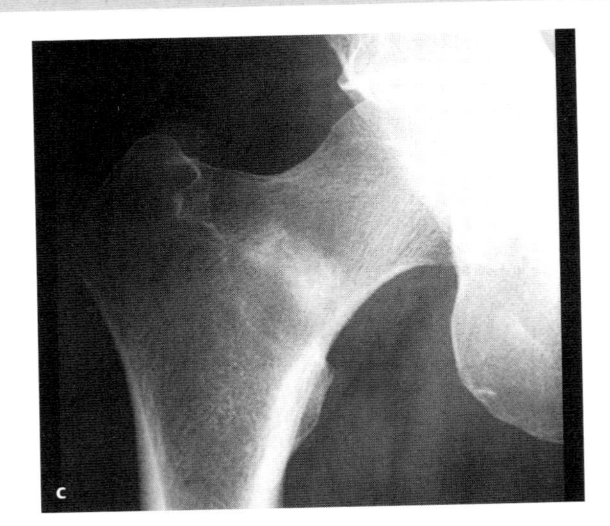

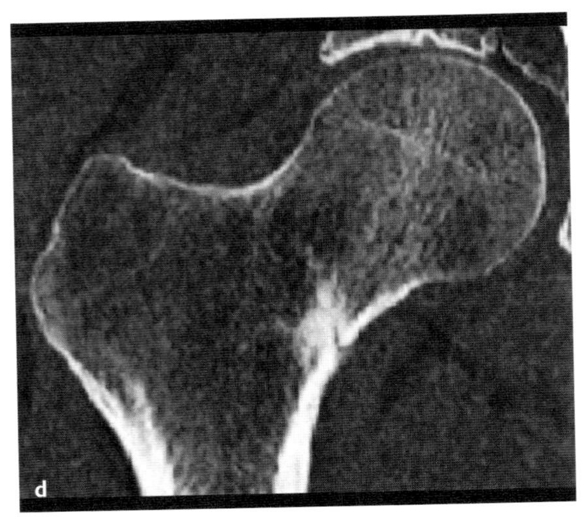

Abb. 168 c, d
c Erneute Röntgenaufnahme 1 Monat später. Sklerosezone, die an die Kortikalis heranreicht. Kein Anhalt für kortikale Fraktur.
d CT-Kontrolle nach 2 Monaten. Kleine kortikale Fraktur und Periostreaktion.

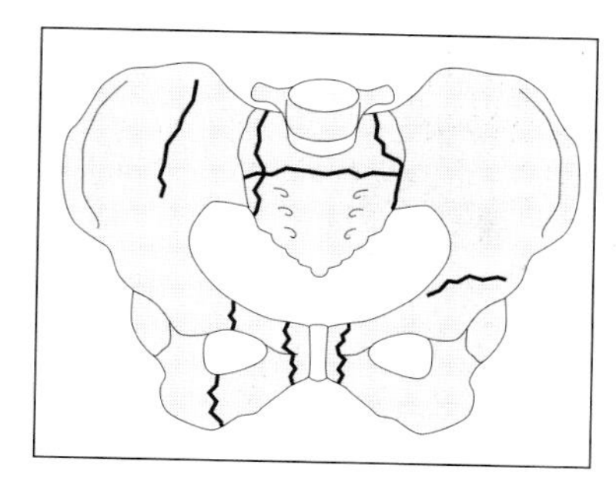

Abb. 169 Typische Verlaufsrichtungen von Stressfrakturen im Becken.

Differenzialdiagnose

Schlüsselaspekte zur Diagnosefindung sind Anamnese, Lokalisation und die Kombination von Periostreaktion und linearer, senkrecht zum Kortex hin laufender Sklerosezone.

Osteoidosteom	– Schmerzen nehmen nachts zu – Schmerzen sprechen auf ASS gut an – Nidus, stärkere Sklerosierung
chronisch sklerosierende Osteomyelitis (Garré)	– sklerotischer Aspekt – häufig keine Transparenzerhöhung im Röntgenbild – größere Ausdehnung – über Wochen keine Befundänderung
Osteomalazie	– Looser-Umbauzonen – Rugger-Jersey-Wirbelsäule – raue Knochentextur – Deformität der langen Röhrenknochen – chronische Niereninsuffizienz (renale Osteodystrophie)
Knochenmetastasen	– häufig Koinzidenz von Insuffizienzfrakturen des Sakrums/Beckens und maligner Grunderkrankung
osteogenes Sarkom	– meist metaphysär – Mottenfraß-Aspekt – spikulierte/dünne lamelläre Periostreaktion – evtl. Codman-Dreieck
Ewing-Sarkom	– Diaphyse der langen Röhrenknochen – lytische Destruktion
Shin-Splints	– Periostitis der posteromedialen Tibia im Übergang mittleres/distales Drittel – diffuse Traceraufnahme im Szintigramm

Typische Fehler

Insuffizienzfraktur des Sakrums im Röntgenbild übersehen • Fehldeutung einer Stressfraktur als Tumor oder Infektion aufgrund der starken periostalen Reaktionen.

Literatur

Anderson MW. Imaging of upper extremity stress fractures in the athlete. Clin Sports Med 2006; 25(3): 489–504

Bergman AG, Fredericson M. MR imaging of stress reactions, muscle injuries, and other overuse injuries in runners. Magn Reson Imaging Clin N Am 1999; 7(1): 151–174

Greenspan A. Skelettradiologie. München: Urban & Fischer, 2003: 544–548

Muthukumar T, Butt SH, Cassar-Pullicino VN. Stress fractures and related disorders in foot and ankle: plain films, scintigraphy, CT, and MR Imaging. Semin Musculoskelet Radiol 2005; 09: 210–226

Wall J, Feller JF. Imaging of stress fractures in runners. Clin Sports Med 2006; 25(4): 781–802

Weishaupt D, Schweitzer ME. MR imaging of the foot and ankle: patterns of bone marrow signal abnormalities. Eur Radiol 2002; 12(2): 416–426

Kurzdefinition

- **Epidemiologie**
  Nach 8 Monaten noch keine knöcherne Durchbauung einer Fraktur • Tritt bevorzugt diaphysär auf • Oft betroffen: Scaphoid, Tibiaschaft, Schenkelhals.
- **Ätiologie/Pathophysiologie/Pathogenese**
  Ursachen:
  - mangelhafte Ruhigstellung
  - kein Fragmentkontakt: Weichteilinterposition • Distraktion durch Zug oder Osteosynthesematerial • Fehlstellung • Sekundäre Dislokation • Ausgedehnter Verlust von Knochensubstanz
  - gestörte/aufgehobene Durchblutung: Schädigung der versorgenden Gefäße • Periostverletzung • Osteonekrose
  - Infektion: Osteomyelitis • Knochendestruktion und Sequester • Osteolyse • Implantatlockerung

  Statt knöcherner lediglich bindegewebige Durchbauung des Frakturspalts.
  Klassifikation in:
  - reaktive (hypertrophe) Form: meist durch mangelhafte Ruhigstellung
  - areaktive (atrophe) Form: bei ausgedehnten Knochendefekten oder mangelnder Durchblutung
  - infizierte Form

Zeichen der Bildgebung

- **Methode der Wahl**
  Röntgenaufnahmen • CT • Evtl. Szintigraphie
- **Röntgenbefund/**
  Frakturspalt nach 6 Monaten noch einsehbar • Abgerundete und glatt begrenzte Fragmentenden • Evtl. Beweglichkeit der Fragmente gegeneinander unter Durchleuchtung nachweisbar.
  - reaktive Form: überschießende Knochenbildung mit verbreiterten und sklerotischen Knochenenden (Elefantenfuß)
  - areaktive Form: keine Kallusbildung und Sklerosierung an den Frakturrändern
  - infizierte Form: Unterscheidung zwischen aktiver und inaktiver Form • Bei der inaktiven Form ist die Kortikalis irregulär und verbreitert, außerdem reaktive Spongiosasklerose und ausgeprägte periostale Knochenneubildung • Bei der aktiven Form Knochendestruktion, Sequester und Weichteilschwellung
- **CT-Befund**
  Hilfreich zur Beurteilung einer evtl. diskreten (projektionsbedingt maskierten) Kallusbildung in komplexen anatomischen Regionen, z. B. Handgelenk oder Fuß • Initiale Osteophyten im Frakturbereich • Resorptionszonen.
- **Szintigraphie**
  - reaktive Form: gute Vaskularisierung der Fragmentenden, daher erhöhte Tracer-Aufnahme
  - areaktive Form: meist spärliche Blutversorgung, daher geringe Tracer-Aufnahme

Abb. 170 a, b Scaphoidpseudarthrose.
a Röntgen Handwurzel p. a. Verzögerte Heilung mit Resorptions- und Sklerosezonen um die Fraktur. Dehiszenz des Frakturspalts.
b Spätbefund einer Pseudarthrose mit karpaler Instabilität und sekundären degenerativen radioscaphoidalen Veränderungen.

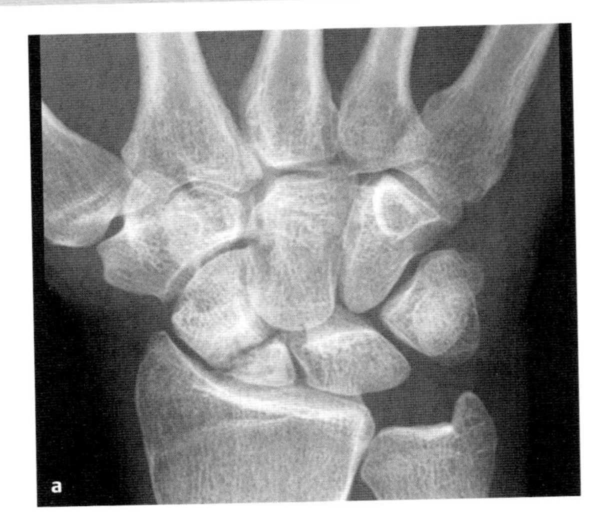

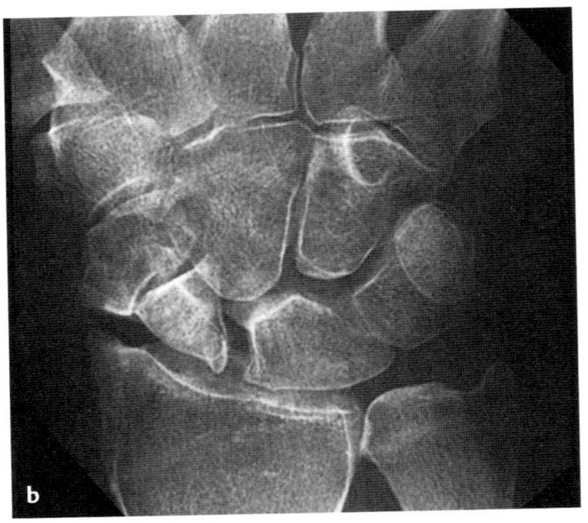

Klinik

- **Typische Präsentation**
  Instabilitätsgefühl • Bei voller Ausprägung pathologische Beweglichkeit • Schmerzen • Schwellung • Belastungsunfähigkeit.
- **Therapeutische Optionen**
  - reaktive Form: Stabilisierung • Marknagel • Plattenosteosynthese • Fixateur externe
  - areaktive Form: stabile Osteosythese • Dekortikation • Autologe Knochentransplantation
  - infizierte Form: Stabilisierung • Radikale Entfernung des infizierten Gewebes • Anschließend Spongiosaplastik
- **Verlauf und Prognose**
  Gute Prognose bei hypertropher Form • Bei infizierter Form meist ungünstige Prognose.
- **Was will der Kliniker von mir wissen?**
  Diagnosebestätigung • Infektzeichen • Klassifizierung.

Differenzialdiagnose

akzessorische Ossikel	– eigenständiges Knochenelement – oft an typischer Stelle – keine erkennbare Kongruenz zu benachbarten Knochen

Typische Fehler

Frakturheilungsstörung übersehen und keine Verlaufskontrollen zur weiteren Abklärung durchgeführt.

Literatur

Coblenz G, Christopoulos G, Frohner S, Kalb KH, Schmitt R. Scaphoid fracture and nonunion: current status of radiological diagnostics. Radiologe 2006; 46(8): 664, 666–676

Ekkernkamp A, Muhr G, Josten C. Infected pseudarthrosis. Unfallchirurg 1996; 99(12): 914–924

Ruter A, Mayr E. Pseudarthrose. Chirurg 1999; 70(11): 1239–1245

Shalom A, Khermosh O, Wientroub S. The natural history of congenital pseudarthrosis of the clavicle. J Bone Joint Surg Br 1994; 76(5): 846–847

Singh HP, Forward D, Davis TR et al. Partial union of acute scaphoid fractures. J Hand Surg 2005; 30B: 440–445

Sloan A, Paton R. Congenital pseudarthrosis of the clavicle: the role of CT-scanning. Acta Orthop Belg 2006; 72(3): 356–358

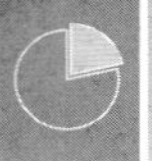

Sachverzeichnis

A

B

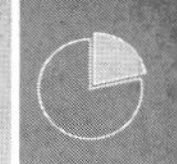

C

D

E

F

G

H

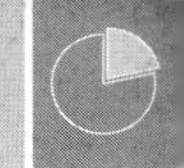

I

J

K

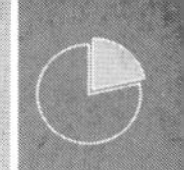

N

O

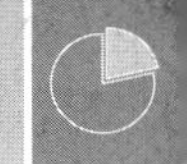

P

R

S

T

U

V

W

Z